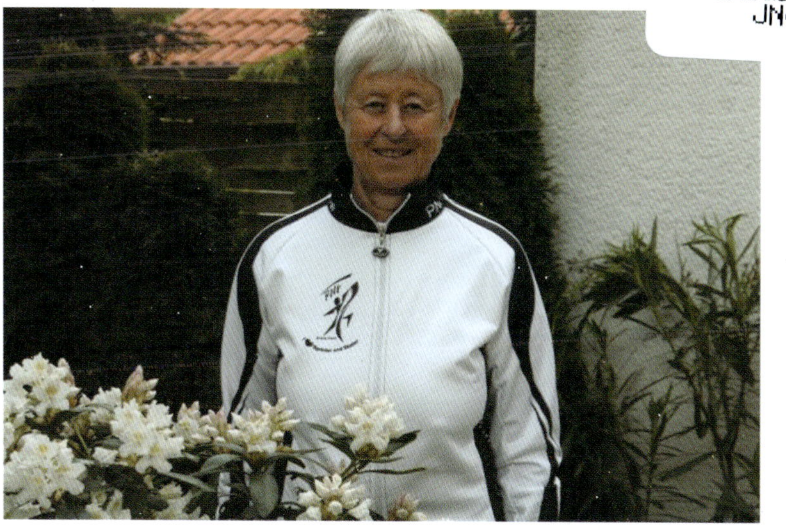

- 1962~1964년. 독일 München 대학교 물리치료학과에서 H. von Braunbehrens 교수 문하에서 물리치료사 교육과정을 마쳤다.
- 1965년. Black Forest Wildbad의 Halter 대학의 재활센터에서 1년 실습과정을 마친 후, 물리치료 학위를 받았다.
- 1965년. 남아프리카로 이민
- 1965~1968년. Kapstadt Conradie 병원의 척수손상센터에서 Pat Davies 지도하에서 3년간 근무
- 1968년. München의 Isar 병원 흉부센터에서 근무
- 1969~1971년. 미국 캘리포니아 Vallejo의 Kaiser 재단 재활센터에서 스태프로 있으면서, Maggie Knott로부터 PNF 교육과정 이수
- 1971~1973년. 독일 Murnau 병원과 Heidelberg 병원의 척수손상센터에서 근무
- Heidelberg 대학교 물리치료학과에서 PNF를 강의함
- 1981년 스위스 Bad Ragaz에서 Sue Adler의 지도하에서 PNF 지도자 과정을 수료하고, 국제 PNF 협회로부터 국제 PNF 강사 자격을 취득함
- 1983년부터 현재까지 독일에서 PNF 과정 지도자로 활약하고, 2003년부터 매년 한국에서 1회씩 PNF 과정을 지도하고 있음
- 1998년 이후 스프린터/스케이터 개념을 개발하고 있음

Britta Dietz **PNF 컨셉의 혁신**

Britta Dietz

PNF 컨셉의 혁신

스프린터와 스케이터 패턴을
이용한 협응운동의 실제

Let's sprint, Let's skate

Innovation in PNF Concept

협응, 보행, 훈련과 운동

Coordination, Locomotion,
Training and exercises

영 문 출 판 사

■ 역자

김태윤 원광보건대학교 물리치료과 교수

PNF 컨셉의 혁신

스프린터와 스케이터 패턴을 이용한 협응운동의 실제

2013년 5월 20일 초판인쇄
2013년 5월 27일 초판발행

지은이 : Britta Dietz
옮긴이 : 김 태 윤
발행인 : 박 병 조
발행처 : 도서출판 영문출판사
등 록 : 1987년 12월 21일 제2-419호
주 소 : 서울시 강남구 삼성동 69-1
전 화 : (02)514-5590, 776-5590
팩 스 : (02)756-8943
홈페이지 : www.ymsbook.net
E-mail : yeongmunsa@empal.com
정 가 : 35,000원
ISBN 978-89-7224-323-6 93510

※ 파본은 교환해 드립니다.

헌정

Maggie Knott와 H. Kabat, 그리고 그들의 천재적인 PNF 개념을 기억하며....

삶은 움직이는 것이다.

한국에 있는 나의 친구와 동료들은 나에게 이 책을 집필하도록 영감을 주었다.

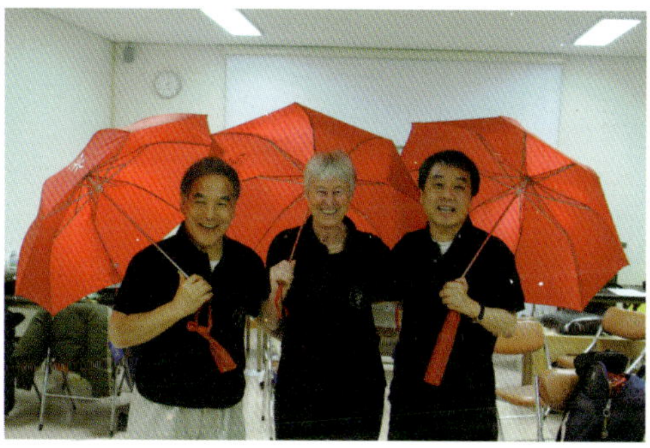

Prof. Dr. Bae, Sung-soo. Prof. Dr. Kim, Tae-yoon

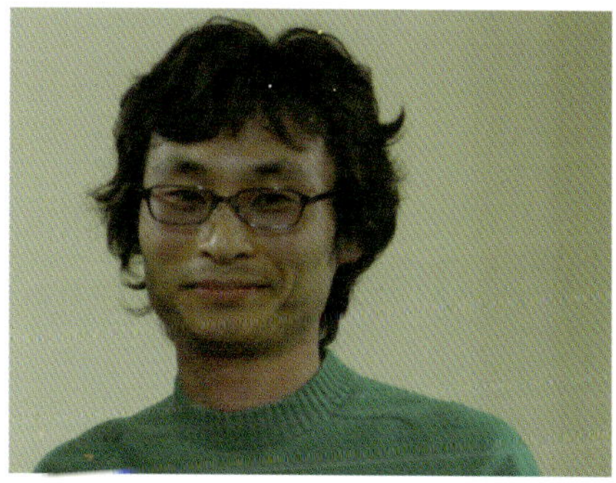

Lim, Moon-kyu PT

Britta Dietz

이 로고는 나의 제자 Sigrid Thomas에 의해 디자인되었고,
PNF의 스프린터/스케이터 개념을 잘 나타내고 있다.

서문

이 책에 대한 첫 동기 부여는 나의 한국 친구들로부터 받았다. 임문규 씨가 자신의 컴퓨터 앞에 앉아 내 원고를 잘 정리했고, 상수 씨는 모든 장들을 내 수업에서 완성하도록 나를 격려했다. 이때 모든 환자들의 문제와 함께 보행에서 스프린터와 스케이터를 통합해야 겠다는 생각을 했다. 이곳 독일에서 나는 각각의 장들을 수업에서 테스트했고 많은 긍정적인 반응(feedback)을 조교들과 학생들로부터 받았다. 많은 학생들이 수많은 그림들을 찍었고, 별도로 열심히 작업에 몰두했다. 나는 그들에게 이 책을 빌어 감사의 마음을 전하고 싶다.

이 책은 엄청난 작업을 필요로 했다. 나는 그것을 도전으로 간주했고 PNF 개념에서 나의 모든 치료적 경험과 새로움을 명료하게 묘사하는 일에 마침내 성공했음이 몹시 기쁘다. 모든 개선점들이 이 책에 표기되었다. 모든 PNF-패턴과 PNF-기법은 올바른 보행을 지향한다. PNF 개념의 신경생리학에 대해서는 언급하지 않을 것이다. 그것들은 이미 많은 문헌에서 언급되었기 때문이다.

나는 이런 새로운 개념으로 작업을 하면서 보다 많은 경험을 모을 것이다. 나는 스프린터-스케이터 연구에 대한 이야기들을 듣는 것에 감격하고, 순간적으로 기뻐 달린다. 그러나 나는 그들의 결과를 기다릴 수 없다.

연구결과를 프린트해줄 뿐만 아니라, 독일어로 작업을 해 준 Eva Lang과 영어를 좋은 폴란드어로 번역해 준 Sue Hunt에게 특별히 감사한다.

나는 30년이 넘도록 소식이 끊겼던 Heidi Pietron과 다시 연락하게 되었다. 그녀는 이 책을 위한 편집을 맡았다. 이 책을 통해 이 원고가 책이 되도록 가능하게 해 준 그녀의 모든 격려와 수많은 전화에 감사한다.

Britta Dietz

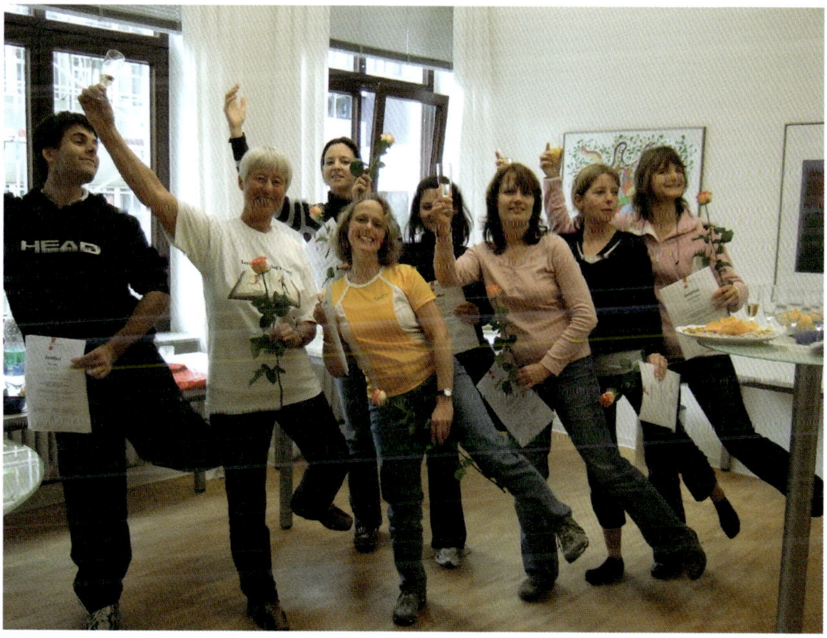

역자 서문

저자인 Britta Dietz는 2003년부터 한국의 물리치료사에게 PNF을 교육해 왔고, 많은 한국 물리치료사와 교류를 지속적으로 해 오고 있다. 그녀는 한국을 무척 사랑하고 있고, 한국에 대해 더 많은 것을 알고 싶어 한다. 그녀의 스프린터/스케이터 개념은 PNF 분야에서도 많은 관심을 불러일으켰고, 오늘날에는 PNF 교육의 한 분야로써 자리잡고 있다. 이 책은 몇 가지 언어로 번역되었고, 이번 기회에 한국어로 번역되었다.

이 책의 장점은 기본적인 PNF 패턴은 물론, 스프린터/스케이터 패턴을 잘 설명해 주고 있다. 저자는 스프린터/스케이터 패턴을 통해 환자의 신체 좌우를 균형적으로 발달시킬 수 있다고 한다. 독자들도 이 책을 통해 저자의 마음을 쉽게 알 수 있을 것이다. 저자는 이 책에서 3가지 사례를 들어 스프린터/스케이터 개념을 이용한 치료 기록지를 제시하고 있다. 독자들도 환자의 기록지를 통해 어떻게 기록지를 작성하는지를 생생하게 알 수 있을 것이다. 또한 이 책은 많은 사진을 제시하여, 독자들에게 보다 쉬운 시각적인 이해력을 제공하고 있다. 이 책의 저자가 주장하듯이, 독자 여러분은 스프린터/스케이터 패턴을 통해 기본적인 PNF 패턴을 쉽게 익힐 수 있을 뿐 만 아니라, 스프린터/스케이터 패턴이 얼마나 환자의 기능에 중요한 역할을 하는지를 알 수 있을 것이다.

끝으로 이 책을 한국어로 번역하는 과정에서, Britta Dietz와 문서로 많은 소통이 이루어졌다. 저자인 Britta Dietz에게 감사드리고, 한편 그녀의 의도를 한국어로 번역하는 네 소홀한 점이 있는지 걱정스럽기도 하나. 그리고 이 책이 번역 출간되는 데 많은 도움을 주신 영문사 박 병조 사장님과 직원분들에게도 감사드린다.

역자 김 태 윤

안내

그림에 있는 실기와 기술들에 대한 표시

= 스프린터(sprinter)

= 스케이터(skater)

= 초핑/리프팅(chopping/lifting)

차례

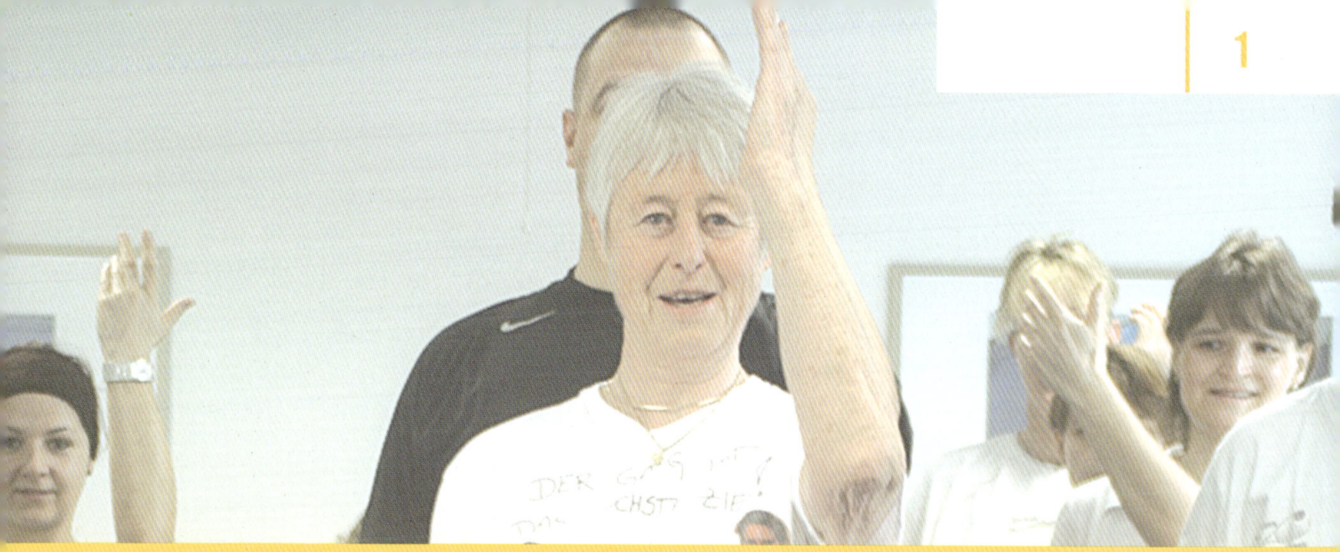

1 PNF 개념에 스프린터/스케이터 개념 도입

1

PNF-지도자로서 교육받는 과정에서 환자들과 함께 활동하면서 자신의 지대한 경험을 이용하는 Maggie Knott를 관찰하며, 그녀를 개인적으로 알 수 있는 기회가 있었다. 그녀와 함께 일한 1년 반은 나의 직업적 발전을 할 수 있는 감명깊은 시간이었다.

이 책은 독자들이 PNF 개념의 신경생리학적 원리를 이미 알고 있다는 것을 전제로 한다. 그 외에 대해서는 참고문헌(▶ 22장)을 살펴보기 바란다.

Maggie Knott(1918년 출생/1978년 사망)과 Herman Kabat 박사(1913년 출생/1990년대 말 사망)가 1950 년대에 PNF 개념을 발전시켰다.

Herman Kabat 박사는 신경생리학자이며 의사였고 캘리포니아의 발레요에 있는 카이저 재활센터에서 물리치료사인 Maggie Knott와 함께 일했다(◘ 그림 4.1). Maggie Knott는 물리치료사가 되기 위해 군대에서 복무하기 전에 학교에서 스포츠와 생물을 가르쳤다. 그녀의 PNF-패턴의 발견은 주목할 만하였다. 그녀는 이것을 스포츠와 근육 연결 구조의 응용을 통해 그리고 Kabat 박사와의 공동 작업을 통해 발전시켰다. 그녀는 Kabat 박사의 연구 작업에 근거가 되었던 다양한 PNF 기법들로부터 이 패턴을 환자들에게 성공적으로 적용시켰다. 동시에 그녀는 PNF의 고유 철학으로 환자들을 치료하였다(▶ 4.2장). 발레요에서 그녀는 세계 각지에서 온 물리치료사들을 PNF-방식으로 양성했다. 1969~1971년 나는 이 교육 프로그램에 참석했고 나중에 발레요에서 Kabat 박사를 개인적으로 알게 되었다.

수 년 동안 Maggie Knott가 소개한 이 기초 위에서 환자들을 치료한 후에 약 10년 전부터 나는 이미 만들어진 패턴과 기술의 기초 위에 길을 연 개념으로의 PNF에 대해 질문을 던지기 시작했다. 물리치료에 있어서 치료 항목이 보충되어 계속적으로 발전되었다.

"강화"는 우선적으로 환자의 연령에 상관 없이 운동을 의식하지 않고 하는 것을 뜻한다.

Maggie Knott는 소위 "신장반사"의 적용 아래에 팔, 다리의 3차원 패턴으로 환자들에게 용이하게 했다. 어깨와 골반-패턴은 2차원적으로 응용되었고 다음과 같이 표기했다(예, 앞쪽 올림). 그녀는 목표로 한 기법들과 여러 가지 시작자세의 도입을 통하여 치료 목표에 따라 작업했다.

반면 나는 어깨뼈와 골반을 위한 패턴들을 3차원에서 보고(어깨뼈 아래각과 궁둥뼈결절의 돌림), 이것을 나의 치료에 응용하므로 보행주기의 의미에서 운동순서를 맞추어 나갈 수 있었다. 내가 패턴의 마지막 위치를 어떻게 택하느냐에 따라 PNF에 의한 4개의 팔, 다리 패턴이 생겨난다. 보행주기의 운동 순서에 상응하는 팔과 머리의 움직임을 **스프린터와 스케이터 협응 패턴**으로 명명했다(◘ 그림 1.1과 1.2). 이것은 **"스프린트"**와 **"인라인 스케이팅"**의 두 운동종목에서 재발견되었다. 다른 스포츠 종목들도 이 두 개의 운동 순서(연합된 패턴)로 연결된다.

스프린터와 스케이터 협응을 위한 주요 포인트는 어깨뼈 아래각과 궁둥뼈결절이고, 이 두 개는 3차원적 구도를 제시한다.

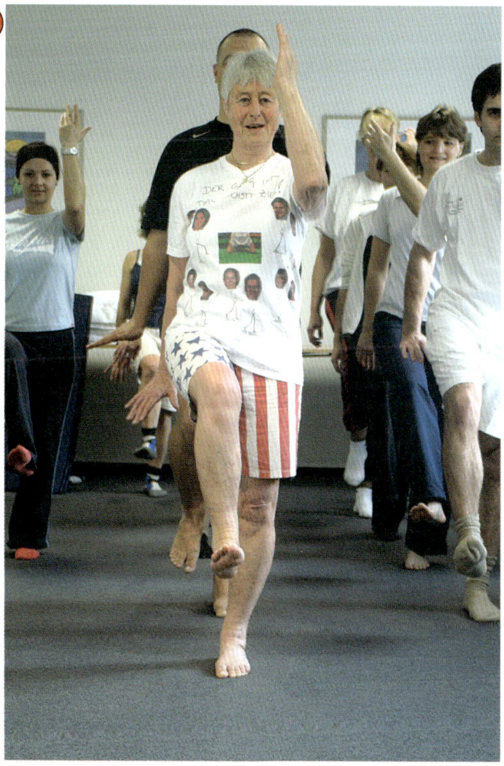

그림 1.1 **스프린터 협응 패턴.** 보행단계: 중간입각기 –중간유각기)

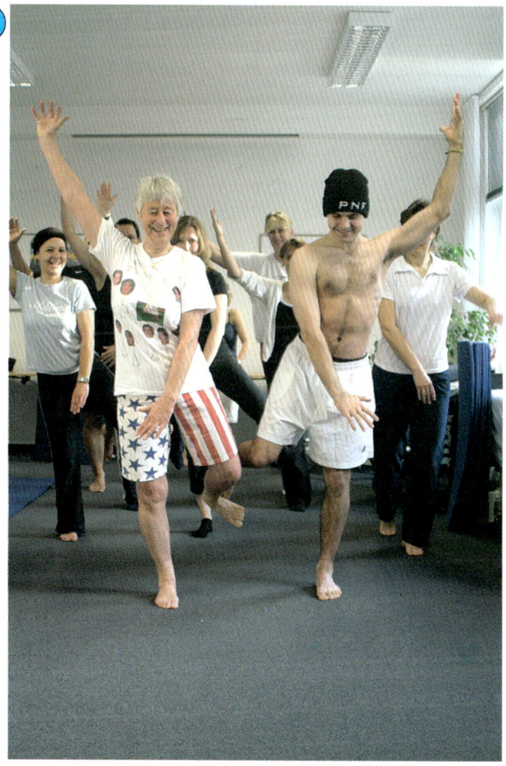

그림 1.2 **스케이터 협응 패턴.** 보행단계: 초기입각기 –초기유각기)

요점

스프린터 협응 패턴

- 어깨뼈/골반
  - 앞쪽 올림. 왼쪽 어깨뼈와 오른쪽 골반
  - 뒤쪽 내림. 오른쪽 어깨뼈와 왼쪽 골반
- **팔**
  - 왼팔의 굽힘–모음–가쪽 돌림
  - 오른팔의 폄–벌림–안쪽 돌림
- **목뼈/머리**
  - 머리와 함께 굽힘, 옆굽힘 및 돌림(입각기 다리쪽으로)
- **다리**
  - 입각기 다리(중간입각기): 폄–벌림–안쪽 돌림
  - 유각기 다리(중간유각기): 굽힘–모음–가쪽 돌림(그림 1.2)

요점

스케이터 협응 패턴

- 어깨뼈/골반
  - 뒤쪽 올림. 오른쪽 어깨뼈와 왼쪽 골반
  - 앞쪽 내림. 왼쪽 어깨뼈와 아래쪽 골반
- **팔**
  - 굽힘–벌림–가쪽 돌림
  - 폄–모음–안쪽 돌림
- **목뼈/머리**
  - 폄, 옆굽힘 및 돌림(유각기 다리쪽으로)
- **다리**
  - 입각기 다리. 폄–모음–가쪽 돌림
  - 유각기 다리: 굽힘–벌림–안쪽 돌림 (그림 1.3)

1

스프린터/스케이터 개념 사용의 이론적 근거

스프린터/스케이터 패턴을 치료에 사용할 때, 나는 정상적인 인간 움직임 패턴을 참조했다. 이들 패턴은 상호보행 패턴의 특징에 이용되고, 뇌의 운동겉질에 저장된다. 이들 패턴을 강조하는 훈련 프로그램은 정상 보행 패턴의 재교육과 이동 장애의 재교육에 가장 효율적인 방법이다.

스프린터/스케이터 협응 패턴을 이용할 때, 나는 정확하게 환자의 운동 결손을 확인하고, 그 운동 결손들을 치료한다. 이런 물리치료적 접근법은 항중력 이동을 목표로 하고 있고, 환자들에 의해 쉽게 운동이 각인될 수 있다.

나는 전통적인 PNF 개념으로서 방사(irradiation)의 기본 원리를 사용하지만, 스프린터/스케이터 패턴의 방사는 예정된 정확한 근수축에서 일어난다. 스프린터/스케이터 패턴이 정상적인 항중력 보행으로부터 유래되었기 때문에, 전통적 PNF 패턴은 실제 기능적 보행 패턴과 관련되어 수정될 필요가 있었다.

입각기 동안 다리는 고정되고, 오히려 몸통이 입각된 다리 위로 움직인다. 그래서 열린사슬몸통이 고정지점으로 작용함)에서 다리의 모든 폄 패턴은 보행에 타당하지 않다. 치료를 하는 동안, 같은 원리가 팔에도 적용된다.

결론적으로 벽이나 바닥이 고정지점으로 이용되고, 그런 다음 스프린터/스케이터 협응이 발달한다. 대단위 폄/굽힘은 생리적 보행 패턴의 일부가 아닌데, 그 이유는 인간 보행의 모든 패턴이 상호적으로 일어나기 때문이다. 그러므로, 대단위 폄/굽힘 패턴은 움직임 촉진에 비효과적이다.

머리의 위치는 각 움직임 패턴에서 가장 중요한 요소가 된다. 즉, 머리가 움직임을 이끌어낸다. 그러므로 각 위치에서 머리의 통합은 필수적이고 종종 움직임을 시작하는 데 이용된다.

환자가 가진 문제가 무엇이든간에, 전반적인 스프린터/스케이터 협응 패턴으로 그 환자를 치료한다. 방사는 정확한 패턴으로 일어난다.

1.1 PNF 몸통 패턴과 스프린터/스케이터 협응 패턴의 통합

5.1에서 몸통 패턴은 보행에서 볼 수 있듯이, 스프린터/스케이터 협응 패턴으로 일어난다.

1.1.1 초핑(chopping)

Maggie는 나무패기 동작에서 **초핑** 패턴을 가져왔다. 보행의 이중지지기에서 초핑은 양쪽 팔이 폄하면서 양쪽 다리 위에서 돌림하는 것으로 나타난다.

이때 머리는 굽힘, 옆굽힘 및 돌림(앞쪽 다리쪽으로)을 한다. 앞쪽 다리는 초기접지기(폄-모음-가쪽 돌림)이고, 뒤쪽 다리는 발꿈치가 들리는 종말입각기 상태(폄-벌림-안쪽 돌림)이다.

양쪽 팔과 몸통은 초기접지기쪽으로 돌림한다. 여러 분은 스키, 스노우보드, 서핑 및 골프 등의 스포츠에서 초핑 패턴을 볼 수 있다.

1.1.2 리프팅(lifting)

리프팅은 양발(굽힘)이 지면으로부터 떨어지고, 양팔도 굽힘되는 달리기 단계에서 볼 수 있다. 돌림은 윗몸통과 머리의 폄과 함께 일어나고, 양쪽 다리의 방향과 반대로 일어난다.

여러 분은 골키퍼가 머리 위로 날아오는 공을 잡을 때, 그리고 농구선수가 슛을 할 때, 멀리뛰기 선수가 점핑할 때 등의 스포츠 활동에서 리프팅 패턴을 볼 수 있다.

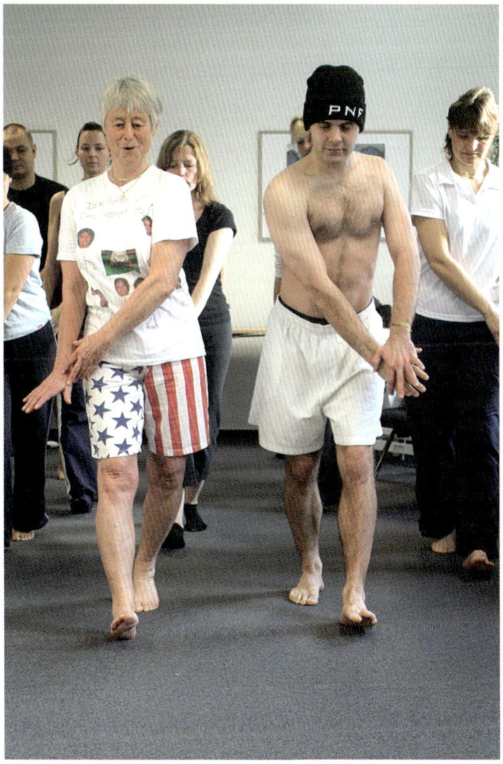

그림 1.3 초핑: 보행 단계: 초기접지기–종말입각기 (발꿈치 들기)

> **요점**
>
> **치료의 중요 사항:**
> - 어떤 활동을 하기 전에, 몸통을 고정해야 한다.
> - 몸통이 안정되었다면, 몸쪽에서 먼쪽으로의 타이밍이 촉진 방법으로서 이용될 수 있다.
> - 예; 만약 체중을 들어올려 한다면, 몸통의 안정성이 필수적이다.

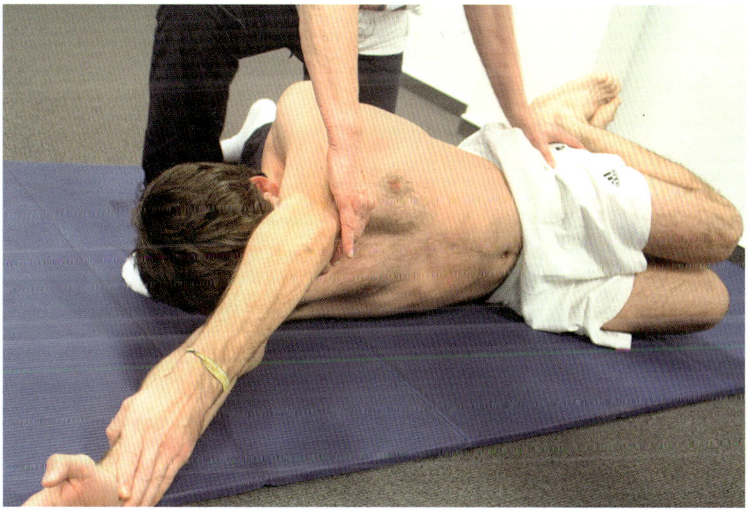

그림 1.4 비행 단계에서의 리프팅

1.2 PNF 기법과, 보행, 운동조절 단계와의 기능적 관계

전통적 PNF 기법은 보행과 관련된 기능으로 개조되었다.

- 스프린터/스케이터 개념의 이용하여, 동적 반전(dynamic reversals)은 중력을 인지하지 못하는 구심성 근활동과 함께 폄-굽힘 대각선에서 사용되지 않는다. 스프린터/스케이터 개념은 초기유각기와 중간유각기를 이용하고, 보행 시 나타나는 구심성 활동과 함께 이 2가지 굽힘 패턴 사이의 변화를 이용한다.
- 개념에 따르면, 양팔 스윙이 함께 이용된다. 이들의 목적은 입각기 다리와 팔이나 머리의 체중부하를 이용해 보다 큰 몸통의 안정성을 이끌어내는 것이다(예, 엎드린 자세, 의자 위에 팔로 체중부하하는 자세). 중간유각기(굽힘, 모음 및 가쪽 돌림)와 초기유각기(굽힘, 모음 및 안쪽 돌림)에 저항을 제공함으로써, 체중부하는 팔은 보다 큰 활동과 안정성을 달성한다.
- 안정화 반전(stabilizing reversals)과 율동적 안정화(rhythmic stabilzation)는 스프린터/스케이터 협응 패턴 사이에 변화가 있을 때 가장 좋은 결과를 보여준다.
- 강조 타이밍(timing for emphasis): 팔다리의 전통적 강화 이외에, 스프린터/스케이터 개념은 턱관절에서 강조 타이밍을 이용한다. 전반적으로 스프린터 패턴의 활성은 입 다물기를 촉진하고, 스케이터 패턴은 입 열기를 촉진한다. 그래서 환자는 적절한 턱관절 정렬에서 작은 움직임을 하기 전에 안정된 기반을 가진다.

주동근을 이용하는 다른 모든 기법들은 스프린터/스케이터 협응에서 행해지기 때문에, 최적의 기능을 가진다.

이런 새로운 PNF 접근법에 대한 경험은 연구발전에 부합한다. 즉, 뇌는 큰 근육사슬을 인지한다. 그러므로 스프린터/스케이터 협응 패턴은 최적의 기능이다. 아직 특정 주제에 대한 연구들이 완성되지 못했다.

운동조절의 단계

모든 보행 단계에서 우리는 운동조절의 단계를 설명할 수 있다(▶8장 참고). 예는 스프린터 협응 패턴에 있어서 중간입각기와 중간유각기에서 나타난다. 예로 들어 자세히 다루어질 것이다.

- 안정성: 몸통과 중간입각기
- 안정성 위의 가동성: 중간유각기와 팔 스윙
- 통제된 가동성: 닫힌사슬에서의 중간입각기 (계단 보행)
- 숙련성: 똑바른 보행, 모든 단계에서 나타날 수 있다.

스프린터/스케이터 협응은 전통적 PNF 패턴을 토대로 하지만, 단일 패턴이 퍼즐처럼 맞춰진다. 스프린터/스케이터 협응은 인간의 올바른 보행을 표현한다.

1.3 환자에 대한 장점

나의 치료목표는 모든 자세에서 항중력 이동을 달성하는 것이다. 치료는 몸쪽 안정성을 얻기 위해 몸통 패턴으로 시작한다. 스프린터/스케이터 협응의 주요 지점(어깨뼈 아래각과 궁둥뼈결절)의 올바른 위치는 근육과 활동의 약증을 드러냄으로써 환자가 그루브 안에 있는지를 보여준다.

환자는 치료 동안 높은 동기부여를 갖는다. 그 이유는 환자들이 모든 운동을 따라할 수 있고, 선천적 보행(관련된 패턴)을 인지하기 때문이다.

스프린터/스케이터 개념은 환자의 연령과 인지 단계와 상관없이 적용된다. 이런 경우, 도수접촉(manual contact)은 촉진의 정도에 비례하여 움직임을 시작하는 데 있어 매우 중요하다.

1.4 교육과정 참가자에 대한 장점

모든 단일 PNF 패턴들은 쉬운 프레임을 갖게 되고, 쉽게 환자 치료로 전이될 수 있다. 긴 지렛대를 가진 팔다리 패턴은 더 이상 이용되지 않을 것이고, 치료사는 최소의 힘으로 몸통 패턴을 적용할 수 있다.

1.5 국제 협력

5년 전부터 나는 PNF 감독관으로서 나의 수업 영역을 한국으로 넓혔다. 그 때 김태윤 교수를 알게 되었는데, 그의 주요 관심사와 연구 방향은 운동조절과 운동학습이었다.

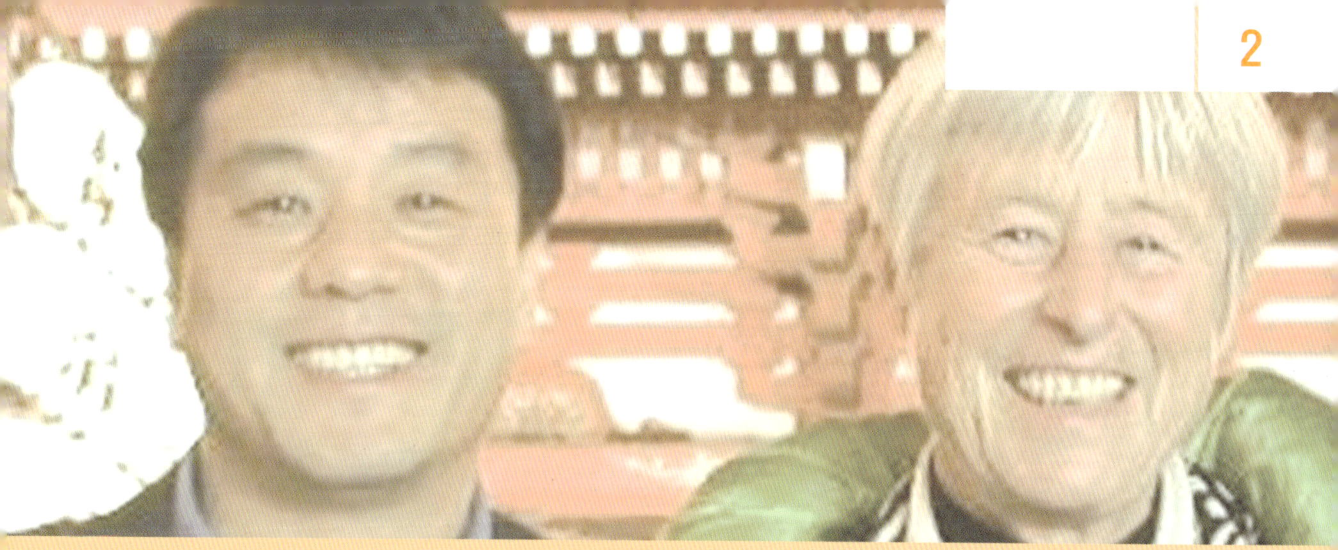

2 스프린터/스케이터 협응 개념을 이용한 치료 원리

2

2.1 스프린터/스케이터 협응 패턴을 통한 PNF 훈련

김태윤 교수

지난 20년간 대학생들을 가르쳐 오면서 가져왔던 치료적 운동에 대한 가장 큰 의문은 "최소한의 시간으로 최상의 효과를 얻는 데 어떤 방법이 가장 좋은가?"이다. 나는 2002년 이런 의문에 해답을 찾도록 도와준 Britta 교수를 만났다. Britta 교수가 만든 스프린터/스케이터 협응은 스포츠에서 달리기와 스케이트에서 분명하게 최상의 협응을 보여 준다. 스프린터/스케이터 협응의 주요 지점은 어깨뼈 아래각과 궁둥뼈결절이다. 나는 그녀를 만난 이후, 나의 환자에게 스프린터/스케이터 협응 패턴을 통해 성공적으로 저항운동을 적용할 수 있었다. 오늘 나는 여러 분 앞에서 나의 연구결과를 발표하게 됨을 영광스럽게 생각한다. PNF에 관련된 모든 분들께 감사의 말을 전하고 싶고, 나에게 이런 영광스런 기회를 주셔서 감사하다.

2.1.1 배경과 목적

물리치료에서 치료적 운동은 운동학습(motor learning)으로 간주되고, 임상적 강조는 교육의 측면에 주로 놓여 있다. 우리는 운동 숙련성이 어떻게 발달하는지 그리고 가정 운동 프로그램을 어떻게 수행하는지를 환자에게 교육한다. 또한 우리는 건강 문제를 예방하고 웰니스를 유지하기 위해 그들의 생활양식을 변화시켜 준다. 그럼에도 불구하고, 비록 대다수 물리치료사들은 이런 교육을 중요한 재료로서 생각할지라도, 몇몇 물리치료사들은 어떻게 하면 보다 효율적인 교육이 될 것인지에 대한 호기심을 갖게 된다. 최근까지지도 우리는 치료적 교육에 있어서 학습원리와 교수법을 다룬 연구들을 쉽게 찾을 수 없었다. Sumway-Cook과 Wollacott(1995), Thelen과 Smith(1994), Marjolijin(2001)이 이러한 문제점들을 파악했다. PNF는 정평이 있는 개념이긴 하지만 현재 스프린터/스케이터 협응이 제시하는 결과와 유익한 점들이 토론되어야 한다.

2.1.2 적용과 결과

스프린터/스케이터 협응을 14명의 고등학교 농구 선수들을 대상으로 시범적으로 연습하게 했다. 연습 프로그램은 3단위로 구성되고, 3개월 동안 매주 연습의 난이도에 따라 적용되었다. 선수들은 이 시기 전후로 Inbody 3.0(미국)을 통해 평가되었고 근육발달이 평가되어졌다. 그 외에 미국의 Chaattagona 에 의해 자세와 평형에 있어서 변화가 확인되었다. 모든 선수들은 향상된 근육발달을 보였고 전후, 좌우에서의 평형과 자세의 개선을 보였다. 스포츠 손상의 사고가 현저히 줄어들었다.

그 밖에 자동차 사고로 인한 뇌손상 사고로 반신불수가 된 26세의 여성 환자가 치료를 받았다. 환자는 일정한 간격을 두고 스프린터/스케이터 패턴 검사를 받았고, 비디오 촬영을 통해 결과를 확인했다. 그 때 가끔 재활이 보여졌다. 현재 김태윤 박사의 모든 환자들은 비디오를 통해 파악되고 스프린터/스케이터 패턴으로 치료되고 있다. 결과들은 곧 요약될 것이다.

2.1.3 새로운 개념에 대한 개요

스프린터/스케이터 패턴의 연습 프로그램은 간단한 협응 패턴으로 되어 있어서 움직임을 쉽게 기억시킬 수 있는 훌륭한 방법이다.

스프린터/스케이터 패턴은 스포츠에 근원을 둔다. 모든 스포츠 종류는 주변 환경에서 변화와 필요한 목표 달성을 위한 답으로서 운동학적 능숙함을 요구한다. 이것을 달성하기 위해 인간은 가장 효과적인 움직임을 찾는다. 단시간내에 견고성이 최고의 에너지 공급과 합해진다.

스프린터/스케이터 패턴들은 최고로 효과를 높이고 기능적인 움직임을 이용한다. 마찬가지로 이 패턴들은 팔다리, 몸통, 머리 사이의 아주 복잡한 상호작용을 간단하게 협응된 형태로 설명한다.

스프린터/스케이터 패턴들은 Turvey의 근육연결과 운동조절설의 협응에 대한 설명과 일치한다. 이것도 매우 간단한 자유로운 움직임이다. 이것은 어떻게 근육들이 기능적으로 서로 연결되어 있는지에 대한 답을 주고 운동조절에서 복잡해진 진행들에 대한 간단한 설명이다. 스프린터/스케이터 패턴들은 학습자들을 위하여 운동학습의 양상에 대해 기억을 불러일으킬 뿐이다. 왜냐하면 인간의 움직임들은 기억 속에서 각각의 움직임으로서가 아니라 추상적인 형태로 저장되어 있기 때문이다(Schmidt 1987).

스프린터/스케이터 패턴들은 어떻게 방사(irradiation)를 기능적으로 이용할 수 있을지에 대한 답을 준다.

PNF의 방사기법은 환자의 근육 반응을 이끌어내기 위한 간접적인 치료기법이다. 그러나 방사의 방향과 강도는 치료사에 따라 다르게 표현되고 있다. 어떤 차원에서는 근육 활성화가 항상 같은 모양을 나타내는 다양한 PNF-패턴들이 있다. 다른 패턴들은 상황(시작자세)에 따라 다른 답을 나타낸다. 스프린터/스케이터 패턴들은 신체 전체에 해당하기 때문에 방사의 목표는 미리 정해진 운동경로가 되는 것이다.

예로, 스프린터/스케이터: 한쪽 다리가 하나의 패턴을 진행하는 동안 서 있는 다리가 된다. 치료사는 나머지 팔다리 위로 이 서 있는 다리에 집중적으로 방사를 만들어낼 수 있다. 그가 어떻게 펴하고 굽힘할 것인지 아니면, 어떤 방향으로 돌림한다고 해도 말이다.

스프린터/스케이터 패턴들은 운동학습 과정의 분명한 성공을 말해주고 있고, 이것은 환자/치료사를 통한 평가에 사용된다.

운동학습은 자발적인 과정이다. 결과는 활동의 개선과 운동관계의 변화에서 측정된다. 운동학습의 또 다른 결과는 뇌의 자발적인 체계화이다. 즉, 뇌는 새로운 움직임 구조를 설계하고 환경에 적응한다.

운동 숙련성의 습득은 움직임을 설계하는 과정이다. 운동과정에서 모든 신체 부위의 조화로운 협동의 결과이다. 이런 움직임은 최고로 효과적이어야 한다.

스프린터/스케이터 협응 패턴들은 다양한 시작자세에서 하나의 일정한 움직임의 경로를 전형적으로 나타낸다. 이것을 적절하게 환자에게 사용한다면, 그것은 운동수행의 양과 질을 정확하게 보여준다. 이것은 우리에게 하나의 운동과정을 수행하는 데 있어 환자/운동선수의 방해/장애를 알아내는 것을 가능하게 해 준다.

치료하는 과정에서 스프린터/스케이터 패턴은 운동과정의 변화를 일으켜 운동학습을 통제하도록 우리를 도와준다.

스프린터/스케이터 패턴들은 우리로 하여금 정확한 목표들을 규정하게 해 준다. 운동학습의 효과를 향상시키기 위해 난이도에 상응하는 과제를 정한다.

Locke/Lathem(1985)은 학습자가 정확하게 규정되고 도전적인 과제에서는 더 높은 집중을 하고 단순하고 가벼운 과제보다 더 강도 있게 작업하는 것을 알아냈다. 정확하게 규정되고 도전적인 과제

2

들을 통해 학습자에게 표준치가 정해지고 그 표준치에서 환자는 자신의 능력을 측정할 수 있다. 다양한 시작자세가 운동학습 과정에서 난이도를 변화시킨다.

거기에 발전된 스프린터/스케이터 패턴과 체조 프로그램이 다양한 시작자세에 상응하는 연습단계들을 제공한다.

환자/운동선수의 개별적인 능력 수준을 이해하여 그에 맞는 과제를 부여하는 일이 가능하게 된다.

김태윤 교수는 시간에 따라 변화를 측정하고 시야계의 도움으로 움직임의 규모도 측정했다. 그것을 환자/운동선수가 볼 수 있도록 했다. 이것은 학습자의 동기부여를 높이고 운동학습 과정에 긍정적인 영향을 주었다.

스프린터/스케이터 패턴들은 몸통의 안정성을 전제로 하고, 근육의 도움으로 약해진 근육들을 활성화시켜, 필요한 PNF 기준을 성취한다.

Ammons(1956)는 팔다리 중 한쪽의 활동이 다른 쪽으로 이전되는 것을 확인했다. 이것은 손과 발의 활동에도 해당한다.

Hellebrandt와 Waterland(1962)는 무거운 추를 이용한 훈련이 반대쪽의 운동 숙련성을 향상시킬 뿐만 아니라 많은 반복활동이 활동을 진보시킨다는 것을 인식하게 되었다.

어떻게 우리가 약한 근육들을 강한 근육들로 강화시킬 수 있는가 하는 문제가 치료사들에게 제기되었다. 스프린터/스케이터 개념으로 PNF에서처럼 건강하고 강한 신체 부위에 저항력을 사용하는데, 파손되고 약한 신체 부위는 그 사이 특정한 반복 운동을 한다. 그렇게 함으로써 우리는 약한 근육의 강화(reinforcement)에 도달한다.

스프린터/스케이터 패턴을 통해 모든 몸통이 활성화된다. 이렇게 몸통을 전체적으로 연결시키려는 PNF 요구는 실현된다.

스프린터/스케이터 패턴들은 팔다리 이외에, 머리 운동을 조정할 수 있다.

이렇게 몸통이 견고하게 안정되어 있으면, 배근육의 작용이 활성화된다.

스프린터/스케이터 패턴은 직립 보행을 묘사한다. 팔, 다리 및 몸통은 정확하게 정해진 위치에 놓인다. 그럼으로써 이 두 개의 패턴은 각각의 단계 또는 전반적인 운동과정에서 직립보행 훈련을 가능하게 만든다.

보행 동안 여러 신체부위(팔, 다리, 머리)가 연합하게 되고, 입각기와 유각기에서 율동적인 움직임을 가능하게 만드다. Shepherd와 Carr(2005)는 보행을 연습할 때 각 신체를 분리해서 훈련시키면 좋은 결과를 얻지 못한다고 했다. 스프린터/스케이터 패턴들은 팔, 다리 및 머리를 보행의 유각기와 입각에 통합시키므로서 이러한 점을 고려했다.

이 두 개의 패턴 유형은 모든 시작자세에서 동적이고 율동적인 저항으로 대치된다. 그렇게 함으로써 신체의 연합운동이 보행을 이루는 의미에서 연습된다.

스프린터/스케이터 패턴은 좌우대칭의 상호적인 패턴이다. 이것의 도움으로 불균형한 자세를 고칠 수 있다.

운동학습의 의미에서 볼 때, 한 방향의 움직임은 불균형과 그로 인해 발생되는 잘못된 자세를 초래할 수 있다. 그 이유는 학습자가 생리학적 운동 습관에서 벗어나려는 대체 기전을 만들어냄으로써 자기 결손을 해결하려는 노력이 발달하기 때문이다. 시작 위치의 부적절한 선택이나 잘못된 운동 방향으로의 실시와 같은 치료사의 실수도 생각해 볼 수 있다.

상호적인 패턴 형태들로서 스프린터/스케이터

패턴은 오른쪽과 왼쪽의 팔과 다리에 평형을 요구한다. 이런 상호적인 훈련을 통해 불균형이 조절되고 신체의 자세가 좋아지게 된다.

나의 경험들

나의 경험들은 스프린터/스케이터 패턴들이 치료사와 환자/운동선수에게 똑같이 이해되어져야 함을 보여준다. 양쪽 그룹은 지침들을 짧은 시간 동안 목표에 맞게, 적당하게 실행할 능력이 있어야 한다.

2.1.4 요약

김태윤 교수의 연구결과들은 스프린터/스케이터의 저항을 이용한 작업이 협응력, 균형, 운동학습 능력에 유리하게 작용한다는 것을 보여주었다. 새로운 개념은 모든 PNF 기본 이론들을 고려하고 운동학습 영역에서 연구로부터 나온 인식들을 끌어들이고 있다.

이론 개념을 가지고 한 작업의 장점은 전반적인 생리학적 운동 패턴에서의 치료/연습이다. 즉, 신체 전부를 사용하는 것이다.

김태윤 교수(물리치료사)는 서울에서 PNF 센터를 운영하고 있다. 거기에서 그의 환자들은 스프린터/스케이터 개념을 통해 10명으로 구성된 팀에서 치료받고 있다. 각각의 치료 단위는 비디오를 통해 기록되고, 비디오들은 운동학적 변화를 고려하여 평가된다. 최종적인 평가 결과들은 아직 나오지 않았다.

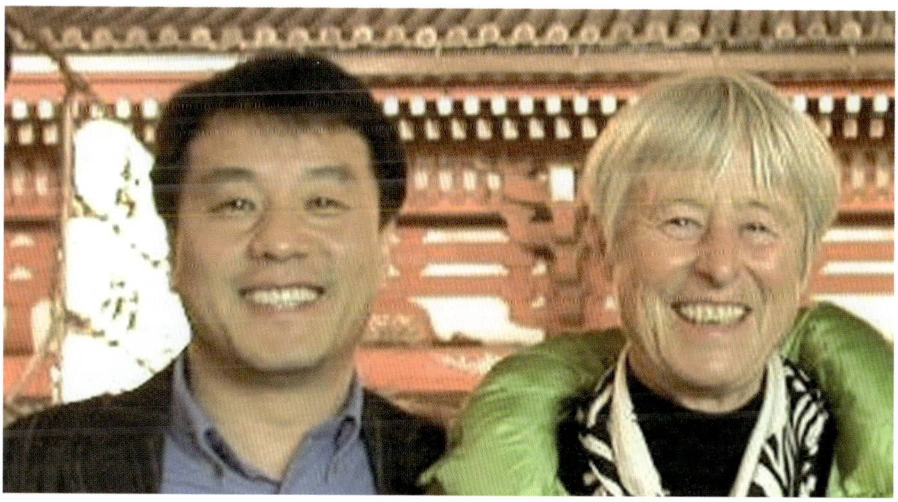

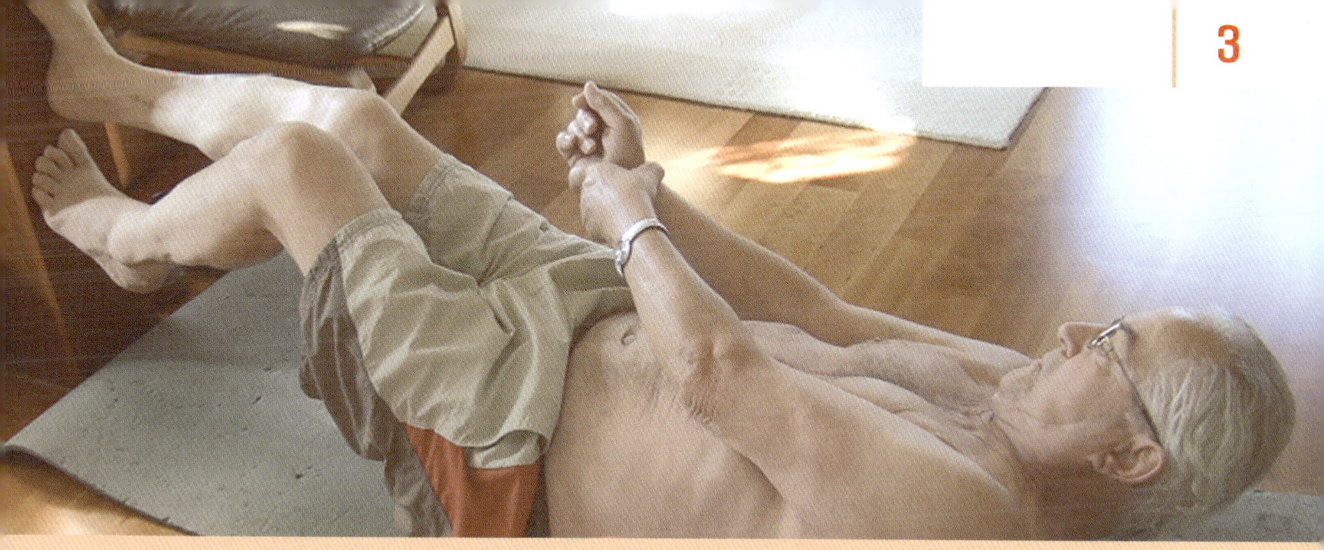

3 3가지 사례와 스프린터/스케이터 개념을 이용한 치료 기록

3.1 물리치료(PNF 스프린터/스케이터 개념)을 이용한 ADHD 아동 치료

Eva Lang, 물리치료사

3.1.1 ADHD(주의력결핍행동과다장애) 증상

주의력결핍행동과다장애(ADHD)를 가진 아동들은 주의력 부족과 함께 각인 부족에 의해 협응 능력에 대한 운동학적 약점을 가진다.

요점

운동 장애는(Kemmerich, 1999):
- 협응 장애
- 평형 장애
- 섬세 운동 능력 장애
- 인지 능력 장애(보고, 듣기)
- 감각 통합 능력 장애
- 높고 낮은 근육 긴장도 장애

Skrodzki(2001)에 따르면, 아동의 운동문제들은 조화가 이루어지지 않은 운동진행들로 나타난다: 움직임은 서툴고 충격적이고 능숙하지 못하다.

종합적으로 말하면, ADHD 아동들은 가벼운 뇌기능 장애의 신경학적 증상을 보이고 심리운동학적 발달이 현저하게 지연된다.

3.1.2 기록 결과

- ADHD 아동의 스포츠 활동은 다음의 결과들을 초래한다: 행동에서 힘 조절과 템포조정의 어려움은 목표를 향한 경제적인 운동을 거의 할 수 없거나, 아동들은 운동촉진을 유지하지 못한다. 신경신체적인 조정과 예상이 제약된다.
- 복잡한 검사에서는 게다가 수많은 인지 조정 장애와 프로그램 조정 장애, 그리고 거의 대부분 심리운동학적 발달과 조정 통합의 지연이 눈에 띈다. 조정통합을 우리는 감각자극을 이용할 수 있기 위해, 감각자극에 대한 슬기로운 규정, 분류, 요약으로 이해한다. 주변상황과 관련하여 신체의 인지와 인식에 감각자극을 이용한다. 조정통합을 통해 중추신경계의 모든 부분들이 함께 작용하게 되고, 그렇게 함으로써 인간이 주변환경에 슬기롭게 대처할 수 있고 그것을 통해 만족함을 느낄 수 있게 된다.
- ADHD 아동의 또 다른 특징은 비현실적인 자기평가이다.
- 신체능력의 한계를 과대평가하기 때문에 건강한 어린이에 비해 확실히 높은 사고율(Holowenko, 1999)을 보이는 위험한 상황에 자주 빠진다. 이에 해당하는 아동들은 자신을 그들의 꿈의 세계로 끌어들인다. 꿈 속에서 그들은 자신을 수퍼맨이라고 생각한다(Imhof, 1999).
- ADHD 증후군의 앞선 묘사에서 ADHD 아동에서는 운동능력과 완성을 개선시키기 위해, 특히 협응 교육과 자신의 힘을 적절하게 조절하는 활용에 중심을 둔다. 왜냐하면, 높은 협응 능력을 갖추는 것은 인간의 일상생활 능력을 위한 전제조건으로 묘사되기 때문이다(Hirtz, 1985).

3.1.3 연구

ADHD 아동들의 치료를 위한 물리치료로서의 PNF 선택은 습관화 개념이 부족한 운동조정을 고치고 지속적으로 자동화 단계를 유지할 수 있는 가능성을 제공할 수 있다는 것에 기인한다.

여기서 적용된 PNF 개념은 두 개의 커다란 운동패턴인 스프린터/스케이터 패턴(■ 그림 1.2와 1.3)에 기초를 둔 새로운 수정 개념이다. 이것은 인간의 생리적 보행 형태인 각각의 보행 단계에서 볼 수 있다.

운동 패턴은 덧셈 원리 위에 운동신경들을 동원하고, 그렇게 해서 신경근육의 활동은 이런 협응에서 지원할 수 있는 가능성을 제공한다. 여러 가지 기법들을 통해 이런 효과들은 강화될 수 있다. 예를 들어, 저항들은 운동신경의 동원력을 높이고, 민첩성 효과는 정적으로 활동하는 근육에서 향상된다(Umphred, 1995).

PNF를 이용한 운동학습은 주변으로부터 오는 정보에 항상 같은 입력을 통해 일어난다. 즉, 지속적인 반복과 그에 상응하는 자기화 능력의 활성화이다.

이런 학습은 운동학습에 대해 반복 없는 개괄과 심화를 트레이닝의 시작으로 제시한 Bernstein의 요구와 구별된다. 협응된 패턴에 대한 그의 원칙은 목표된 운동에 움직임이 유사한 가능한 많은 운동과정이 행해진다. 목표 운동 자체가 아니라 운동 안에 자리잡고 있는 구조가 가능하면 다양하게 반복되어져야 한다는 것이다(Bernstein, 1975).

PNF를 이용한 협응 개선의 전제 조건이 개선되어야 하고, 운동조절의 변화가 신경생리적 진행의 의미에서 이루어져야 한다. 여기서 협응 훈련 효과는 개인적 조정 능력의 전제 조건 개선 혹은 최적화와 안정화에서 생긴다(Neumaier, 1999).

운동 진행의 의미에서 Bernstein 이론에 근거한 것 같이, 목표 운동(예, 농구의 슛)이 획득되어지지 않는다. 그러므로 협응 훈련을 위해서는 그의 이론을 따르지 않는 것이 맞다.

신경생리저 학습은 항상 동일한 원심성 신경촉진 자극을 통해 일어난다. 촉진 패턴이 자주 사용될수록 말이집이 더욱 두껍게 생긴다. 이것이 신경을 서로 분리시키고, 자극의 빠른 진행을 보상하는 방법이다. 말이집이 두꺼울수록 랑비에 고리를 다음의 랑비에 고리로 자극전달을 통해 더 빠르게 자극전달이 일어난다. 촉진 패턴이 자주 사용될 때 연결신경으로 가는 신경의 가지돌기들이 증가된다는 연구결과가 있다. 이렇게 더 많은 자극전달체가 받아들여질수록 더 높은 지극이 발생한다. 반대로 자극이 거의 없거나, 아예 일어나지 않을 때는 가지돌기들이 줄어들게 된다(Jackel, 2000).

의문

ADHD 아동들의 주의력 부족과 운동 장애의 관점에서 보면, 다음과 같은 의문이 생겨난다:

- 6~10세 연령의 행동과다 아동들에게 집중력을 향상시키는 치료로서 PNF(스프린터/스케이터)를 실시할 수 있는가?
- 물리치료 훈련 프로그램(PNF 스프린터/스케이터 패턴)이 협응 능력의 향상에 영향을 줄 수 있는가?
- PNF(스프린터/스케이터)를 통해 ADHD 아동의 집중력을 향상시킬 수 있는가?

연구 대상

ADHD 증후군이라는 진단을 받은 9명의 6세 ~10세 아동들을 연구대상으로 했다. 성별로는 2명의 여자 어린이와 7명의 남자 어린이로 이루어졌다. 이것은 성별을 고려하여 발생 빈도의 퍼센트를 반영한 것이다: 1:9의 비율로 남아가 여아에게서보다 더 빈번하게 발생한다. 질병의 양상도 남아와 여아가 다르게 나타났다. 남아에게는 반사회적이고 공격적인 행동, 부주의, 과도한 활동성, 불안이 눈에 띄었고, 여아들에게는 우울증과 공포증의 증대 성향을 동반한 정신신경적, 신경학적 갈등 성향이 나타났다(Häusler, Hopf, 2002).

연구 구성

연구 방법

연구는 약 5주 동안 이루어졌다. 이때 모든 아동들은 주 2회씩 30분간 개인 치료를 받게 되었고, 총 10번의 치료를 받았다. 30분간의 치료 중 20분은 실제 치료 시간이었고, 나머지 10분은 옷 갈아

입기와 음료수 마시기, 화장실 가기 등으로 소요되는 시간이었다.

치료의 횟수와 시간 단위를 이렇게 정하므로 치료는 최대한 현장 실습에 가깝고 현실적이 된다. 그 후에 경험에 의해서 의사, 환자, 치료사의 치료 결과가 나온다. 결과는 다음의 처방과 경우에 따라 예외적인 장기 치료를 위한 초석이 된다.

치료과정

치료과정은 처음부터 정해졌고 모든 아동에게 동일하게 적용되었다. 즉, 표준화된 프로그램이었다. 아동들의 개인적 장애 형성에 관심을 보이는 것이 아니라, 전반적인 증상에 관심을 두었다는 의미이다.

다음과 같은 규칙이 따른다:

- 큰 접촉면에서 작은 접촉면으로: 옆으로 누운 자세에서 앉는 자세를 거쳐 서기로의 진행.
- 단순한 것에서 복합적인 것으로: 두 개의 운동 패턴(스프린터/스케이터)을 결합하기 전에 하나씩 따로 습득시켰다.
- 정적인 것에서 동적인 것으로: 전체적인 활성을 얻을 동안 시작자세는 변화시키지 않았고, 나중에 양쪽 패턴 사이를 오가면서 앞으로 전진시켰다: 보행

검사 기록

- **대단위 협응**을 파악하기 위해, 신체-협응 검사를 실시했다(Kiphardt와 Schilling, 1974). 이 검사의 도움으로 운동학적 확률(MQ)이 밝혀졌다. 이것은 지능지수와 비교할 만한 치수이고 아동의 운동발달 상태에 대한 귀납적 추론을 가능케 한다(◘ 그림 3.1). 일반적으로 연령에 맞는 발달 상태는 MQ "100"이다.
- 소단위(섬세한) 협응의 파악을 위해, MOT 4-6(Zimmer와 Volkammer, 1987)을 사용했다. 3개의 아이템을 선택했다.
  - 양손으로 성냥곽 안에서 성냥개비를 정리한다. 71초 이상 필요한 어린이는 0점, 54초에서 70초는 1점, 53초 이하는 2점.
  - 수건을 발가락으로 들어올리기. 오른쪽 한 번, 왼쪽 한 번. 5초 이내에 해야 한다. 실행을 못했을 경우 0점, 한쪽만 성공했을 경우 1점, 양쪽 다 성공했을 경우 2점.
  - 점수: 10초 이내에 최대한 많은 점수가 도표 위에 그려져야 한다(◘ 그림 3.2)
- 손-눈 협응은 운동학적 기초 능력의 진단 목록에 의해 알려진다(Eggert, 1996):
  - 기하학적 모형 그리기. 60초 이내에 5개의 삼각형을 알아내고 그 주위를 긋는 것. 한 번 그으면 1점을 주고, 4개 이하를 알아낼 경우 0점.
  - 길 그리기: 과제는 미로를 통과한 길을 그리는 것이다. 이 때 길의 양선을 건드리거나 넘어가서는 안 된다. 길을 찾아서 길의 양선을 최대 한 번 건드리거나 넘은 아이는 1점을 받는다. 이렇게 하지 못할 경우는 0점.
  - 오리기: 과제는 모양을 최대한 정확하게 오리는 것이다. 선을 최대한 한 번 넘을 경우는 1점, 그렇지 못할 경우는 0점(◘ 그림 3.3).
- 집중력은 집중력 파악을 위한 결손능력검사(DLKE)(Kleber와 Kleber, 1974)를 통해 검사된다. 이것은 선이나 점으로 15분 동안 여러 가지 그림을 작업하는 것이다. 그림 하나가 잘못 표시되거나 빠지면 실수한 것으로 계산한다(◘ 그림 3.4).

결과

의문 1에 대해

PNF가 행동과다 아동에게 실용적인 치료 형태의 하나라는 것이 입증되었다. 나는 다음의 요소들을 확인했다: 아동들은

그림 3.1 신체 협응 능력 검사

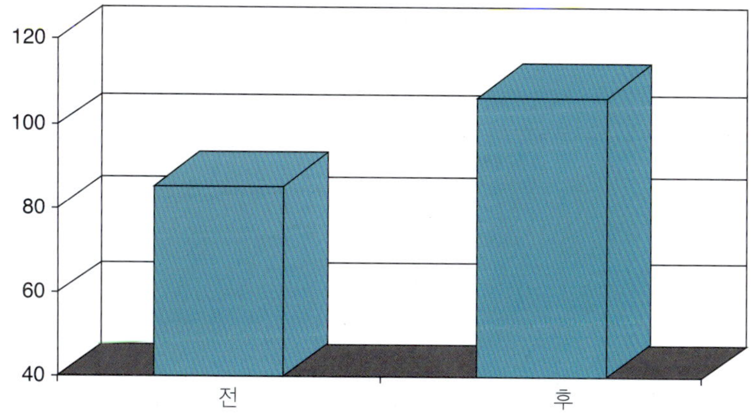

그림 3.2 섬세한 협응 능력 검사

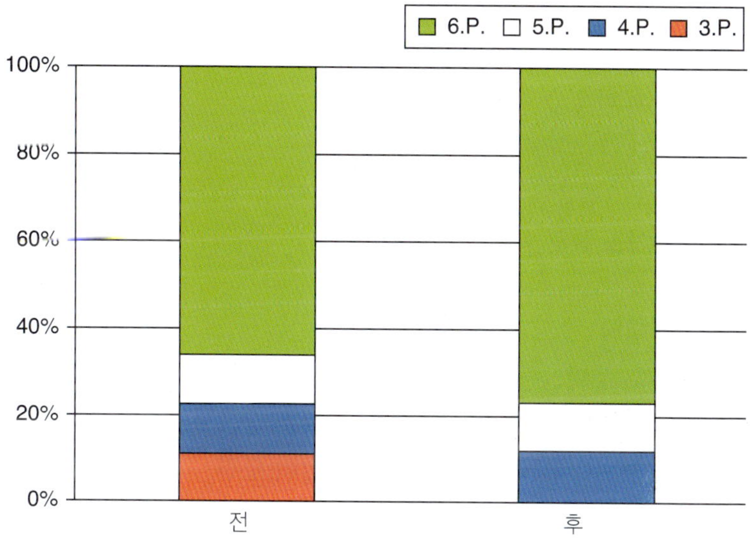

그림 3.3 손-눈 협응력 검사

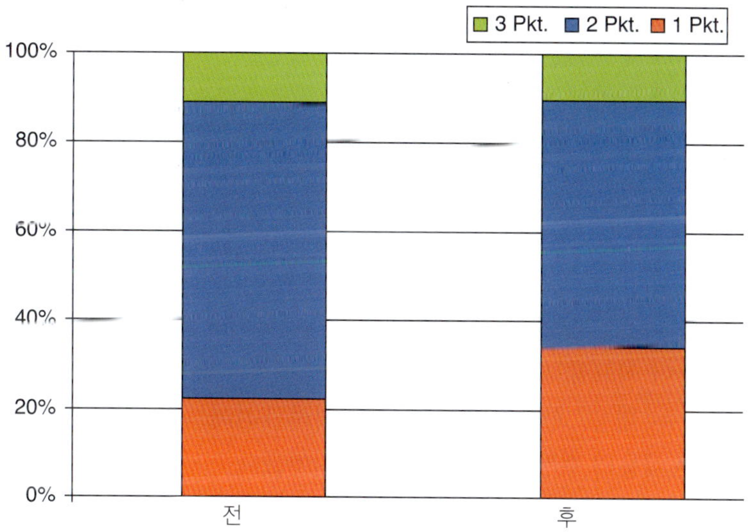

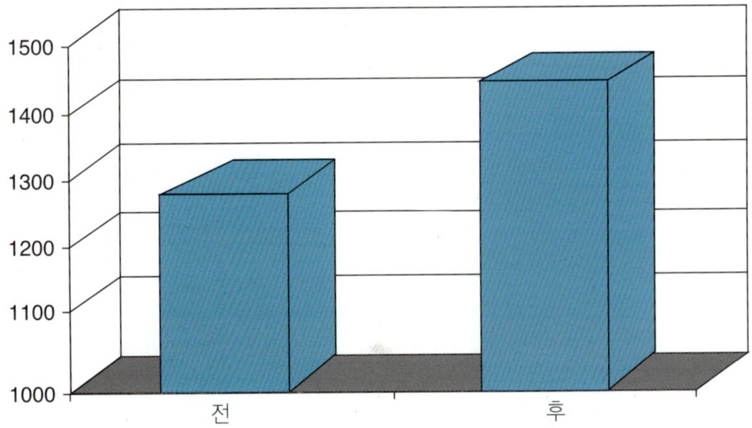

■ 그림 3.4 집중력 검사

- 과제를 이해했다
- 말(예, 밀지마)과 촉각(예, 밀기/ 당기기)자극에 알맞게 반응할 수 있었다
- 치료 시간 동안 전반적으로 집중을 했다
- 훈련 프로그램을 요구에 맞게 변형시켰다
- 동기 부여를 하고 함께 작업했다

의문 2에 대해

대단위 협응 능력: 선(先) 검사에서 아동들은 평균 발달 연령(MQ = 84)에 이르렀다. 이것은 같은 연령의 평균(MQ = 100)에 비해 운동발달이 부진하다는 것을 의미한다.

후(後) 검사에서 아동들은 MQ = 104에 도달했다. 이것으로 아동들은 같은 연령의 건강한 친구들의 평균값을 넘어섰다. 결과적으로 아동들은 눈에 띄게 향상되었다(■ 그림 3.1).

- 섬세한 협응: 선(先) 검사에서 10%의 아동들만이 3점에 도달한 데 비해, 아동의 70%는 과제를 완전히 풀었다. 후(後) 검사에서 결과는 향상되었다.
- 가장 나쁜 경우가 4점이었고 80%에 가까운 아동들이 최고점인 6점을 받았다(■ 그림 3.2).
- 손-눈 협응. 향상되지 않았고 오히려 1점에 얻은 아동의 수가 21%에서 34%로 나빠졌다.

의문 3에 대해

집중력: 어린이들은 총 작업을 완료한 표의 수가 선 검사에서 1290이었고, 후 검사에서 1560로 매우 눈에 띄는 향상이 나타났다. 실수한 수에 있어서 작업한 표가 선 검사의 9%에서 후 검사의 3.5%로 현저한 감소를 보였다(■ 그림 3.4).

결과에 대한 해석

ADHD 증후군 아동들은 PNF(스프린터/스케이터)의 수정된 형태의 치료를 통해 그들의 운동결손을 없애므로써 운동발달 상태가 건강한 동일 연

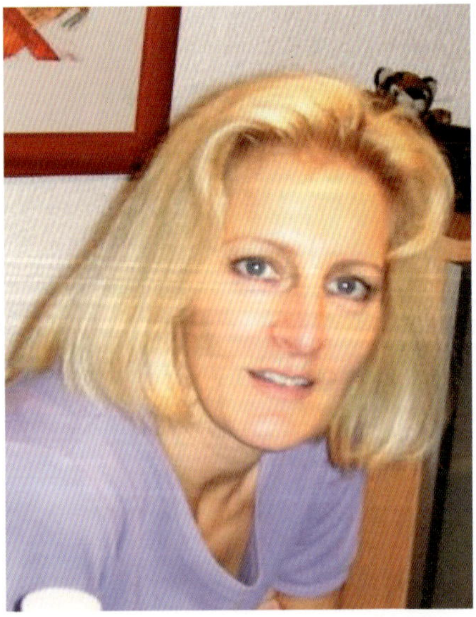

령의 어린이들을 따라갈 수 있었다. 그리고 이와 함께 주의력 결핍도 현저하게 좋아졌다.

그러므로 이것은 의미가 있으며, ADHD 아동에게 심리치료와 함께 물리치료를 병행해야 한다는 것을 보여준다.

3.2 스프린터/스케이터 개념을 이용한 환자 기록

Petra Leidinger, 작업치료사

3.2.1 평가와 치료 보고서

환자 이름: Herr. M.B.

연령: 65세

직업: 3년 전부터 연금 생활, 퇴직 전에는 컴퓨터 전문가로 일함

진단:

- 2006년 11월 11일. 대동맥 Stanfort A 절단과 왼쪽 팔머리동맥, 대동맥, 왼쪽 속목동맥 절단
- 관상동맥질환
- 2006년 11월 24일까지 신장기능상실
- 오른손의 색전증
- 심장막 삼출
- 심방 잔떨림
- 수술도중 산소결핍으로 인한 오른쪽 편부전마비

취미: 손으로 만드는 작업, 산책, 정원 가꾸기 및 컴퓨터 작업

가정 치료: 2007년 1월 25일 이후부터 주 2회 30분씩 가정방문 치료

병력: 환자는 수 년 동안 고혈압 약을 복용해 왔다. 2006년 11월 11일에 심장수술을 받았고, 예를 들어, 급성 신장기능상실, 오른손 색전증, 오른쪽 편부전마비와 같은 합병증이 초래되었다.

환자가 생각하는 문제점들:

1. 오른쪽 팔. 어깨 높이 이상으로 팔이 올라가는 일상생활활동을 하는 데 어려움이 있고, 손의 운동조절의 재교육이 필요하다: 펜/연필을 잡을 수 없고, 커피잔을 쥘 수 없다.
2. 오른쪽 다리. 보행보조기구를 이용하고도 10m 이상 보행하기가 어려움.

치료사의 검사와 평가: 오른쪽 편부전마비, 오른쪽 어깨관절의 앞뒤 아탈구

- 어깨관절 운동:
  - 가쪽 돌림: 40° 능동운동이 불가능
50° 수동운동이 불가능
  - 안쪽 돌림: 정상
  - 벌림: 능동운동은 80°까지 가능, 수동운동은 90°까지 가능
  - 모음: 정상
  - 굽힘: 능동운동은 90°까지 가능, 수동운동은 정상임
  - 폄: 정상
- 팔꿈치와 손목: 정상인 보다 약한 편이다.
  - 손: 주먹을 제대로 쥘 수 없고, 4번째와 5번째 손가락이 굽힘되어 있다. 엄지의 맞섬이 일어나지 않는다(보조장비의 도움이 필요함)

감각:

- 저항에 대항하는 작업을 할 때 통증이 오른쪽 팔꿈치에서 손목으로 내려간다.
- 몸통(오른쪽): 배곧은근과 배빗근의 약증

검사: 관절가동범위 검사와 저항운동 검사

일상활동: 머리빗기와 양치질하기가 어렵고, 어깨 위로 하는 작업을 하기 어렵다.

3

표 3.1. 치료

시작 자세	패턴	기법	목적
네발기기 자세	스프린터/스케이터 전환 **스프린터:** – 어깨뼈 앞쪽 올림: 가동 팔 – 어깨뼈 뒤쪽 내림: 체중부하 팔 – 골반 앞쪽 올림: 가동 다리 – 골반 뒤쪽 내림: 입각기 다리 **스케이터:** – 어깨뼈 뒤쪽 올림: 가동 팔 – 어깨뼈 앞쪽 내림: 체중부하 팔 – 골반 뒤쪽 올림: 가동 다리 – 골반 앞쪽 내림: 입각기 다리	안정화 반전	촉진
네발기기 자세	– 오른쪽 어깨뼈: 앞쪽 내림 – 뒤쪽 내림	율동적 안정화	어깨뼈 안정화
앉은 자세	– 스프린터/스케이터 전환 – 스프린터: 오른쪽 골반: 앞쪽 올림 – 스케이터: 오른쪽 골반: 뒤쪽 올림	– 동적 반전 – 오른발에 테라밴드 고정 – 가동 팔에 저항을 가함	– 체중부하 팔의 안정화 – 가동 팔의 가동범위 증가

참여 정도: 비환측 손을 이용한다.

- **단기목표:** 일상생활활동의 독립성: 오른손으로 머리빗기와 양치질하기, 오른쪽 어깨관절의 아탈구 틈을 줄이기
- **장기목표:** 보다 완전한 ADL 독립성, 필요한 보조장비를 이용해 자동차 운전하기

3.2.2 환자 기록

첫 번째 치료: 2007. 4. 17

잔존 기능장애를 위한 기능 검사: 선 자세에서 오른손을 목 뒤쪽에 배치한다. 다시 원래 자세로 천천히 되돌아온다.

관찰: 골반이 앞쪽 경사됨(5회)

재검사: 허리뼈는 정상이고, 어려움 없이 팔의 올림을 8번 수행할 수 있다.

사전 검사: 오른쪽 목덜미 잡기, 팔을 위로 올렸다 다시 내리기(그림 3.5)

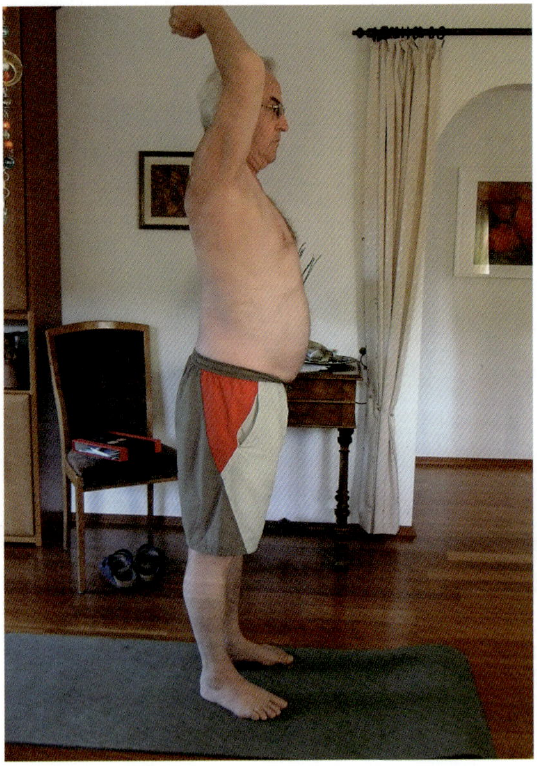

그림 3.5 사전 검사

치료 회기(◘ 그림 3.6)

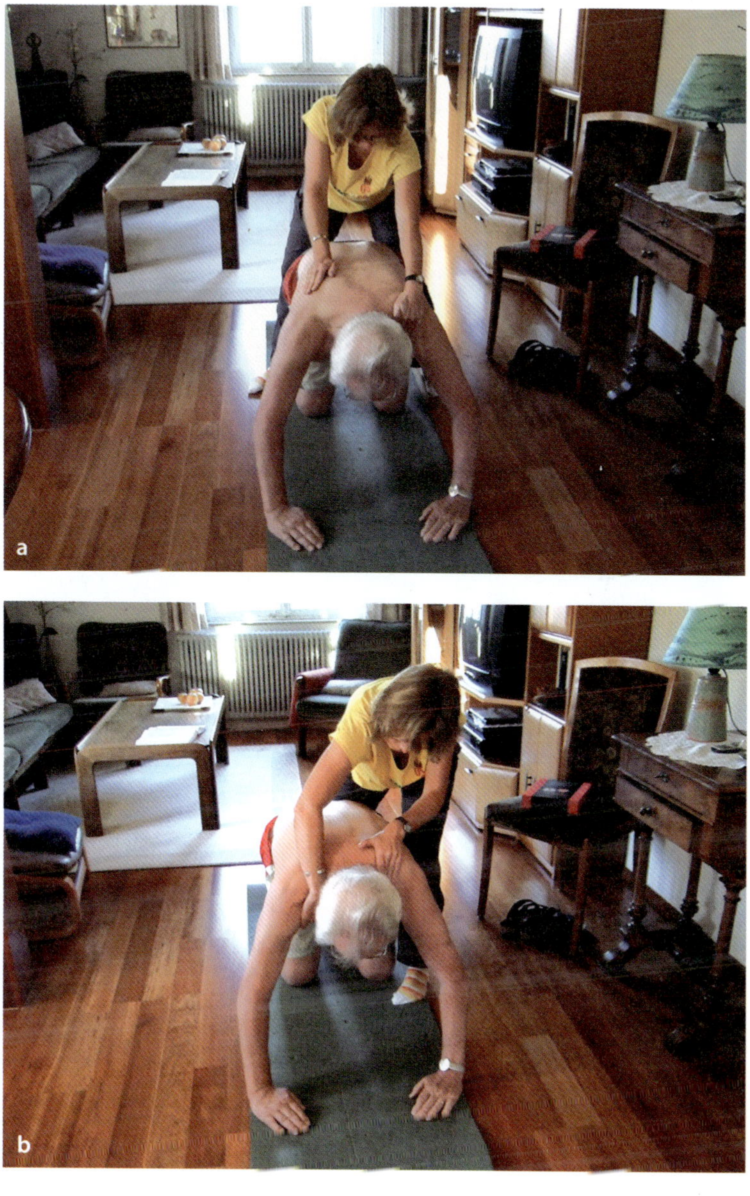

◘ **그림 3.6a, b.** 첫 번째 치료. **a와 b:** 네발기기 자세. 안정화 반전. 스프린터와 스케이터의 전환

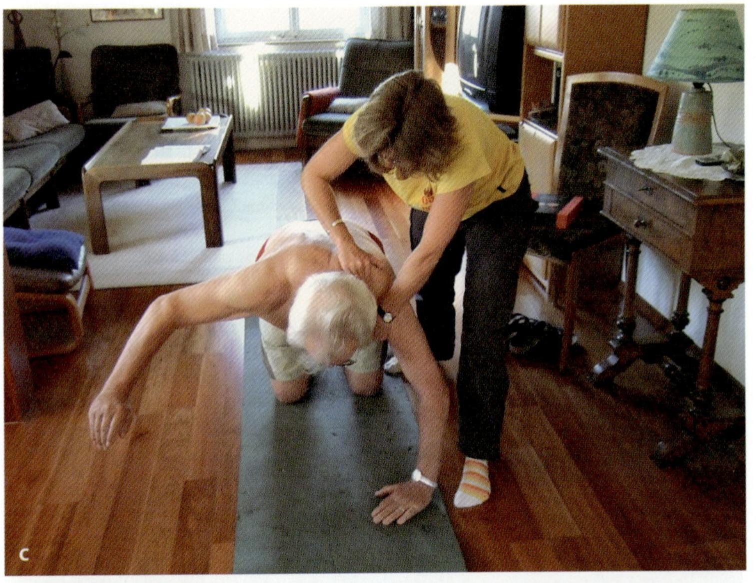

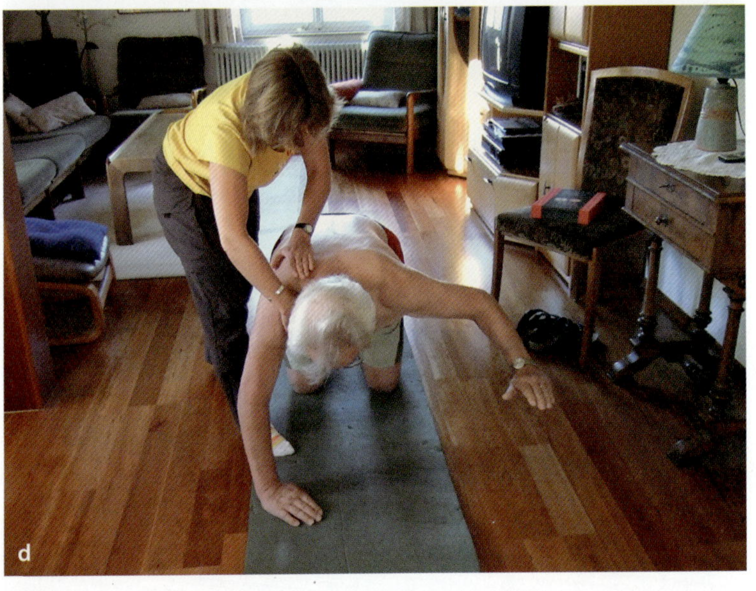

그림 3.6c, d. 첫 번째 치료. **c와 d:** 네발기기 자세. 율동적 안정화. 스프린터와 스케이터의 전환. 먼저 왼쪽부터, 그 다음 오른쪽

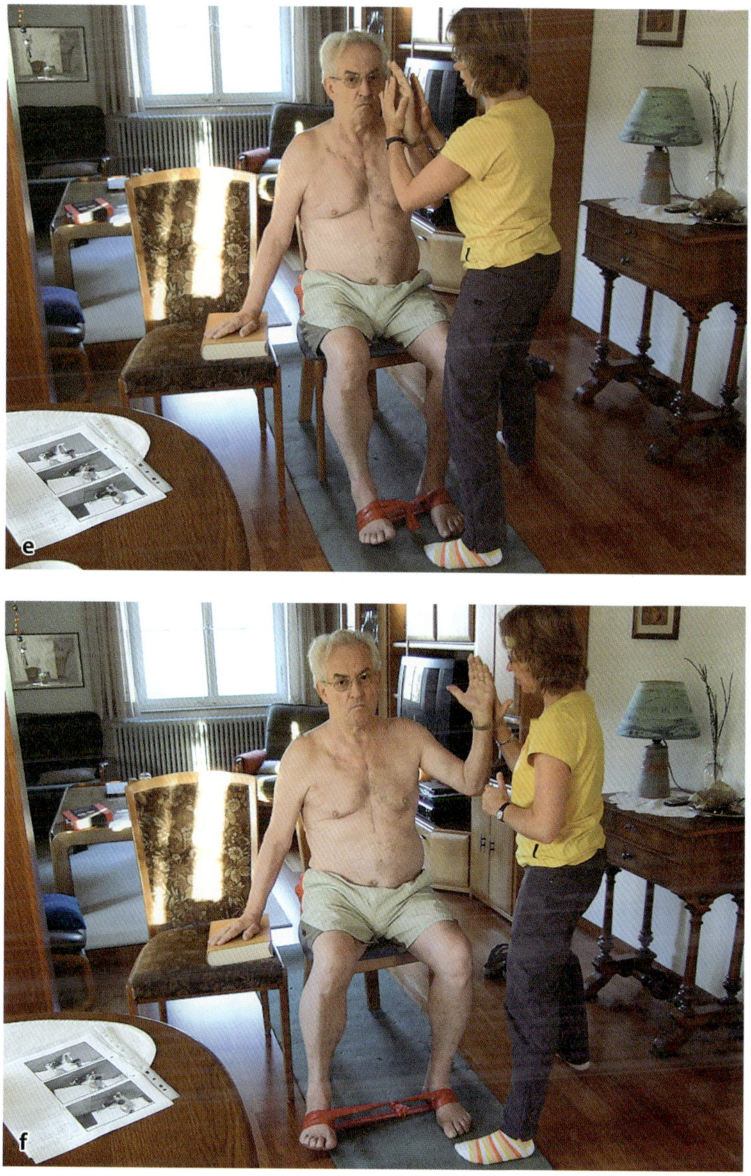

그림 3.6e, f. 첫 번째 치료. **e**와 **f**: 앉은 자세. 가동 팔에 대한 동적 반전. 왼발에 테라밴드 착용. 처음에는 왼쪽부터, 그 다음 오른쪽(그림 없음)

재검사: 목덜미 잡기. 몸통 안정성이 더 좋아지고, 팔꿈치의 폄과 굽힘이 쉽게 일어난다(▣ 그림 3.7). 골반의 앞쪽 경사가 감소된다.

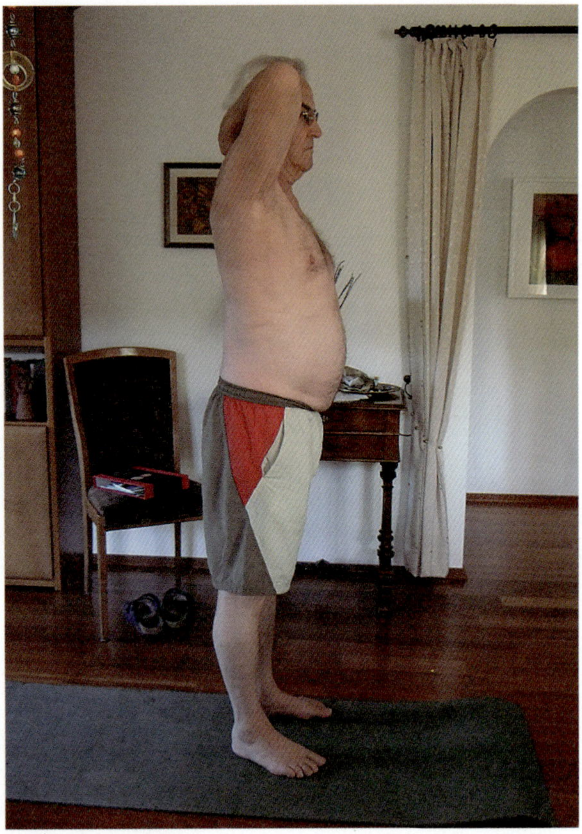

▣ **그림 3.7** 재검사

첫 번째 치료 이후의 숙제.

매트에서 누운 후, 스프린터/스케이터 패턴을 실시한다. 입각기 다리를 벽에 대고, 테라밴드를 왼쪽 팔에 착용한다. 그리고 동적 반전을 실시한다(▣ 그림 3.8).

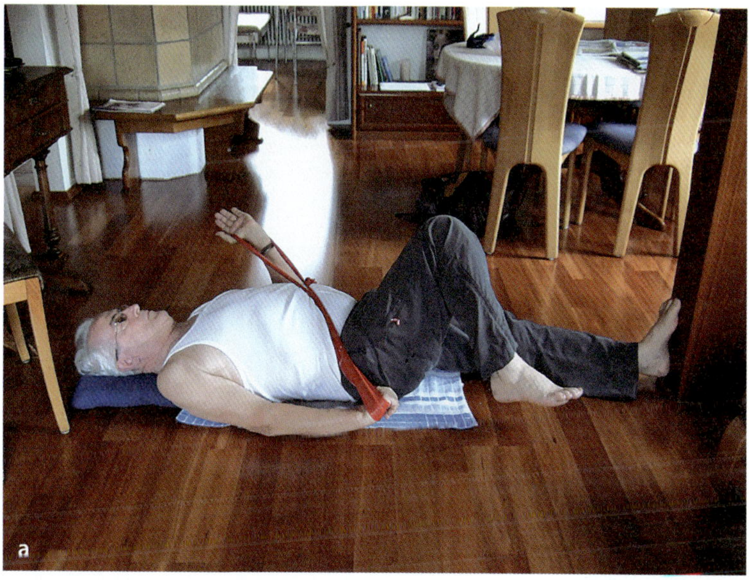

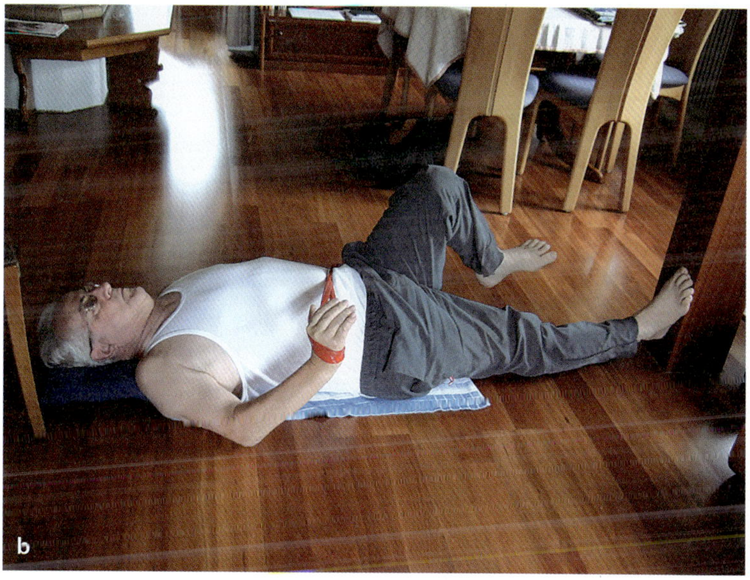

▣ **그림 3.8a, b.** 숙제. **a와 b** 매트 위에 누워서 스프린터/스케이터 패턴 실시. 입각기 다리는 벽에 고정하고, 왼쪽 팔에 테라밴드를 착용한다. 동적 반전을 실시하고, 스프린터/스케이터 전환을 반복한다.

3

두 번째 치료: 2007. 4. 19

실제 문제 해결을 위한 기능 검사: 앉은 자세에서 테라밴드를 당기면서 가쪽 돌림한다.

관찰: 오른쪽 몸통 움직임이 왼쪽 몸통 움직임보다 약하다.

재검사: 양쪽 몸통 움직임의 근력과 가동범위가 똑같다.

환자 피드백: 증가된 근육뼈대 활동으로 인한 치료 강성도

치료사는 환자의 질문을 통해 통증의 원인을 결정한다.

사전 검사: 스케이터 패턴(그림 3.9)

표 3.2. 치료

시작 자세	패턴	기법	목적
누운 자세	– 오른쪽으로 구르기 – 벽에 오른발 대기 – 왼쪽 스프린터 유각기 다리 – 왼쪽 골반: 앞쪽 올림 – 왼쪽 어깨뼈: 앞쪽 내림	– 율동적 개시 – 초기 스트레칭 – 반복 스트레칭	– 등장성 복합 – 배빗근의 활성화 – 똑바른 자세 – 안정된 보행
누운 자세	– 왼쪽으로 구르기 – 벽에 왼발 대기, 오른쪽 스프린터 유각기 다리 – 오른쪽 골반: 앞쪽 올림 – 오른쪽 어깨뼈: 앞쪽 내림	위와 동일	위와 동일
엎드린 자세	– 팔과 무릎으로 체중부하하기 – 무릎을 펴고 천천히 내리기 – 양쪽 어깨뼈: 뒤쪽 내림	등장성 복합	– 몸통 활성화 – 어깨 안정화

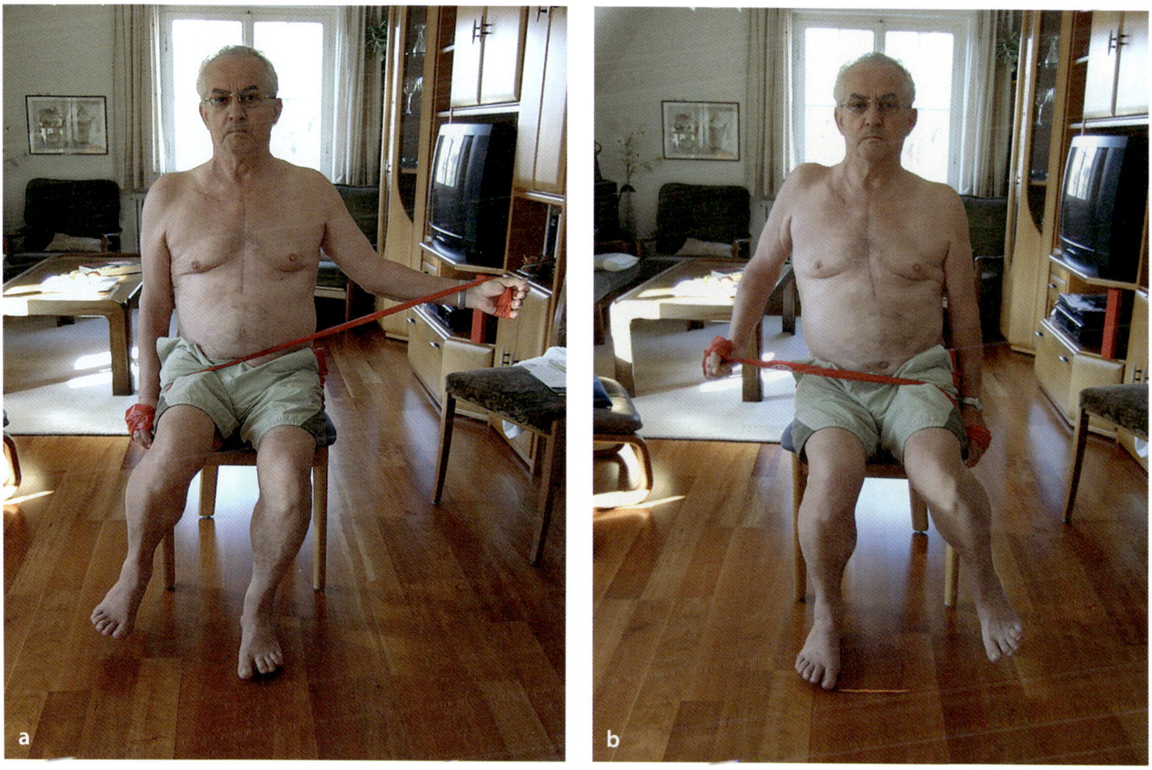

■ **그림 3.9a,b** 사전 검사 스케이터: a: 왼팔- 가쪽 돌림, b: 오른팔-지나친 몸통 옆굽힘

치료 회기(■ 그림 3.10)

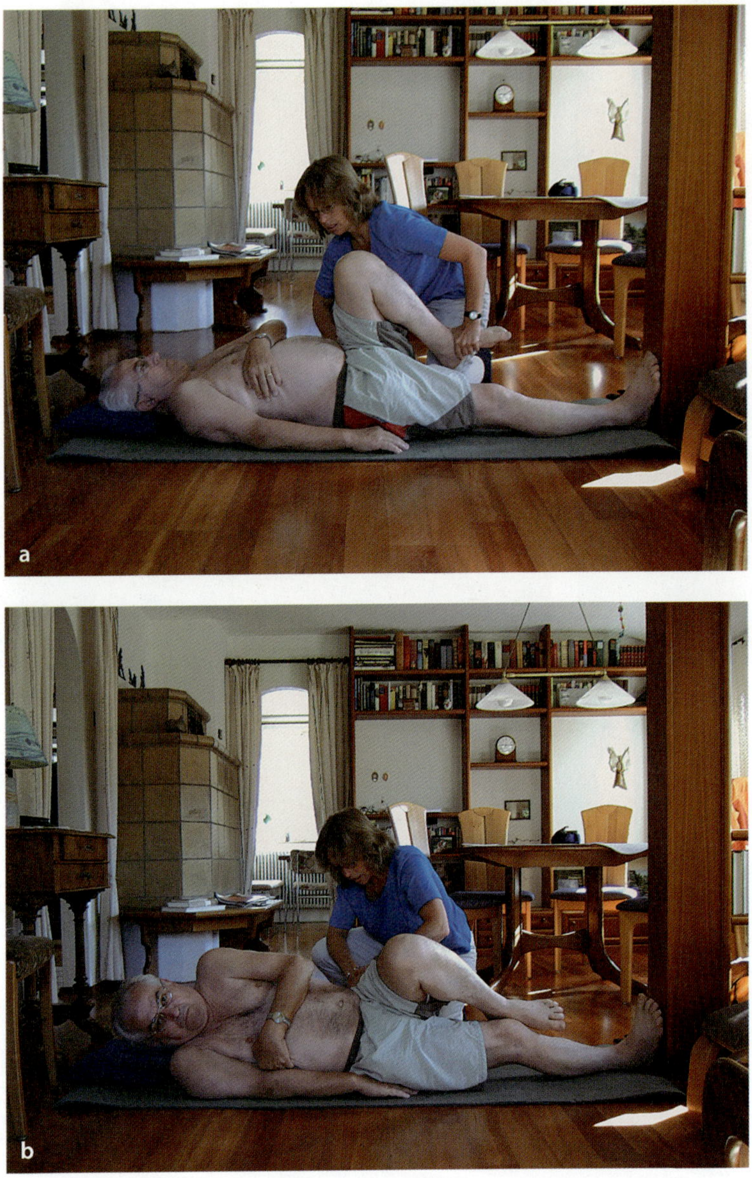

■ **그림 3.10 a,b.** 두 번째 치료. **a**: 율동적 개시, 오른쪽으로 구르기. **b**: 초기 스트레칭과 반복 스트레칭

■ **그림 3.10 c,d.** 두 번째 치료. c: 율동적 개시, 오른쪽으로 구르기. d: 초기 스트레칭과 반복 스트레칭

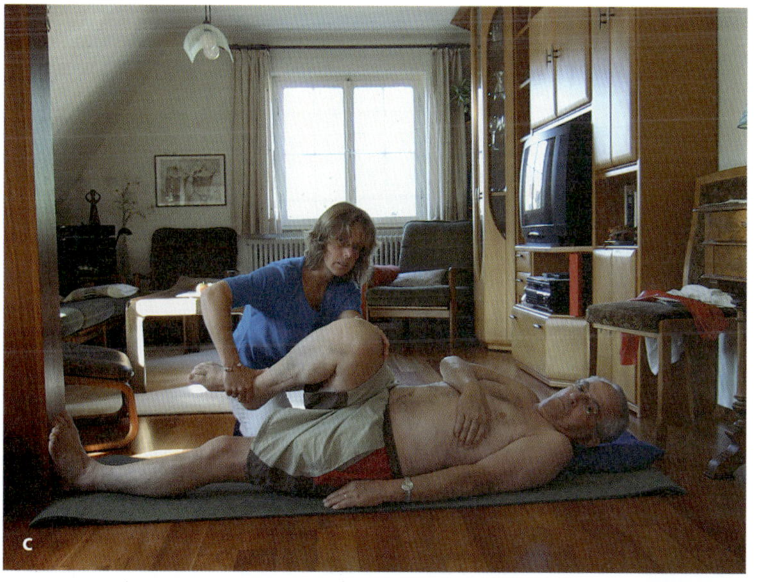

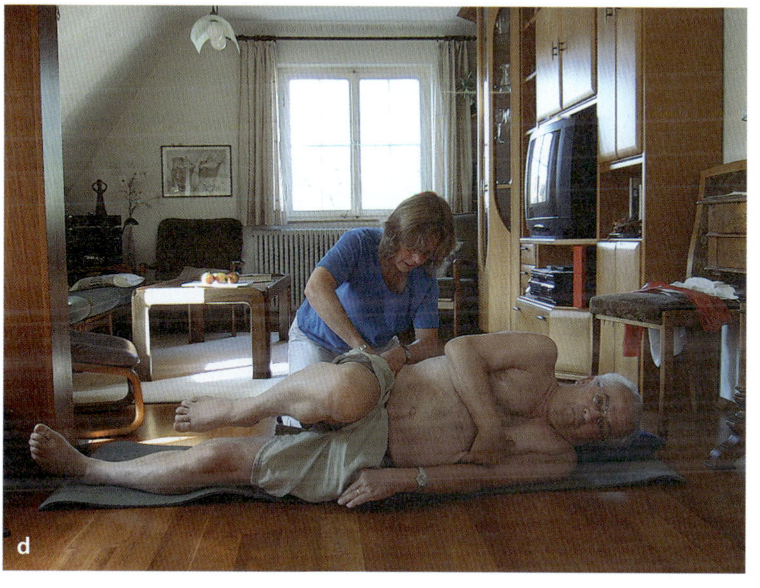

3

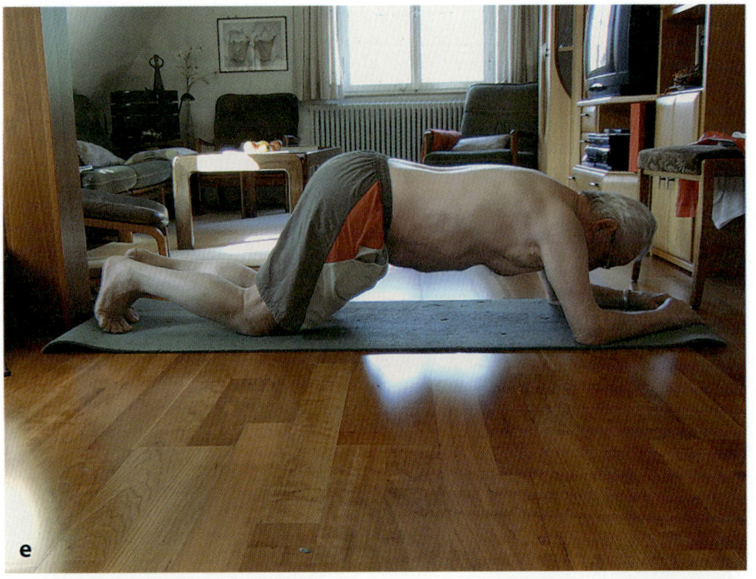

e

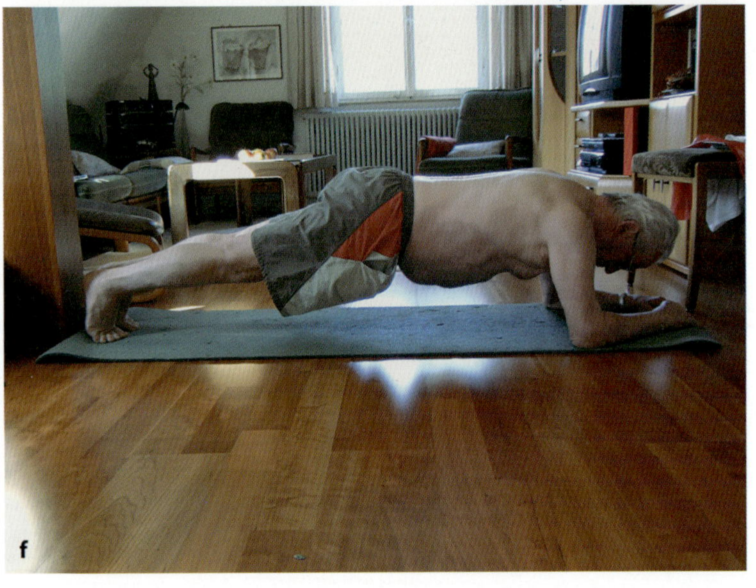

f

그림 3.10e,f. 두 번째 치료.
e: 엎드린 자세에서 통제된 가능성.
f: 양쪽 무릎을 들어올린 후, 천천히 다시 내린다.

재검사: 스케이터 패턴(◘ 그림 3.11)

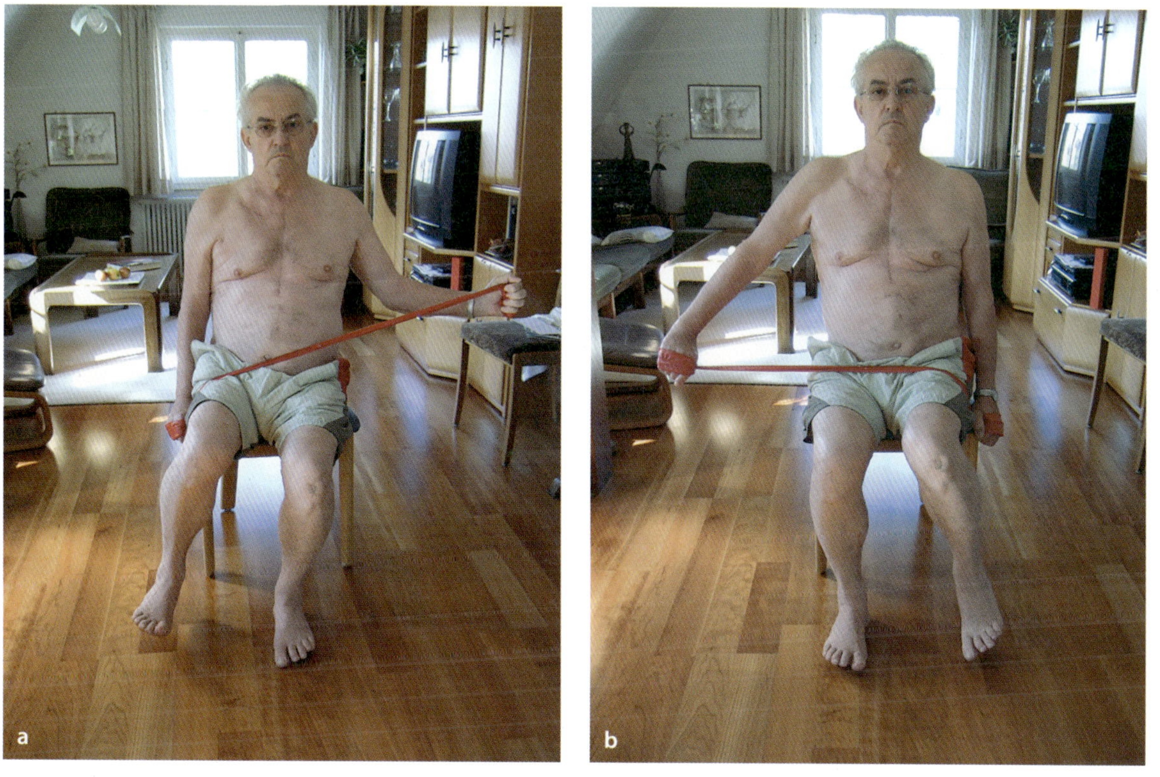

◘ **그림 3.11a,b.** 재검사 스케이터 패턴. **a:** 왼팔: 벌림하면서 가쪽 돌림. **b:** 오른팔: 벌림을 하지만, 가쪽 돌림이 나타나지 않음. 몸통은 보다 안정화됨

두 번째 치료 이후의 숙제: 초핑(▣ 그림 3.12)

누운 자세:

- 양발을 모두 벽에다 댄다.
- 머리를 돌림하면서 양팔을 위쪽 다리(초기 접지기)쪽으로 움직인다.
- 오른발 쪽으로
- 왼발 쪽으로

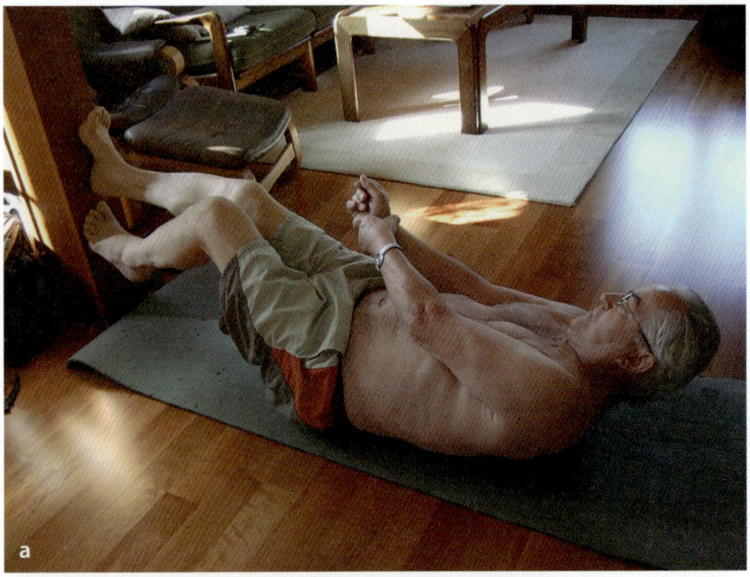

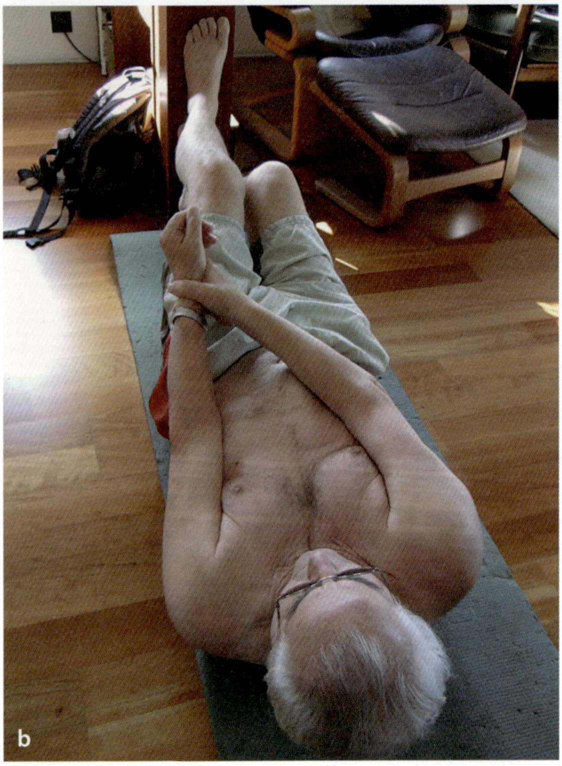

▣ **그림 3.12a,b.** 두 번째 치료 이후의 숙제. **a**: 누운 자세에서 오른쪽으로 초핑하기. **b**: 누운 자세에서 왼쪽으로 초핑하기

세 번째 치료: 2007. 5. 3

기능 검사: 스프린터 패턴으로 한발로 서기

관찰: 왼발 서기는 안정적이고, 오른발 서기는 불가능하며, 오른쪽으로 넘어진다.

재검사: 왼발 서기는 안정적이고, 오른발 서기는 약 30초간 똑바로 설 수 있음.

사전 검사: 왼발 서기와 오른발 서기(▣ 그림 3.13)

▣ **표 3.3.** 치료

시작 자세	패턴	기법	목적
절반 앉기: **처음에는 오른발,** **나중에는 왼발**	**(스프린터 패턴)에서 저항 주기** 가쪽 돌림과 모음된 입각기 다리 **(스케이터 패턴)에서 저항 주기**	율동적 안정화 스프린터 패턴으로 서기 양팔에 테라밴드 적용	무릎의 안정성
오른발 입각기:	**오른쪽 골반:** 오른쪽 결절: 뒤쪽 내림 왼쪽 어깨뼈: 뒤쪽 내림 **왼발 입각기:** 왼쪽 어깨뼈: 앞쪽 올림 오른쪽 어깨뼈: 뒤쪽 내림	유각기 다리의 등장성 복합	몸통의 움직임과 협응 향상
한발 서기: **처음에는 왼발,** **나중에는 오른발**	스프린터/스케이터 패턴	율동적 안정화 무릎 굽힘을 위한 등장성 복합	입각기 다리의 안정성과 무릎관절의 통제된 가능성

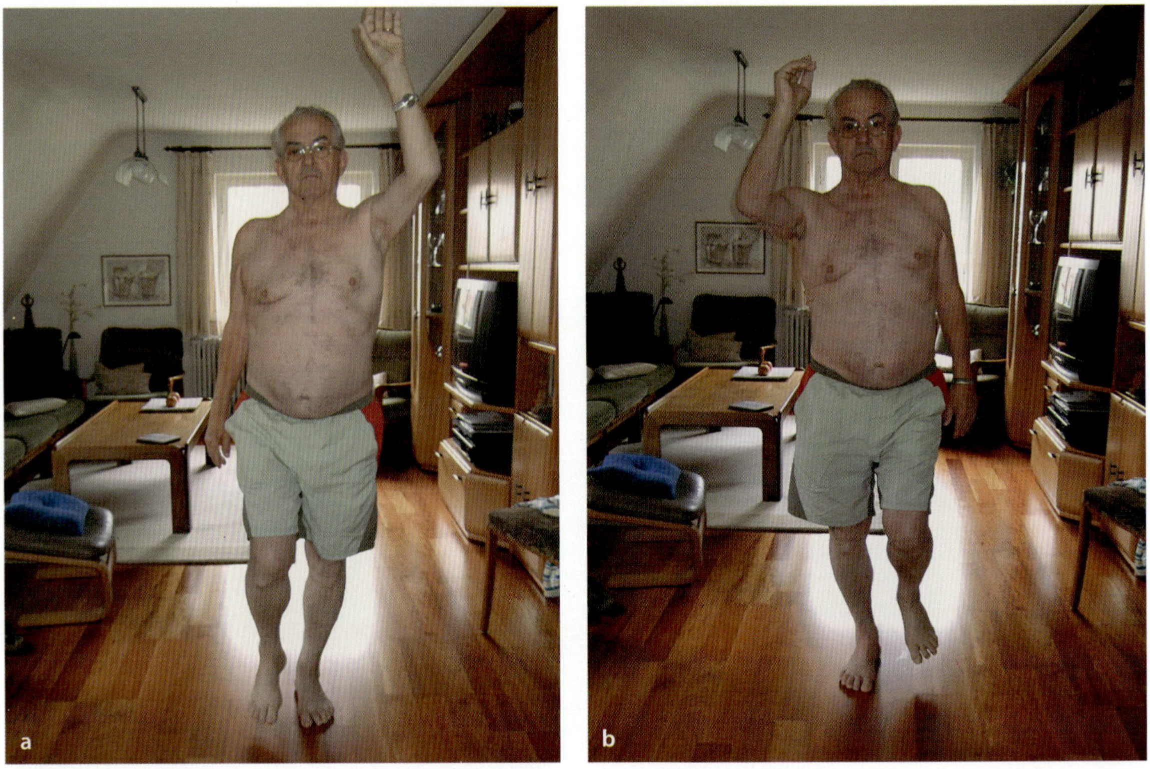

■ 그림 3.13a,b. 사전 검사. a: 왼발로 한발 서기(문제 없음). b: 오른발로 한발 서기-오랫동안 설 수 없고, 넘어짐

치료 회기(◘ 그림 3.14)

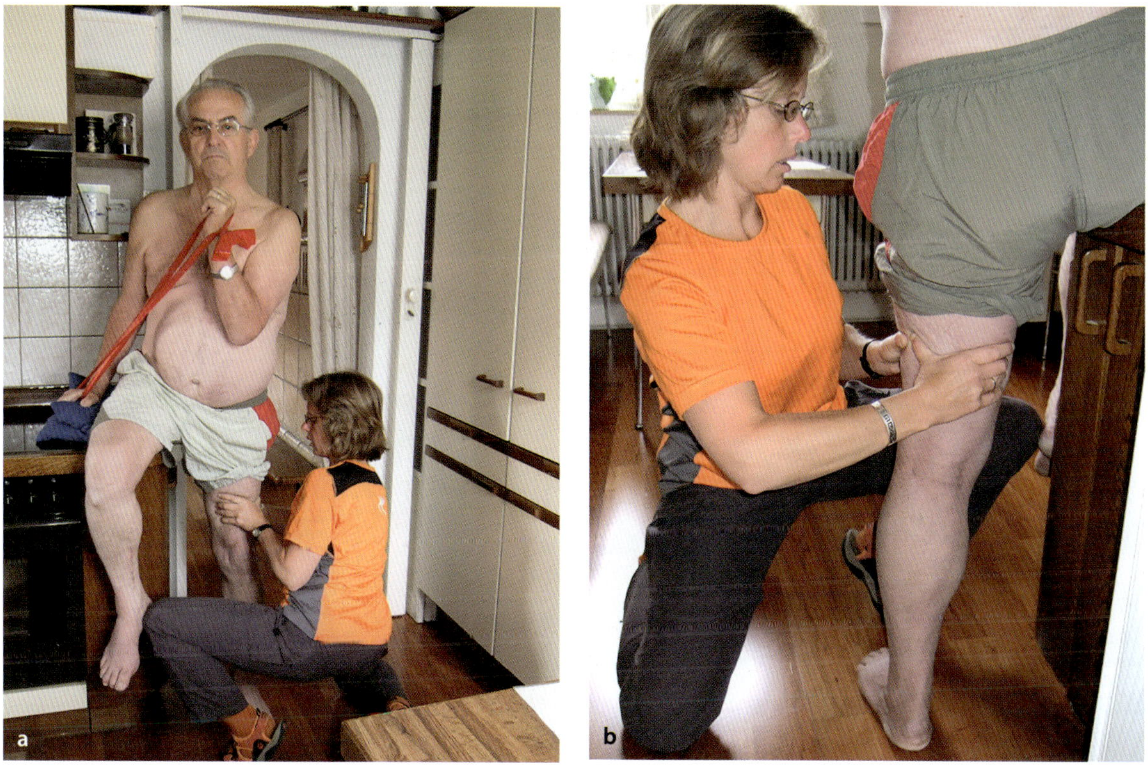

◘ 그림 3.14a,b. 세 번째 치료. **a와 b**: 치료대 가장자리에 반만 걸쳐 앉음. 왼발을 위한 율동적 안정화. 스프린터 패턴에서 벌림과 안쪽 돌림에서 저항을 가함

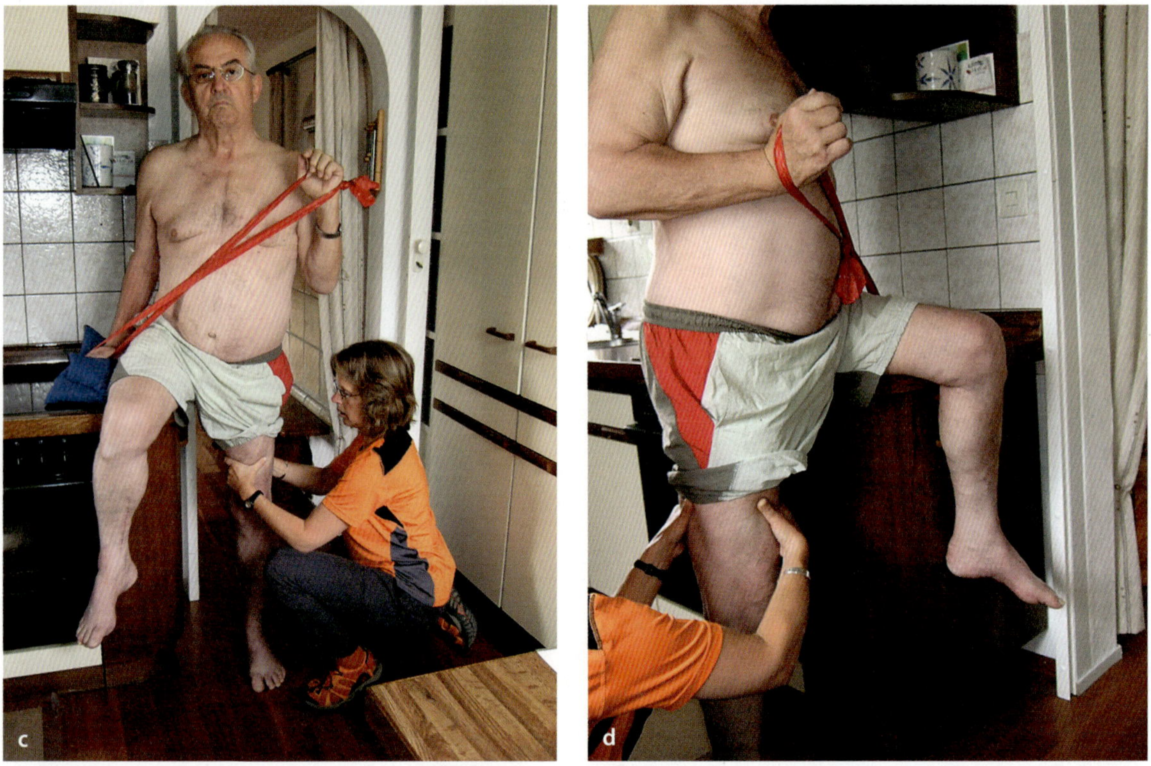

그림 3.14c,d. 세 번째 치료. c와 d: 반만 걸쳐 앉음. 왼발을 위한 율동적 안정화. 스프린터 패턴에서 벌림과 안쪽 돌림에서 저항을 가함. 스케이터 패턴에서 모음과 가쪽 돌림에서 저항을 가함

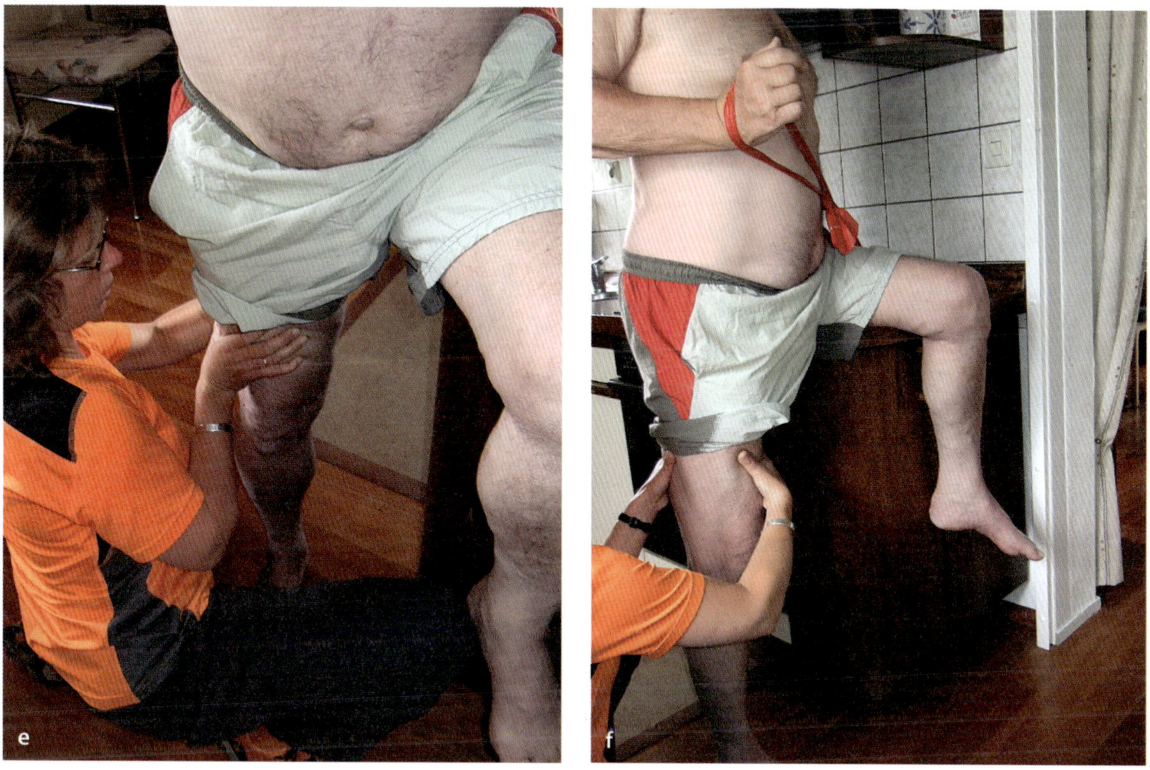

그림 3.14e,f. 세 번째 치료. e: 스프린터 패턴에서 벌림과 안쪽 돌림에 저항을 가함과 안쪽 돌림에서 저항을 가함. f: 스케이터 패턴에서 모음과 가쪽 돌림에서 저항을 가함

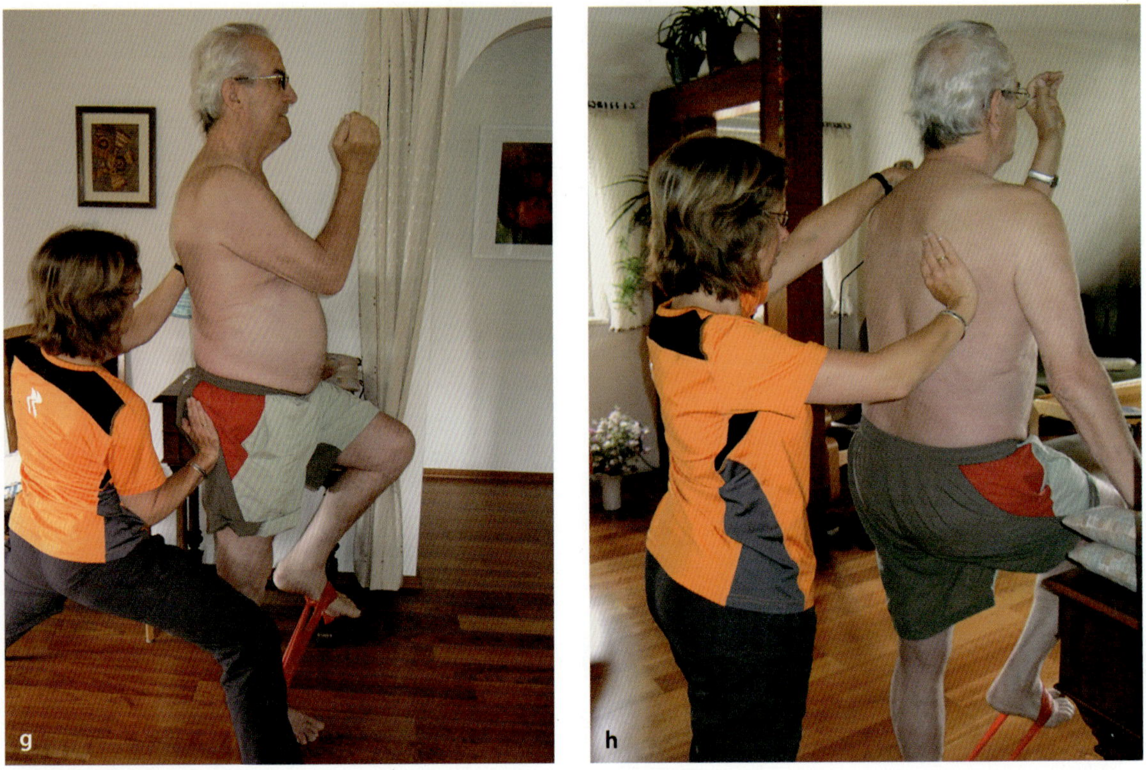

그림 3.14g,h. 세 번째 치료. **g:** 왼쪽 유각기 다리에 구심성/원심성 수축을 일으킴. **h:** 오른쪽 유각기 다리에 구심성/원심성 수축을 일으킴

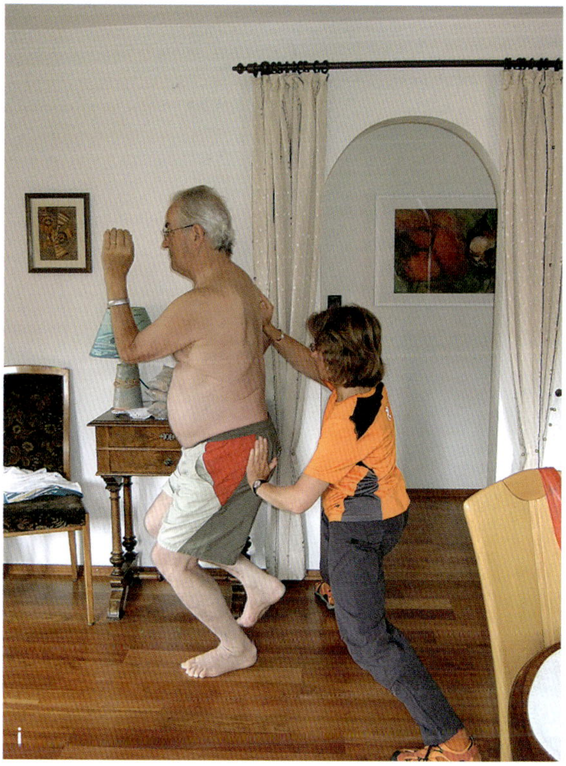

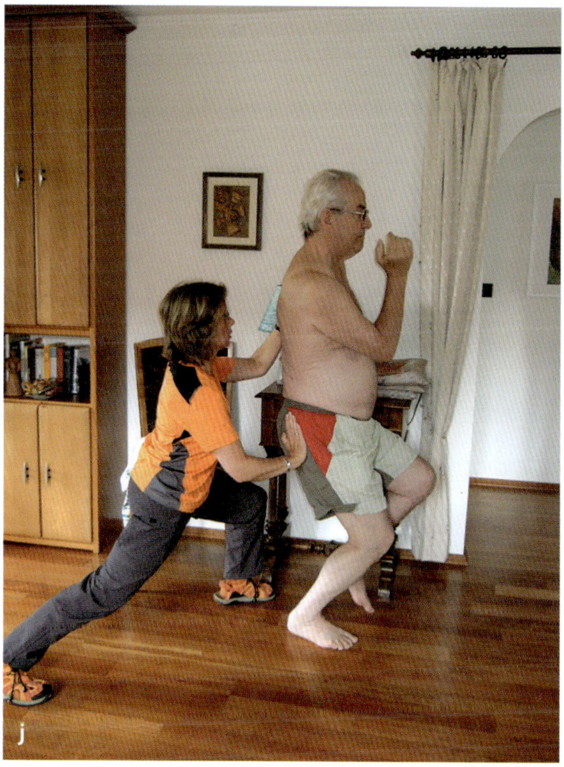

그림 3.14i,j. 세 번째 치료. i: 왼쪽 입각기 다리의 무릎 굽힘을 위한 통제된 가동성. j: 오른쪽 입각기 다리의 무릎 굽힘을 위한 통제된 가동성

재검사: 왼발 서기와 오른발 서기(■ 그림 3.15)

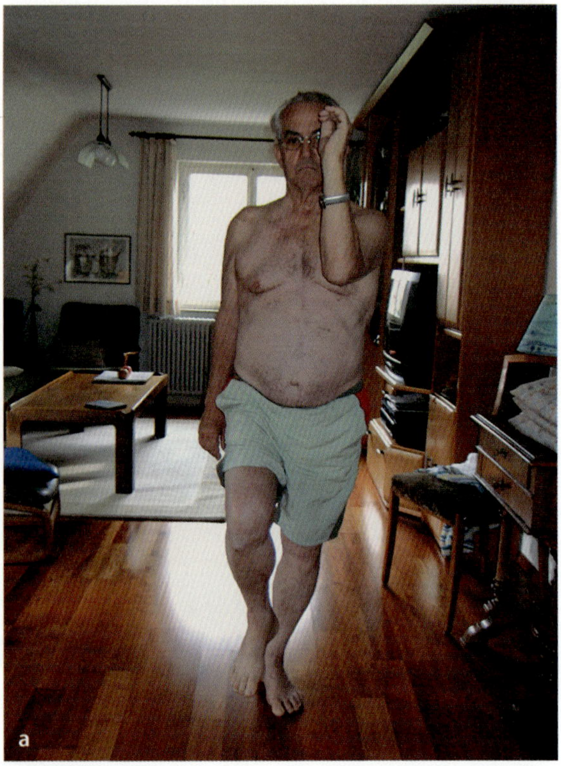
a

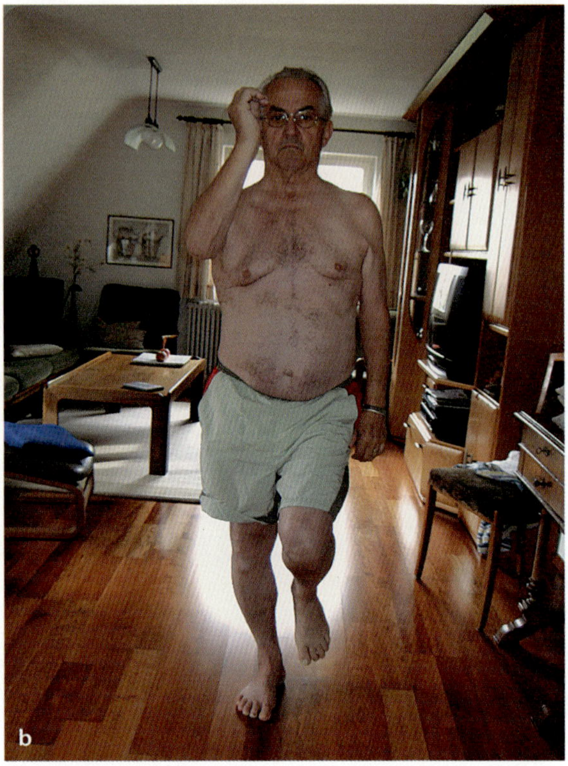
b

■ **그림 3.15a,b.** 재검사. **a**: 왼발로 한발 서기(문제 없음). **b**: 오른발로 한발 서기–안정성이 훨씬 좋아짐

세 번째 치료 이후의 숙제: 다리에 테라밴드를 착용하고 실시된 율동적 개시: 처음에는 왼발, 나중에는 오른발(▣ 그림 3.16)

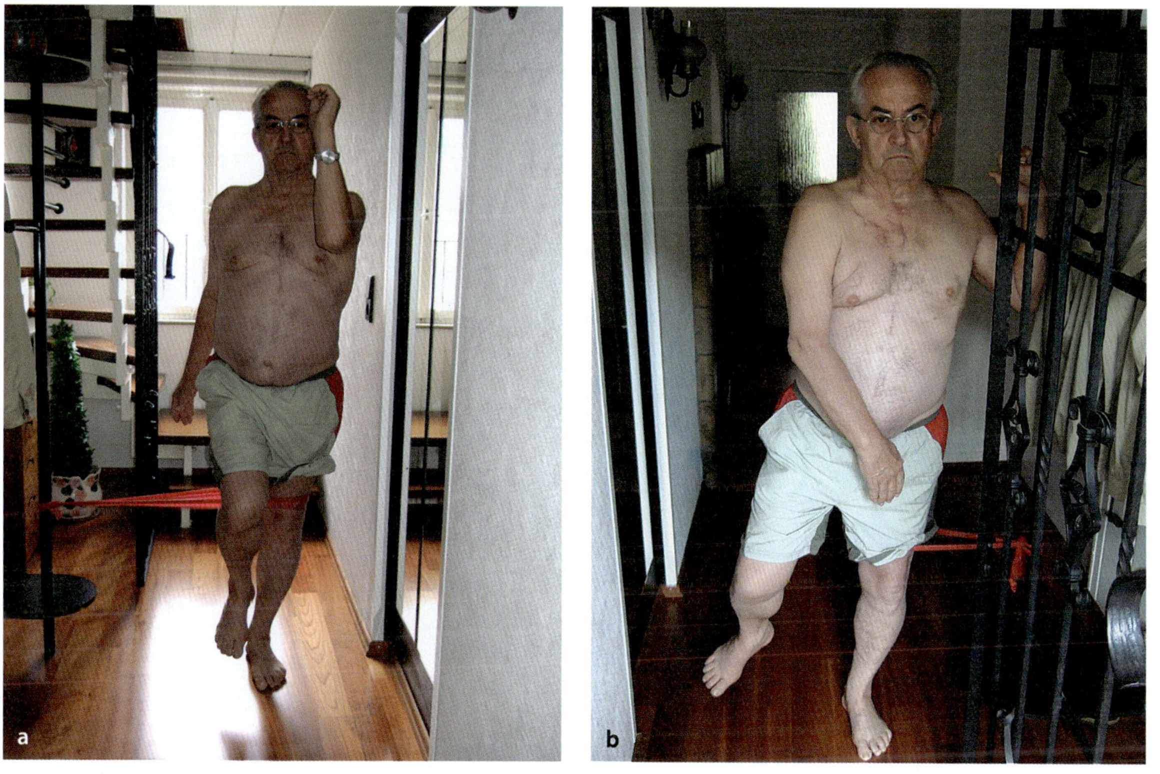

▣ 그림 3.16a,b. 세 번째 치료 이후의 숙제. **a:** 스프린터 패턴(벌림과 안쪽 돌림). **b:** 스케이터 패턴(모음과 가쪽 돌림)

3.2.3 세 번째 치료 이후의 최종 프로토콜

B씨는 동기유발이 좋은 환자이다. 그는 새로운 것을 기꺼이 시작하고 과제의 의미도 잘 파악하지만, 혼자서 규칙적으로 연습하지는 못한다. 그는 정원가꾸기와 산책을 하는 데 많은 시간을 보낸다.

세 번째 치료 회기는 매번 안정성의 향상을 가져왔고 똑바로 설 수 있게 되었다. 그는 배근육에 더 많은 힘을 가질 수 있었으며 무릎의 안정성도 좋아졌다. 그러나 오른쪽 어깨의 아탈구는 아직도 호전되지 않았고 팔의 굽힘 근력도 약한 편이고, 여전히 가쪽 돌림이 잘 되지 않는다.

마지막 치료를 할 때, 나는 통증이 없는 범위내에서 강도와 반복횟수를 증가시키지 않고 두 번째 치료 방법을 반복했다.

현재 환자는 치료를 받기 위해 20분 소요되는 나의 클리닉으로 걸어서 올 때 안정된 느낌을 갖고 있다. 현재 우리는 몸통과 다리의 안정성에 초점을 더욱 맞추고 있고, 그 다음에는 손-손가락의 섬세 운동조절(글쓰기 등)에 초점을 맞출 것이다.

교육과정 참여자는 나에게서 PNF의 기초 과정을 마치고, PNF 시험의 한 부분으로서 이 작업을 마쳤다.

Petra Leidinger, 작업치료사

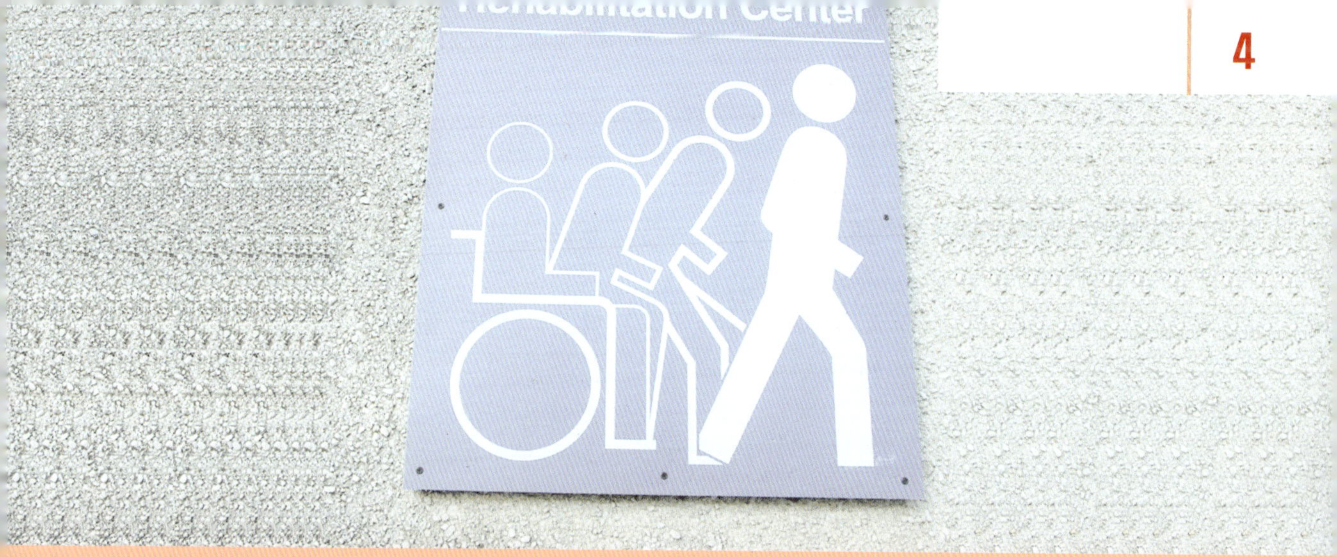

4 PNF의 정의, 철학 및 기본 원리

4.1 PNF 정의

- P : 고유수용성
- N : 신경근
- F : 촉진

4

PNF는 촉진의 개념이다. 촉진은 불수의적으로 일어난다. 즉, 정확하게 정의된 삼차원 운동 패턴으로 일어난다.

촉진은 인간 전체에 영향을 준다. 촉진은 균형을 유지하고 중력을 이겨내는 똑바른 자세와 이동 패턴에서 일어난다. Maggie Knott는 PNF 기본 원리를 이용하는 동시에 신장반사로 움직임을 촉진했다.

나는 똑바른 항중력 보행 프로그램을 촉진하기 위해 삼차원 어깨뼈/골반 패턴을 이용하는데, 이것을 스프린터/스케이터 패턴이라고 한다.

움직임은 원심성 자극과 구심성 자극의 도움으로 촉진되는데(Kabat, 1950), 이것은 외수용기, 원격수용기, 그리고 신경근육계통의 고유수용성 자극을 통해 이루어진다는 것이다(▶ 4.3장).

환자의치료는 **PNF 패턴**과 **PNF 기법**을 이용하는 **PNF 철학**에서 이루어진다.

4.2 PNF 철학

PNF는 다음과 같은 적용된다.

- 사람의 총체적인 면을 고려해 치료를 한다.
- 환자/치료사의 성공적인 협응을 위한 전제 조건은 적극적인 접근(positive approach)을 통해 이루어진다. Maggie Knott는 다음의 문구를 각인시켰다: " 당신은 환자에게 당신이 할 수 있는 최상의 기회를 제공해야 한다."

요점

똑바른 보행 능력은 최상의 치료 목표이므로 처음부터 노력해야 한다.

최상의 치료 목표를 실현시키기 위해, 환자에게 현재 남아 있는 능력을 인식시키고, 그것을 활성화시키는 것이 절대적으로 필요하다.

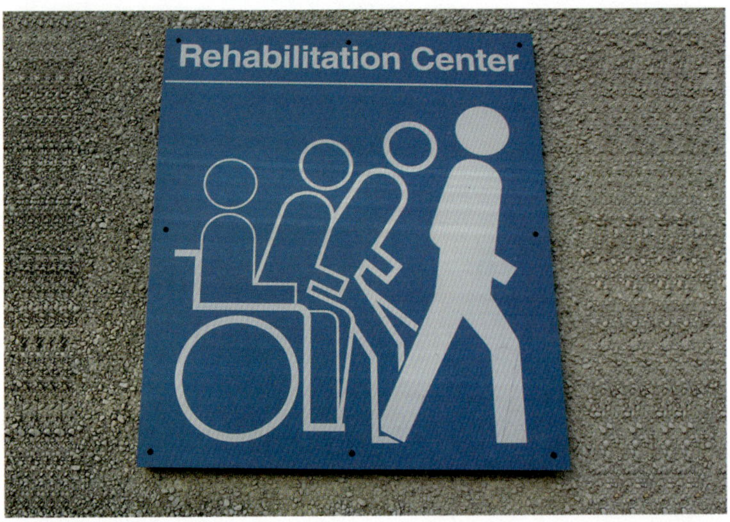

그림 4.1. 발레요에 있는 카이저 재활센터의 로고

- 스프린터/스케이터의 촉진 방사와 결합된 기법을 통해 효율적인 치료를 한다.
- 훈련은 기능적으로 이루어지고, 저항을 통해 이루어진다.
- 단순하고 기능적인 움직임은 환자에게 운동학습을 쉽게 해 준다.
- 많은 반복을 통해 움직임의 진행이 촉진한다.
- 강화된 훈련 프로그램은 학습과정을 지원하고 환자의 동기를 높인다.
- 시작자세의 변화를 통해 환자에게 다양한 요구를 제공한다.
- 자극의 가중이 학습 효과를 강화한다.

4.3 신경근육계통의 자극을 위한 PNF 기본 원리

요점

입력은 운동걷질을 촉진시키는 힘이다.

4.3.1 외수용기 자극과 원격수용기 자극

벌레근 잡기를 통한 도수접촉

다음과 같다:
- 피부로 통해 감각입력을 직접적으로 제공한다.
- 움직임을 유도한다.
- 도수접촉으로 인한 통증이 발생해서는 안 된다.
- 치료사는 어깨에 힘을 뺀다.
- 환경과의 접촉을 이끌어낸다.
- 환자의 움직임이 촉진되면, 치료사의 자세도 촉진된다.

언어 자극

- 짧은 명령(일어서요, 앉으세요, 들어가세요, 나오세요 등)
- 명령으로 움직임에 정확한 타이밍을 제공한다.

시각 자극

물리치료사
- 환자 방향으로

환자
- 자신의 신체와 환경으로
- 치료사와 눈을 맞춤
- 움직임의 목표에 시각 고정

4.3.2 고유수용기 자극

저항(resistance)

요점

저항은 스프린터/스케이터 패턴에서 올바른 방향으로 적용되어야 한다.

- 돌림(rotation)에 주의
- 다음과 같은 근육 활성화를 위한 결정
  - 근육길이 변화없는 등척성 수축
  - 구심성 수축
  - 원심성 수축

견인(traction)

- 견인을 통한 관절수용기의 자극. 목표는 움직임의 촉진임
- 중력에 대항해 이루어짐
- 통증을 감소시킴

압축(approximation)

- 압축을 통한 관절수용기의 자극. 목표: 관절의 안정화
- 빠른 압축은 반사를 유발하고, 지속적인 압축은 치료를 이룬다.

- 최대의 성과는 축방향의 압축을 통해 치료적 목적이 여러 관절에서 달성되는 것이다.

패턴–특히, 보행

- 삼차원 움직임
- 끝자세에서 패턴 결정
  - 굽힘/폄
  - 벌림/모음
  - 가쪽 돌림/안쪽 돌림

스트레칭(strech)

- 운동 반사: 근육의 삼차원적 신장을 통해 유발 시킴.
- 근육을 늘린 상태에서 처음 스트레칭을 적용함
- 운동 도중에 반복 스트레칭을 적용함

타이밍(timing)

타이밍은 아동발달적 단계에 근거한다. 아동발달 단계는 중심(몸쪽)에서 말단(먼쪽)으로 발달한다. 결론적으로 우리는 운동을 몸쪽(근위)에서 먼쪽(원위)으로 실시한다.

신체역학과 그루브(body mechanics and groove)

치료사는 대각선 움직임 방향의 연장선에서 자세를 취하고 움직인다.

스프린터와 스케이터 패턴에서의 방사

자극이 연결된 근육쪽으로 연속적으로 전달됨. 몸 중심을 지나서 반대쪽 말단으로도 전달됨 (스프린터/스케이터 협응).

자극의 가중

우리는 더 많은 자극을 주면 줄수록, 더 많은 수용기를 자극할 수 있다. 치료를 많이 하면 할수록, 치료의 효과가 좋아질 수 있다.

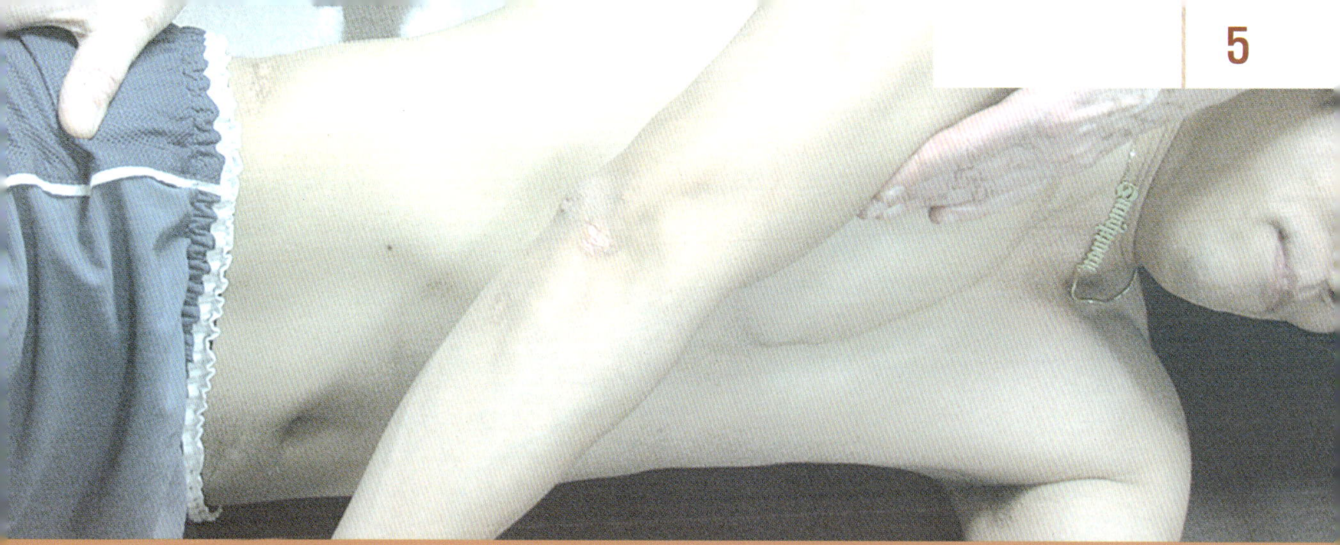

5 스프린터/스케이터 협응 패턴과 삼차원 어깨뼈-골반 패턴을 통한 촉진

첫 번째 장에서 스프린터/스케이터 개념의 발달에 대해 설명했다. 다음의 그림과 표(◘ 그림 5.1~5.4와 ◘ 표 5.5와 5.6)에서, 스프린터/스케이터의 협응을 실제로 보여준다. 나는 스프린터/스케이터 패턴의 다른 협응에 따르거나, 시작 자세와 무관하게 각 운동 패턴들이 보행에서 볼 수 있길 바란다. 각 자세에 대한 기본적 안정성은 입각기 다리나 체중부하 팔 위에 놓인 몸통이다. 몸통 패턴(어깨뼈/골반 패턴)의 자극을 통해, 치료사는 움직임의 타이밍을 더 잘 관찰할 수 있고, PNF 기법으로 움직임의 타이밍을 교정하거나 강조할 수도 있다(◘ 그림 5.7과 5.8).

5.1 스프린터/스케이터 협응 패턴

5.1.1 스프린터 패턴

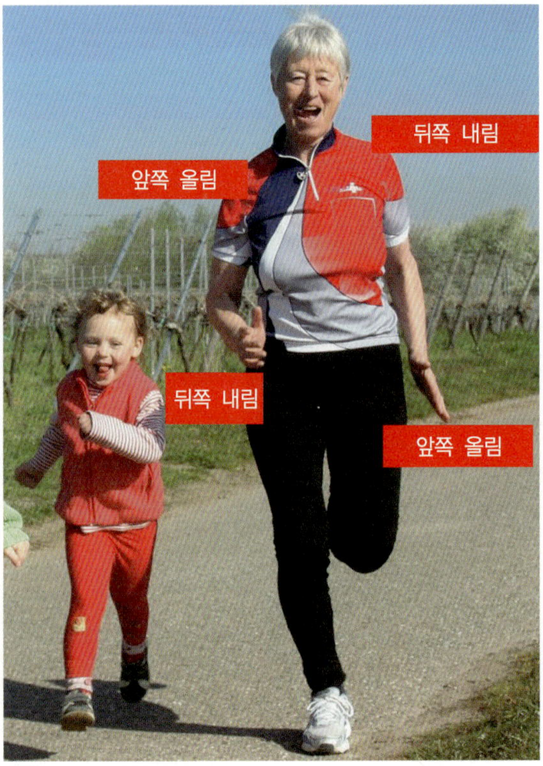

◘ **그림 5.1.** 스프린터 협응 패턴(Britta와 Chiara)

스프린터 협응

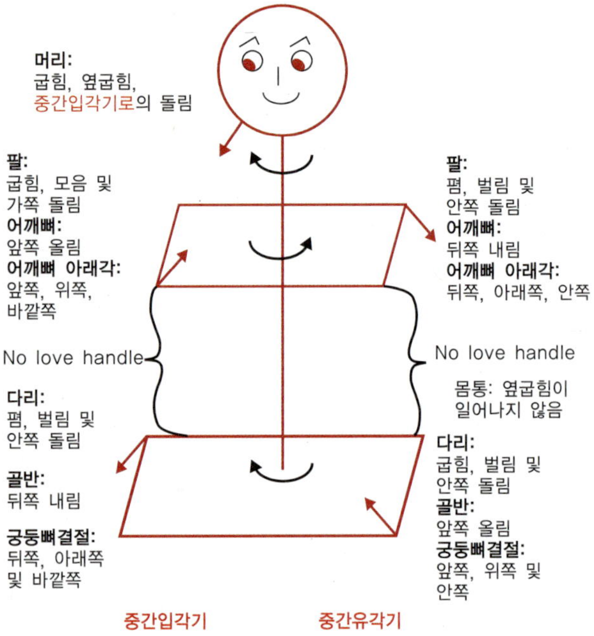

◘ **그림 5.2.** 스프린터 협응 패턴 도표

5.1.2 스케이터 패턴

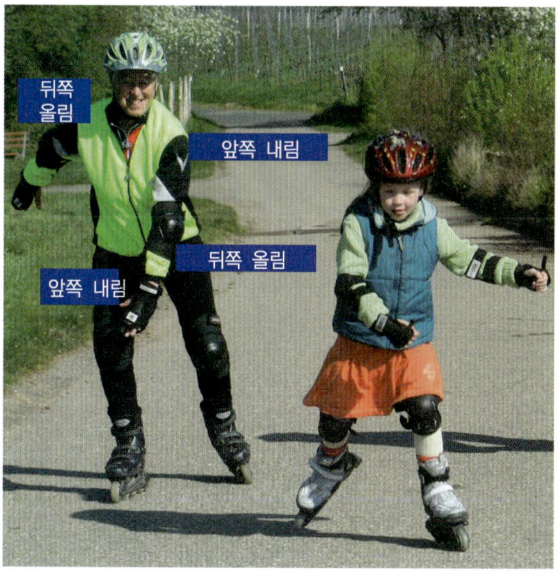

■ **그림 5.3.** 스케이터 협응 패턴(Britta와 Tabea)

스케이터 협응

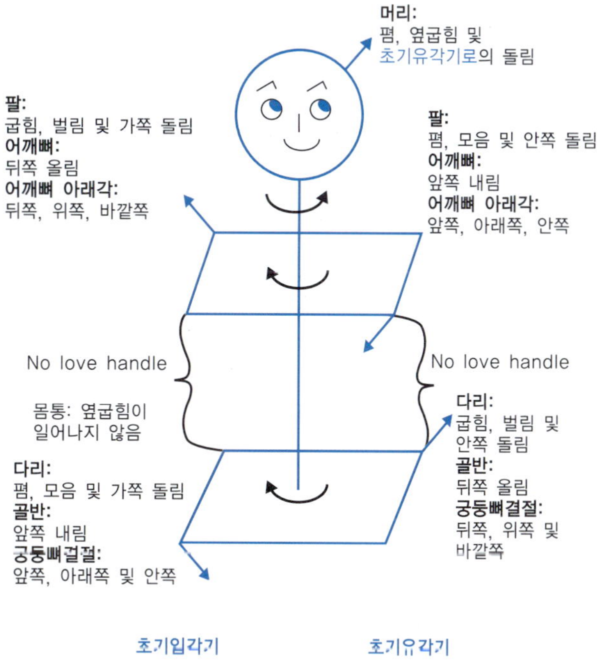

■ **그림 5.4.** 스케이터 협응 패턴 도표

5.2 삼차원 어깨뼈-골반 패턴을 통한 촉진

전통적인 PNF에서는 어깨뼈 패턴과 골반 패턴을 이차원적 움직임이라고 가르쳐왔다: 앞쪽 올림과 뒤쪽 내림. 팔 패턴과 다리 패턴은 2방향의 움직임을 가지고 있지만, 몸통 패턴은 2방향의 움직임만 가지고 있다. 그리고 몸통 패턴에 대해서는 많은 의견이 존재한다. 어떤 PNF 강사들은 골반 패턴이 보행에서 나타나지 않는다고 했고, 다른 강사들은 골반의 뒤쪽 올림과 앞쪽 내림이 병리적 패턴이라고도 했다. 그리고 어깨뼈 패턴은 정확하게 대각선 방향으로 일어나기 어렵다.

그러나 스프린터/스케이터 패턴의 핵심점을 이용함으로써, 이들 문제를 제거할 수 있다.

팔다리 패턴의 근본이 몸통 패턴이기 때문에, 몸통 패턴도 삼차원적 운동이라고 할 수 있다. 팔다리 패턴의 움직임 방향을 핵심점으로 결정할 수 있다고 나는 정의한다(■ 그림 5.5~5.8).

어깨뼈 패턴의 핵심점은 어깨뼈 **아래각**이며, 팔의 움직임에서, 어깨뼈 아래각은 앞쪽-뒤쪽, 꼬리쪽-머리쪽, 그리고 안쪽-가쪽 등의 방향으로 움직인다.

골반 패턴의 핵심점은 **궁둥뼈결절**이다. 양쪽 다리가 입각기 상태(중간입각기와 초기입각기)에서의 움직임은 컴퓨터 프로그램을 통한 보행분석으로 명확하게 확인될 수 있다. 궁둥뼈결절은 어깨뼈 아래각처럼, 앞쪽-뒤쪽, 꼬리쪽-머리쪽, 그리고 안쪽-가쪽 등의 방향으로 움직인다.

이제 몸통 패턴의 촉진도 삼차원 운동이다. 몸통 패턴의 올바른 자세는 몸통의 똑바른 자세와 연결되어, 몸통을 안정화시킬 뿐만 아니라 팔다리 움직임의 시작지점이 된다.

5

PNF 어깨뼈 패턴

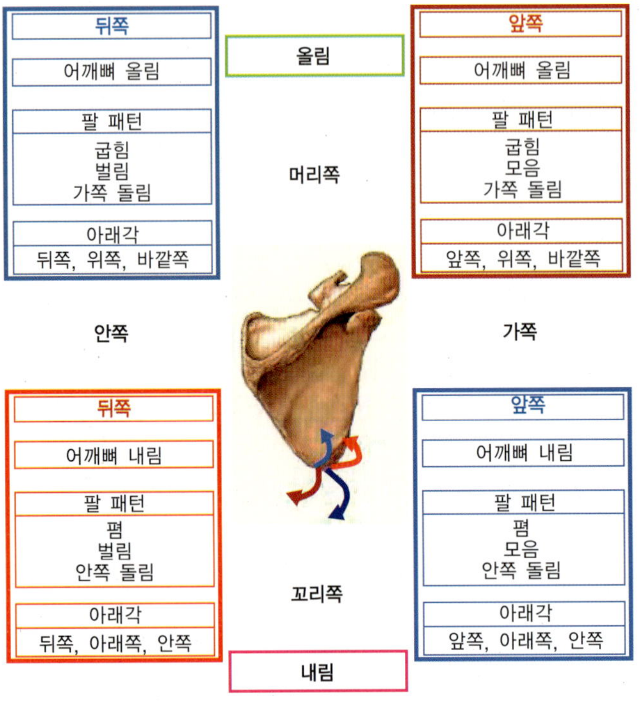

그림 5.5. 어깨뼈 패턴

PNF 골반 패턴

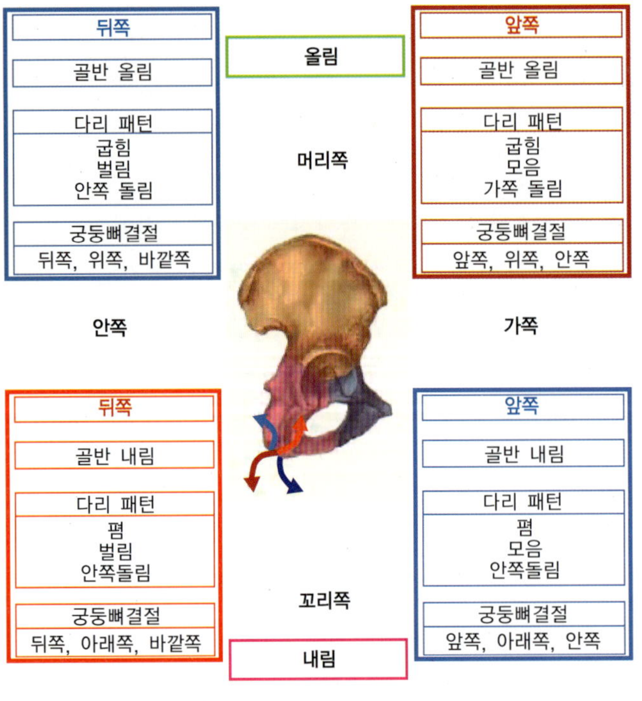

그림 5.6. 골반 패턴

삼차원의 어깨뼈 패턴과 골반 패턴

그림 5.7a,b. 스프린터 협응.
a: 옆으로 누운 자세에서의 스프린터 패턴: 입각기 다리-위쪽 다리.
b: 옆으로 누운 자세에서 스프린터 패턴: 유각기 다리, 위쪽 다리

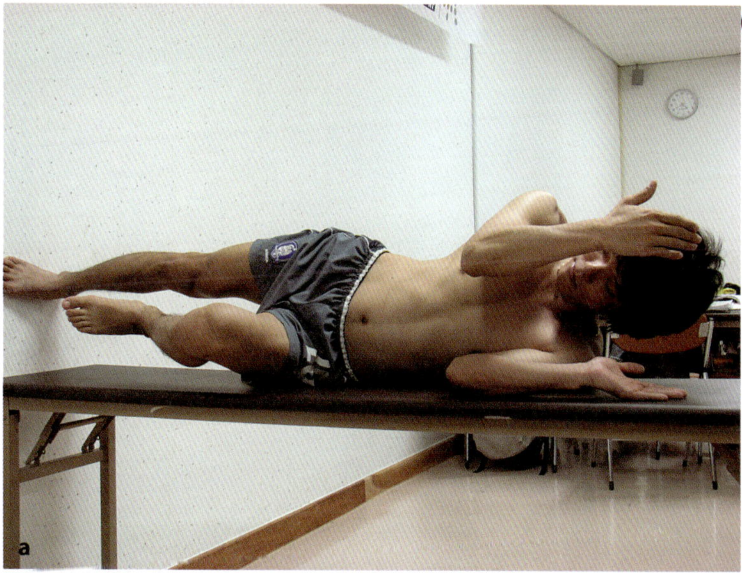

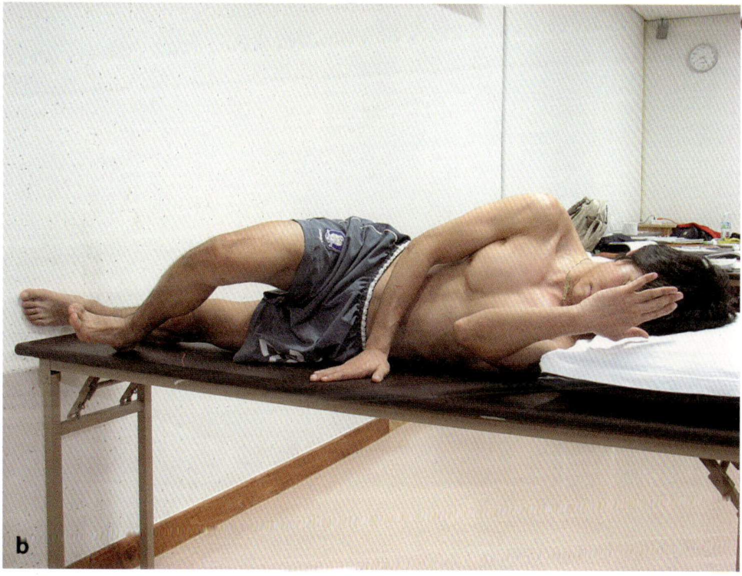

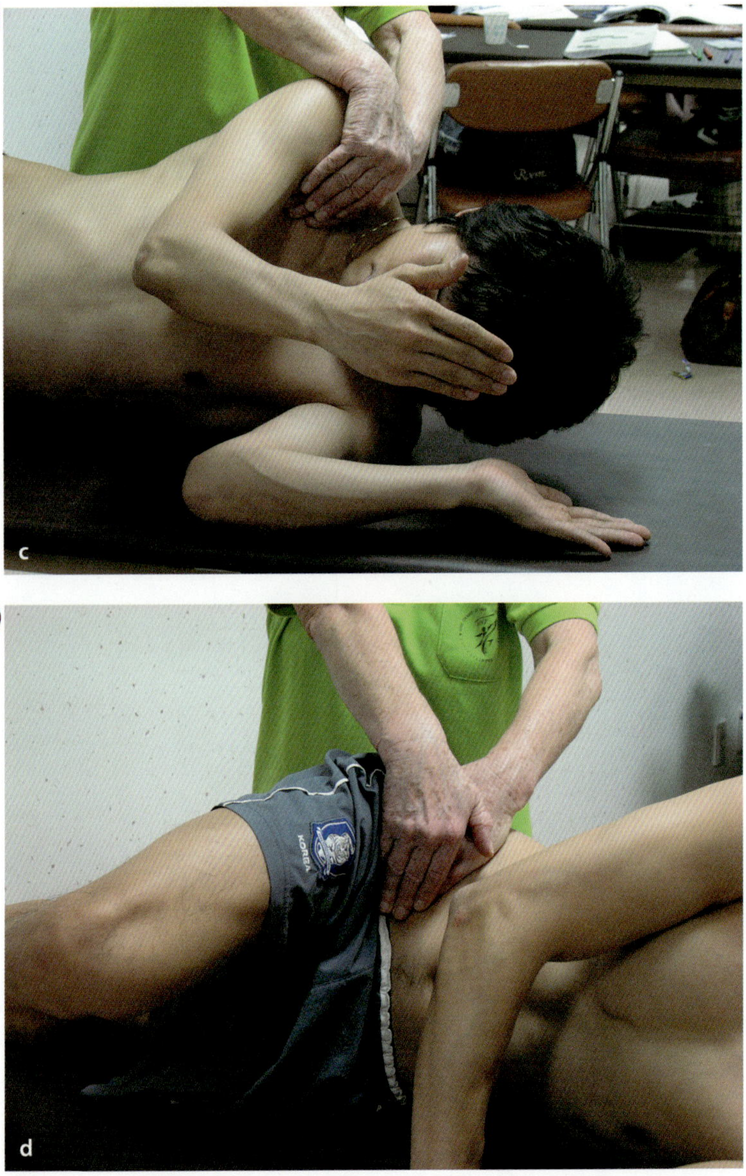

그림 5.7c,d. 스프린터 협응 패턴. **c**: 어깨뼈 앞쪽 올림. 물리치료사: 앞쪽, 위쪽, 바깥쪽에 대한 저항함. **d**: 골반 앞쪽 올림. 물리치료사: 앞쪽, 위쪽, 안쪽에 대한 저항함

그림 5.7e,f. 스프린터 협응 패턴. **e**: 골반 뒤쪽 내림. 물리치료사: 뒤쪽, 아래쪽, 바깥쪽에 대한 저항함. **f**: 어깨뼈 뒤쪽 내림: 물리치료사: 뒤쪽, 아래쪽, 안쪽에 대한 저항함

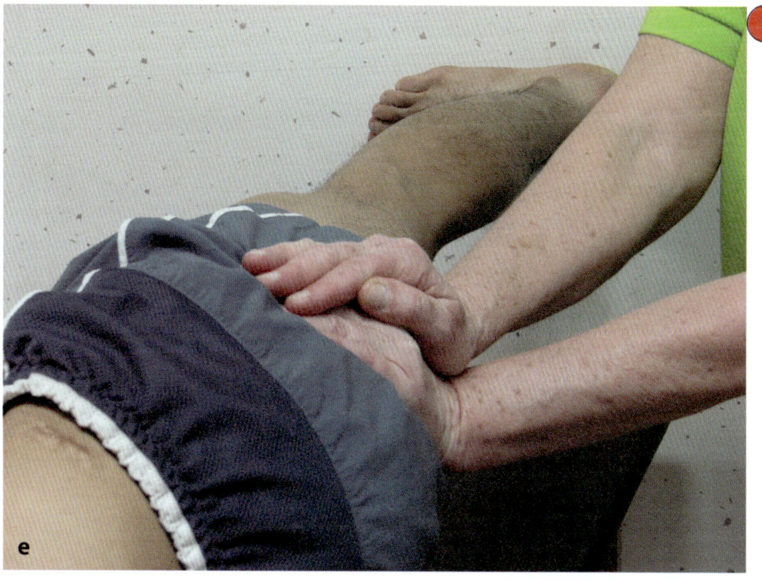

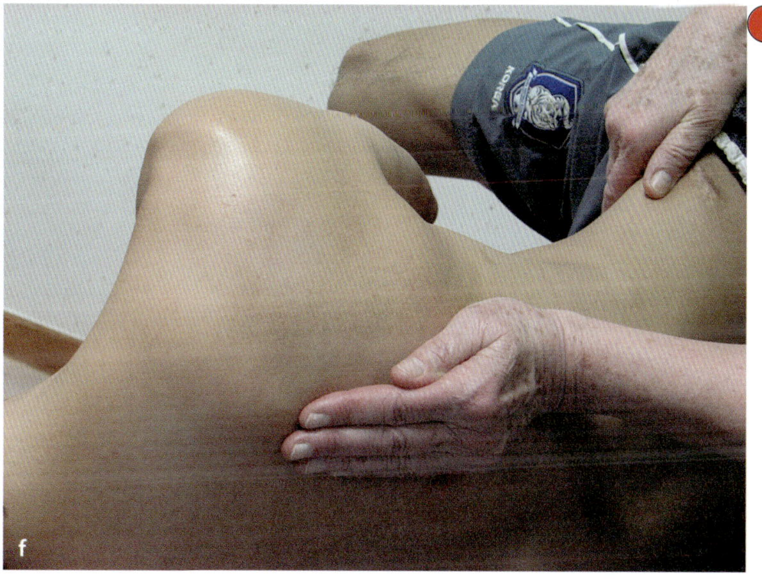

삼차원의 어깨뼈 패턴과 골반 패턴

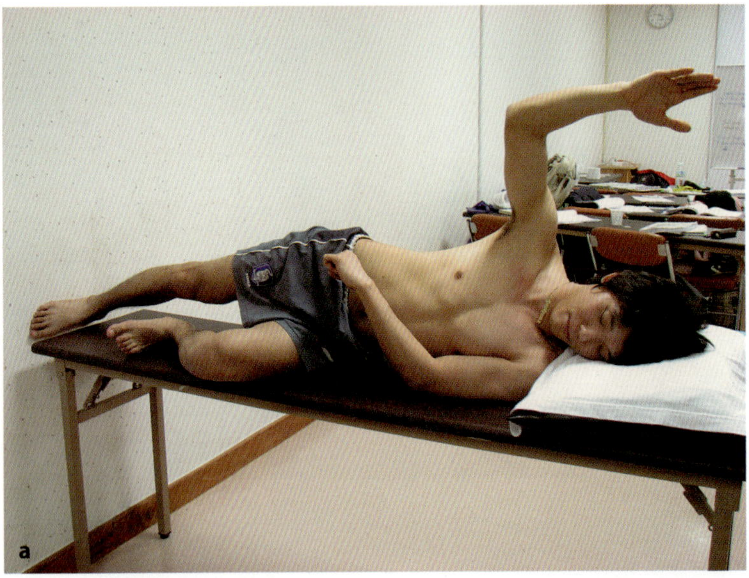

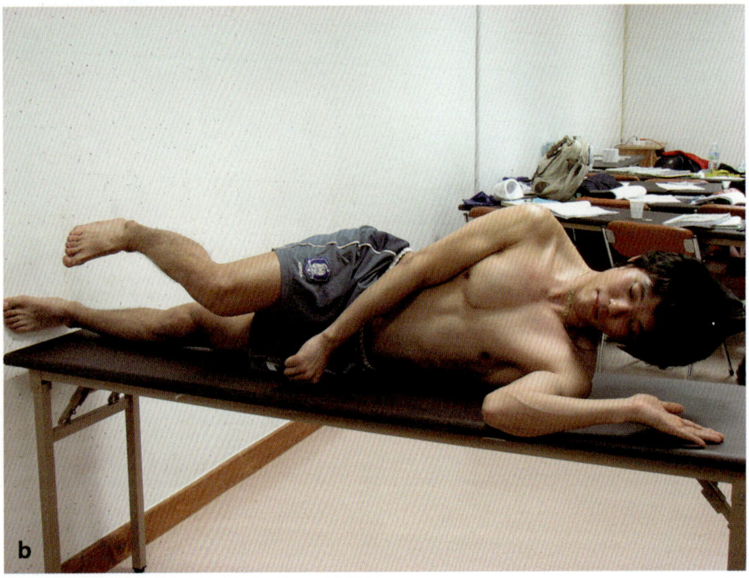

그림 5.8a,b. 스케이터 협응 패턴. **a**: 옆으로 누운 자세에서의 스케이터 패턴: 입각기 다리-위쪽 다리. **b**: 옆으로 누운 자세에서의 스케이터 패턴: 유각기 다리-위쪽 다리

■ **그림 5.8c,d.** 스케이터 협응 패턴. **c**: 골반 앞쪽 내림. 물리치료사: 앞쪽, 아래쪽, 안쪽에 대해 저항함. **d**: 어깨뼈 뒤쪽 올림. 물리치료사: 뒤쪽, 위쪽, 바깥쪽에 대해 저항함

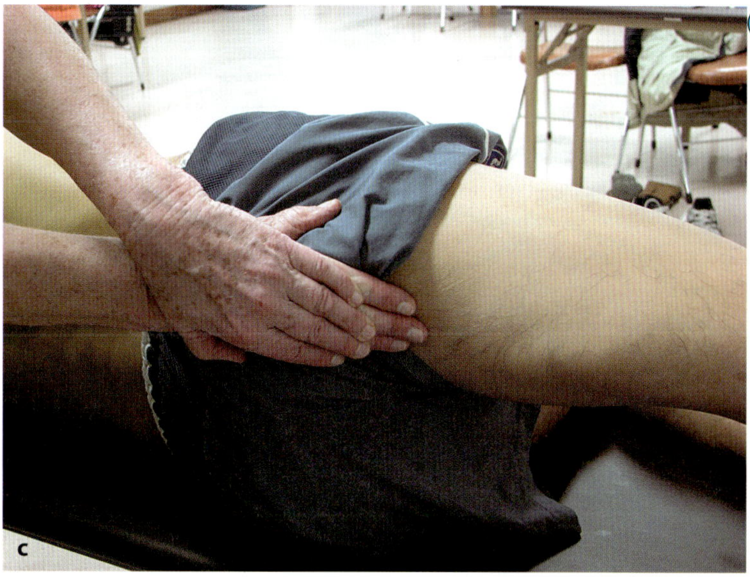

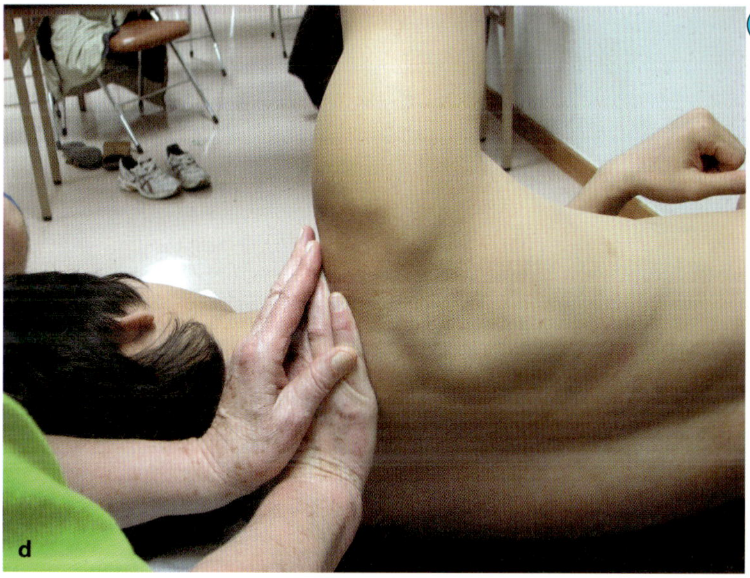

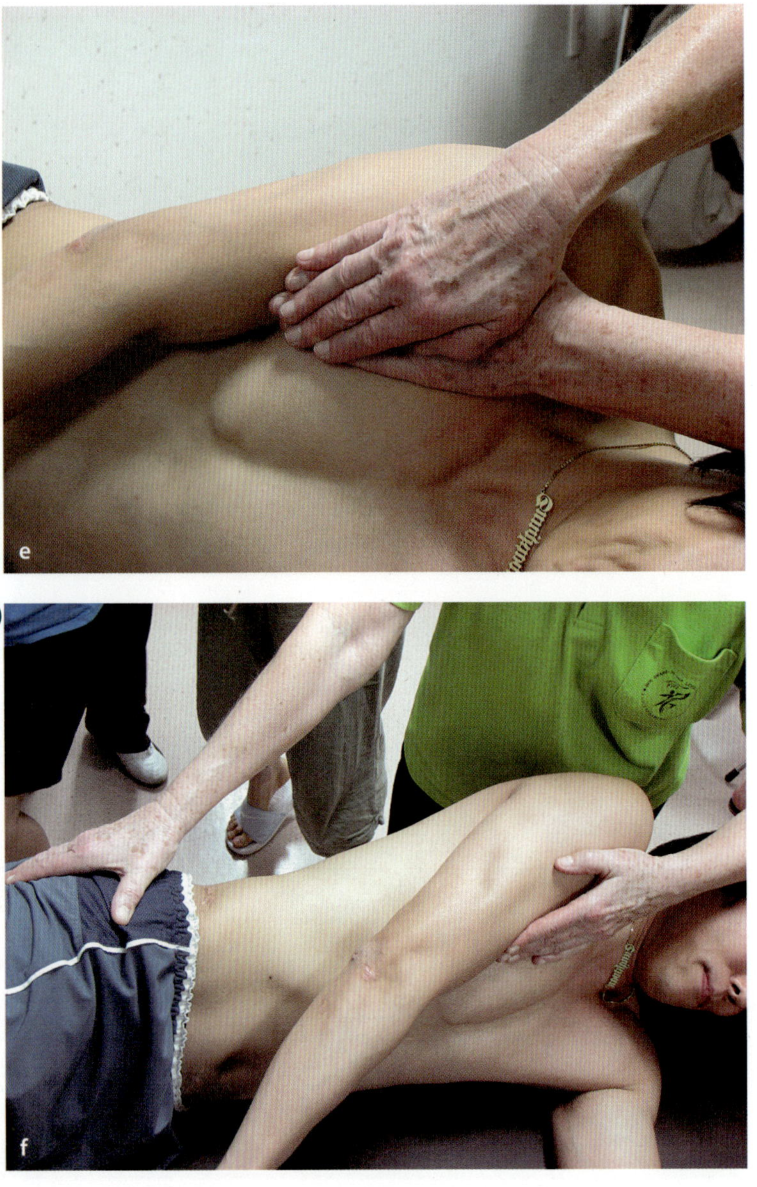

그림 5.8e,f. 스케이터 패턴.
e: 어깨뼈 앞쪽 내림. 물리치료사: 앞쪽, 아래쪽, 안쪽에 대해 저항함.
f: 골반 뒤쪽 올림. 물리치료사: 뒤쪽, 위쪽, 바깥쪽에 대해 저항함

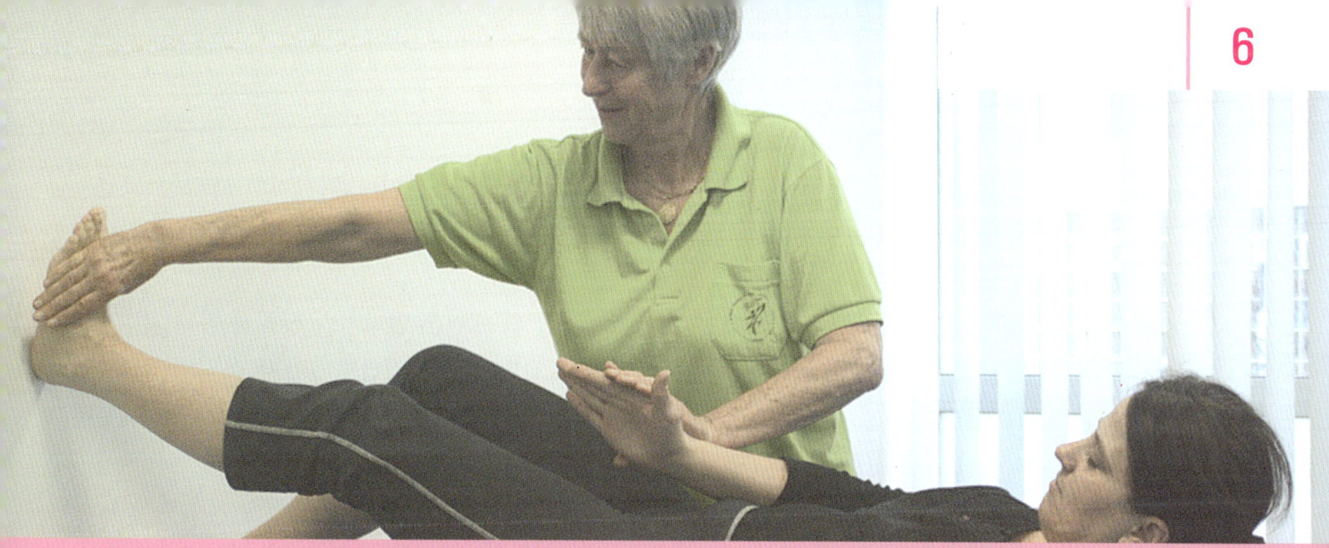

6 팔다리 패턴/밀기(thrust) 패턴과 당기기(withdrawal) 패턴

6.1 스프린터/스케이터 패턴의 PNF 팔다리 패턴

전통적 PNF의 팔다리 패턴은 그들의 움직임 방향에서 얻어지지만, 오늘날에는 스프린터/스케이터 협응 패턴에서 이용된다. 그 이유는 이들 패턴이 더 이상 단일 패턴이 아니기 때문이다. 팔다리 패턴이 이용된다면, 몸통이 먼저 안정성을 가져야 한다(▣ 그림 6.1과 6.2).

시작 자세와 상관없이:

- 신체의 굽힘 패턴은 팔을 스윙하거나 다리를 스윙하는 것처럼, 보행과 연관된다.
- 폄 패턴은 기능적인 체중을 부하하는 팔이나 입각기 상태의 다리가 된다

이것은 치료를 위해 중요한 의미를 갖는다:

- 말단 부위의 고정은 체중을 부하하는 팔이나 입각기 상태의 다리이다.
- 체중부하의 팔이나 입각기의 다리는 고정지점이고, 몸통은 가동지점으로 작용할 수 있다.

주의: 폄 패턴은 열린사슬 상태가 아니다.

스프린터와 스케이터의 2가지 움직임 협응은 입각기 상태의 다리나 체중을 부하하는 팔 혹은 머리 위쪽으로 몸통의 안정성을 제공한다.

대칭성 팔다리 패턴은 생리적 보행에서 나타나지 않는다. 그러므로 이들 패턴을 언급하지 않는다(더 이상 대단위의 굽힘이나 폄이 아니다). 긴 PNF 팔다리 패턴을 적용할 때까지(▣ 그림 6.1과 6.2), 그것은 치료사에게 필요한 근력을 감소시킨다.

나의 슬로건은 “힘을 많이 쓰지 말고, 보다 정확하게 적용하자.”

우리가 치료를 할때, 치료사는 작은 저항을 적용하고, 긴 지렛대를 사용하지 않지만, 환자는 똑바른 자세에서 온 힘으로 작용하고 있다.

6.1.1 스프린터/스케이터 패턴의 PNF 팔 패턴

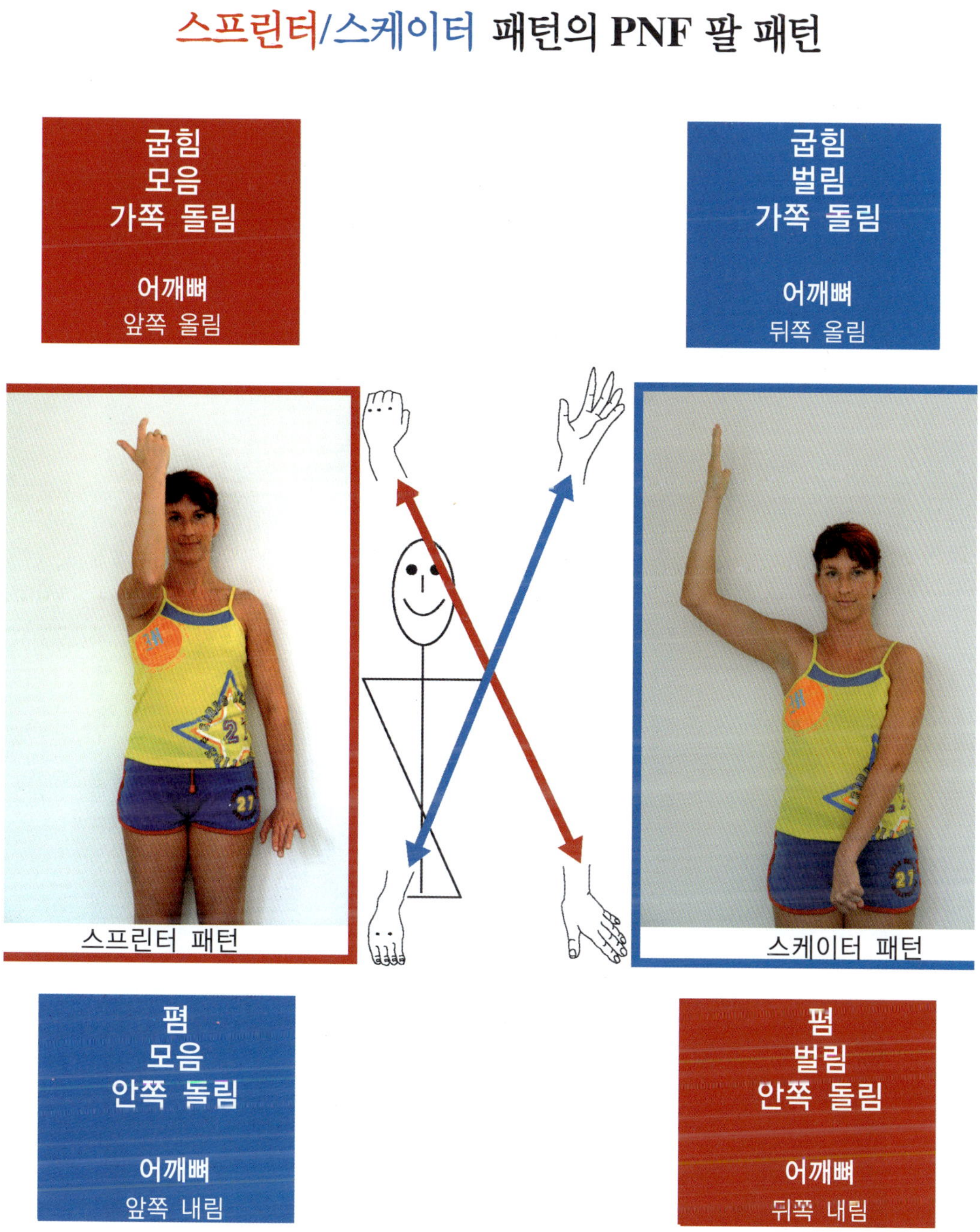

그림 6.1. 스프린터/스케이터 패턴의 팔 패턴

6.1.2 스프린터/스케이터 패턴의 PNF 다리 패턴

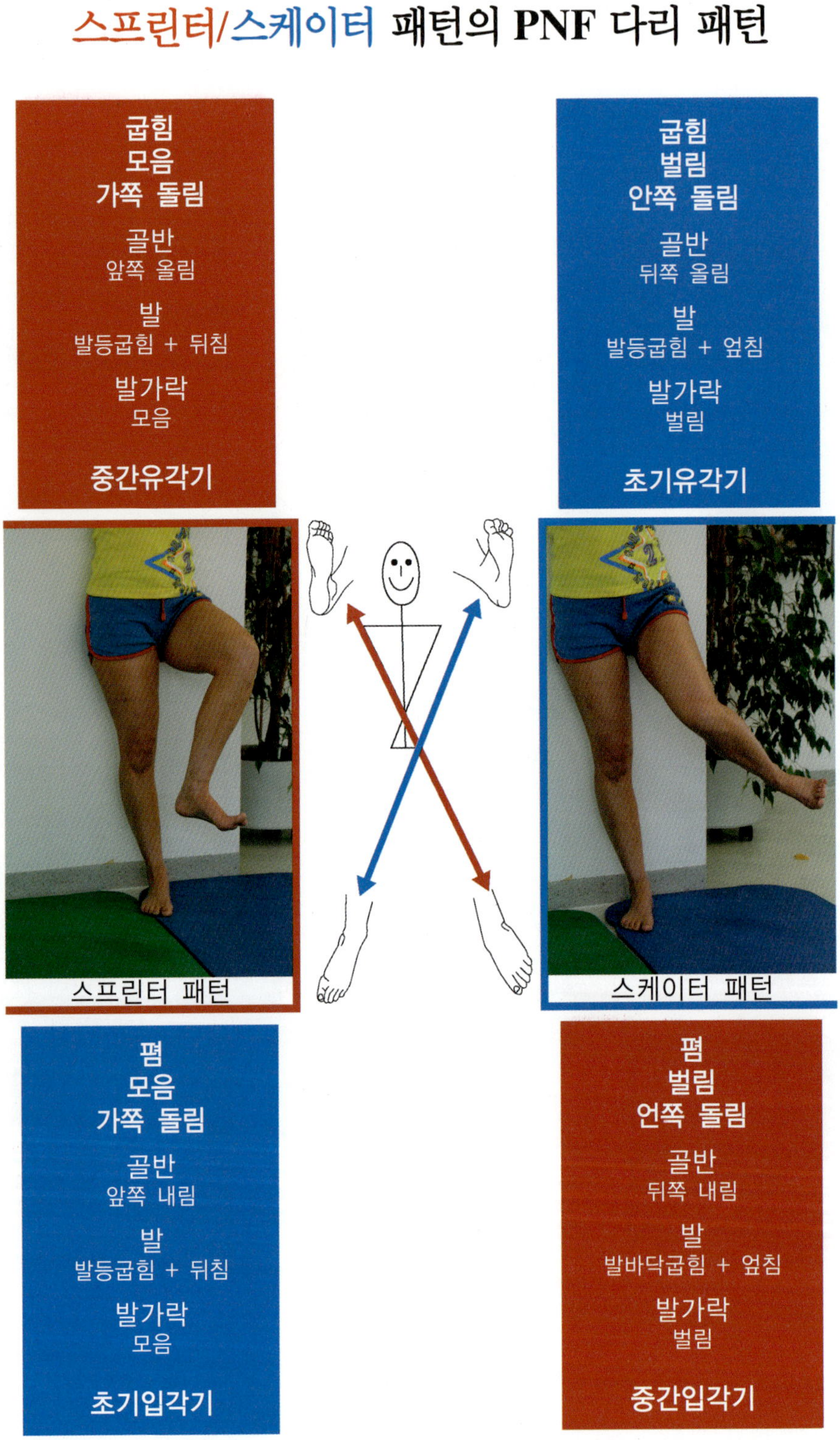

그림 6.2. 스프린터/스케이터 패턴의 PNF 다리 패턴

6.2 팔 패턴: 밀기 패턴과 당기기 패턴 -"파워"패턴

이들 패턴은 "파워 패턴"이라고 불린다. 전통적 팔 패턴과 비교해서, Maggie Knott는 팔 패턴을 강화시키기 위해 팔꿉관절과 손목관절에서의 돌림과 굽힘-폄을 변화시키는 방법으로 이들 패턴을 사용했다.

파워 패턴은 스포츠에서 많이 볼 수 있는데, 단거리 달리기 선수(스프린터)는 손을 편 상태에서 팔을 굽힘, 모음 및 가쪽 돌림하고, 또 엎침한다. 만약 환자가 어깨관절을 앞쪽 올림하고 있고, 위팔뼈 위관절융기에 모음쪽으로 저항을 가하는 치료를 할 때, 우리는 똑같은 패턴을 볼 수 있다.

당기기 패턴은 화살을 쏘거나, 와인병 마개를 딸 때처럼, **스프린터** 패턴에서 나타난다. 그러나, 나는 당기기 패턴을 거의 사용하지 않는다.

치료에서의 **자뼈 밀기(스프린터)**는 엄지발가락에 체중을 부하하는 종말입각기에서 엉덩관절의 폄과 발꿈치의 들어올림을 강화하기 위해 사용된다(◘ 그림 6.3c).

노뼈 밀기(스케이터)는 인사하기 패턴이라고 불린다. 팔의 폄, 안쪽 돌림 및 모음 상태에서 손을 펴고 팔꿉관절을 폄한다(◘ 그림 6.3d).

나는 치료를 할 때 발의 발등굽힘을 강조하기 위해 초핑에서 노뼈 밀기를 사용한다. 밀기 패턴은 엄지와 손가락의 움직임을 강조하기 위해서도 사용된다(▶19.5장).

주의: 모든 밀기 패턴과 당기기 패턴은 팔꿈치와 손목의 움직임 방향만을 변화시키고, 어깨관절은 전통적인 움직임으로 일어난다.

밀기 패턴과 당기기 패턴은 스케이터 협응에서 분명해진다:

- 당기기 패턴: 팔의 움직임은 굽힘-벌림-가쪽 돌림으로 진행한다; 이때 팔꿈치를 펴하고, 손가락을 약간 굽힘하여 손가락쪽으로 돌림한다.
- 밀기 패턴: 팔의 움직임은 폄-모음-안쪽 돌림으로 진행한다; 이때 팔꿈치를 굽힘하고, 손가락을 펴서 노쪽으로 돌림한다.

6.2.1 밀기(thrust) 패턴

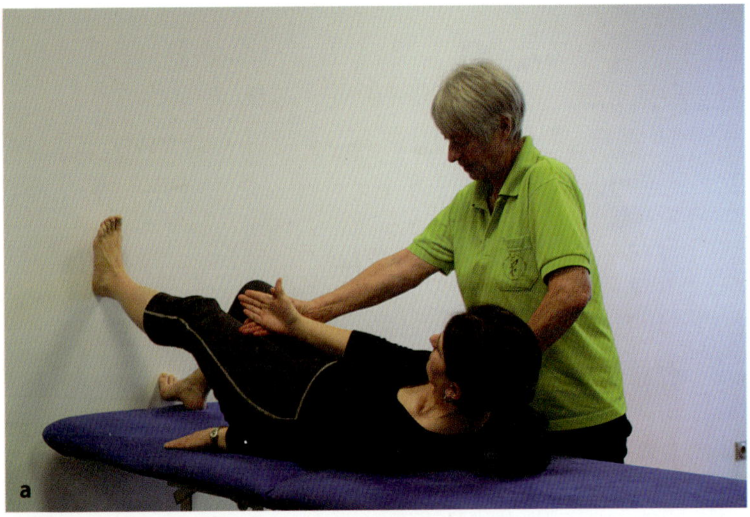

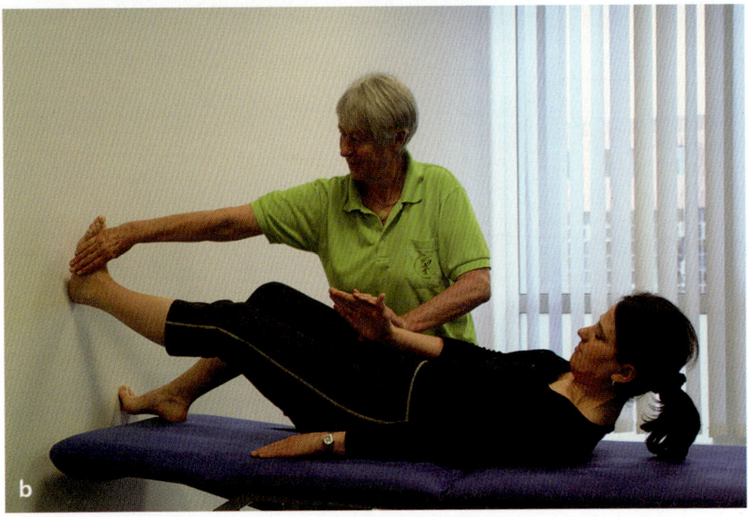

그림 6.3a,b. 밀기 패턴.
a: 초핑에서의 **노뼈 밀기**.
b: **노뼈 밀기** 패턴: 발은 초기접지기로 상태로 놓고, 발은 발등굽힘과 뒤침을 한다.

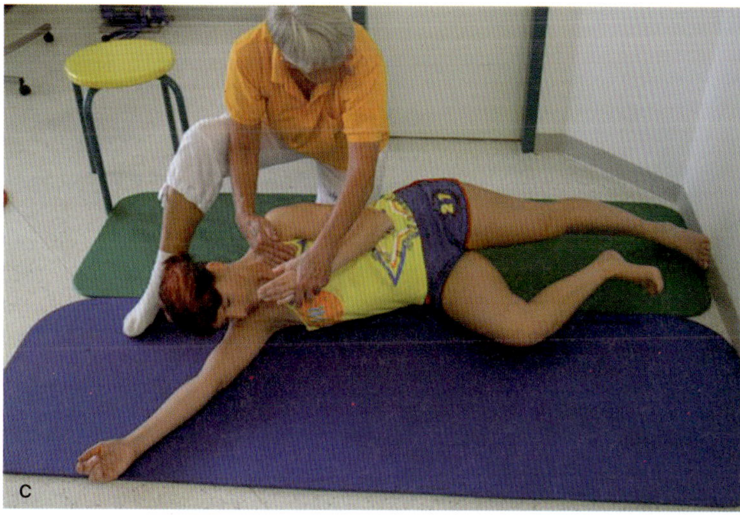

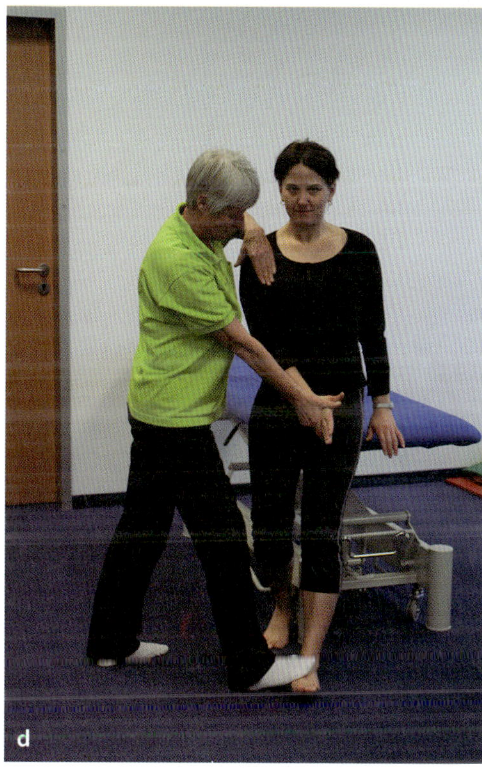

그림 6.3c,d. 밀기 패턴.
c: 자뼈 밀기: 옆으로 누운 자세에서 발꿈치를 들어오리는 종말입각기 상태로 발을 배치한다. 근육의 긴장도를 조절하기 위해 구심성 수축과 원심성 수축을 하게 하고, 엄지발가락에 체중을 부하시킨다. **d.** 치료대에 걸쳐 선 자세에서 초기접지기 상태의 발을 더욱 발등굽힘시키기 위해 **노뼈 밀기**를 실시한다.

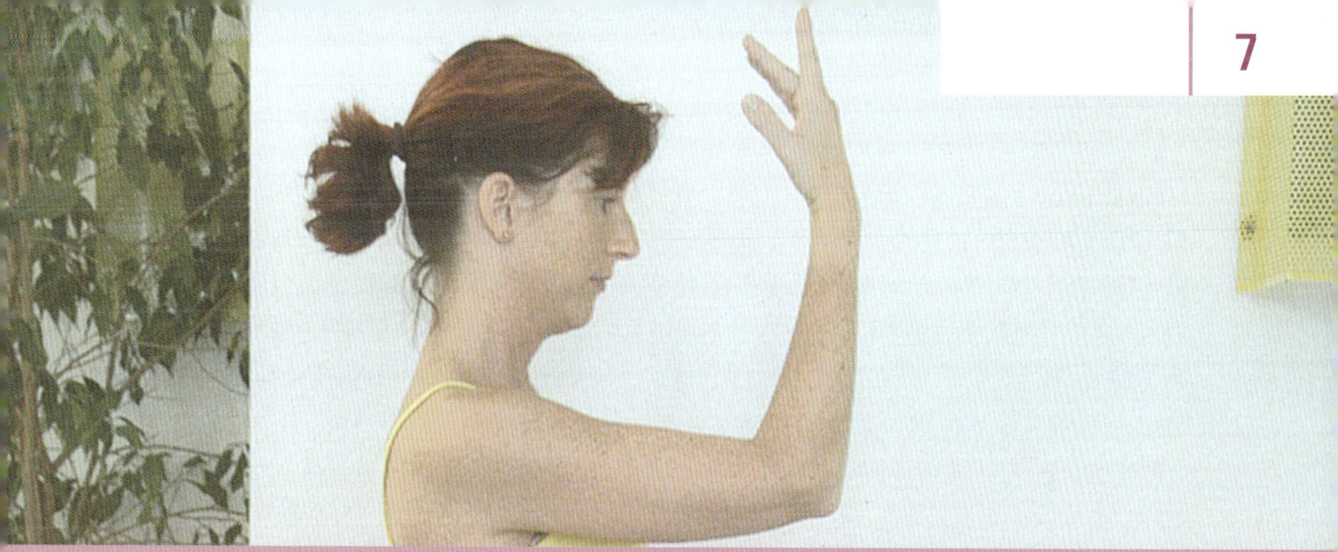

7 PNF 목 패턴

Maggie Knott는 운동의 질에 있어서 머리 위치의 중요성을 일찍이 인식했다. 그래서 그녀는 먼저 머리의 위치를 통해서 매우 자주 운동을 촉진시켜 왔다. 발레요에 있을 때, "B 씨는 발목골절을 당했다. 목 패턴으로 치료를 시작하시오."라는 Maggie의 메모를 봤을 때 나는 놀라지 않았다.

환자가 오랜 기간 동안 환측을 보호해 왔기 때문에, 내가 환자를 평가했을 때, 그 환자는 몸통과 머리의 심한 비정렬을 가지고 있었다.

머리의 생리적 위치는 운동의 질을 조절하는 데 필수적이고, 똑바른 자세에 큰 영향을 준다.

7

스프린터/스케이터 패턴에서의 PNF 목 패턴

(▪ 그림 7.1)

- 굽힘, 옆굽힘 및 중간입각기로의 돌림이 스프린터 패턴에서 나타난다.
- 폄, 옆굽힘 및 초기유각기로의 돌림이 스케이터 패턴에서 나타난다.

목 패턴의 가동범위는 매우 크다. 목의 극단적 움직임은 생리적 기능에서 나타나지 않아서, 목의 가동범위가 감소된다. "턱을 당기시오"라는 지시는 목 굽힘근의 수축을 활성화시키고, 고리뒤통수관절의 안정성을 좋게 만든다. 그 후, 굽힘-폄, 옆굽힘 및 돌림에 대한 지시를 제공한다. 이것은 짧아진 목 굽힘근과 길어진 목 폄근의 작용을 활성화시킨다. 골반, 어깨 및 머리가 서로에 대해 돌림을 하게 된다. 올바른 회전은 어깨 영역에 대한 골반 영역의 회전으로부터 나온다.

- 스프린터/스케이터 패턴에서 목 패턴은 항상 통합된다. 보행과 같은 생리적 기능에 있어서, 저항은 머리의 움직임을 강화하기 위해 뒤통수뼈나 이마 옆쪽에 제공된다.
- 스프린터/스케이터 패턴에서 머리의 올바른 자세 취하기는 필수적이다.
- 안정화 반전이나 율동적 안정화 기법은 머리의 조절과 안정성을 더욱 좋게 만들고, 구르기와 초핑은 가동성을 좋게 만든다.

PNF 목 패턴

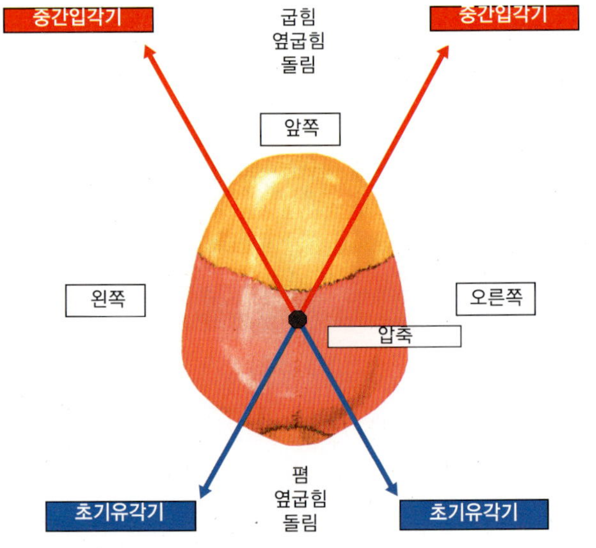

스프린터: 굽힘 + 옆굽힘 + 중간입각기로의 돌림
스케이터: 폄 + 옆굽힘 + 초기유각기로의 돌림

▪ **그림 7.1.** PNF 목 패턴

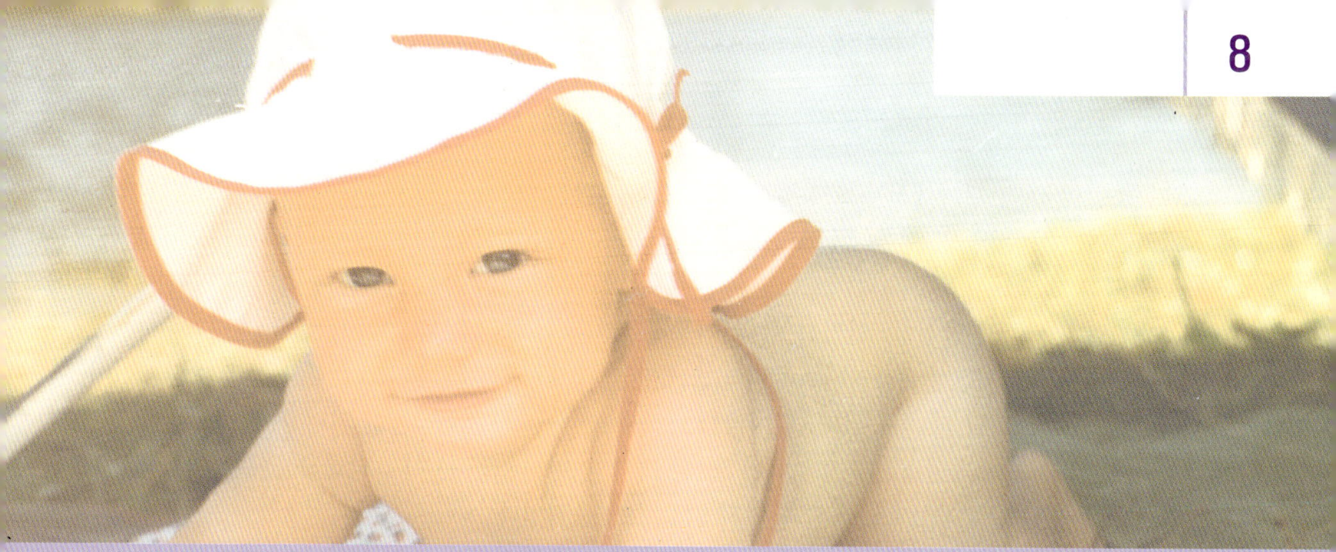

8 운동조절 단계

운동조절의 여러 단계에서는 고정점과 가동점을 고려하여 운동방향을 결정한다.

운동조절의 단계들(안정성, 안정성 위의 가동성, 통제된 안정성, 숙련성)은 PNF 스프린터/스케이터 개념으로 치료할 때 적용된다. 팔다리를 가동시키기 전에, 몸통의 안정성이 충분해야 한다. 이것은 내가 치료를 할 때, 가동성 보다 먼저 **안정성**을 생각하는 이유이다.

두 번째 단계인 **가동성**은 열린사슬에서의 활동을 의미한다. 고정점은 입각기의 다리나 체중부하의 팔 위에 있는 몸통이다. 초핑에서는 두 다리 위에 놓인 몸통이 가동 부위이고, 또는 리프팅에서는 등뼈가 두 개의 고정된 유각기 다리 위에서 움직인다.

통제된 가동성은 **세 번째 운동조절 단계**이며, 닫힌사슬에서의 활동을 의미한다. 고정 부위는 팔다리가 되고, 몸통이 닫힌사슬에서 팔다리 쪽으로 움직인다.

네 번째 단계는 **숙련성**이다. 환자는 치료사의 치료를 받거나 가정 운동 프로그램을 수행할 때, 위의 세 단계를 이용한다(예, 보행).

8

표 8.1. PNF에서의 운동조절 단계

1. 안정성			
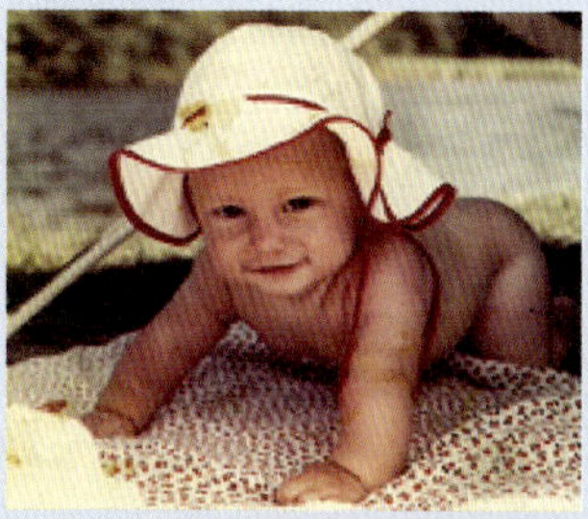	**고정부위**		**고정부위**
	몸통		팔다리
	팔다리가 주변에 고정된다.		
	정적인 등척성 수축	**근육활동**	정적인 등척성 수축
2. 안정성 위의 가동성(열린사슬)			
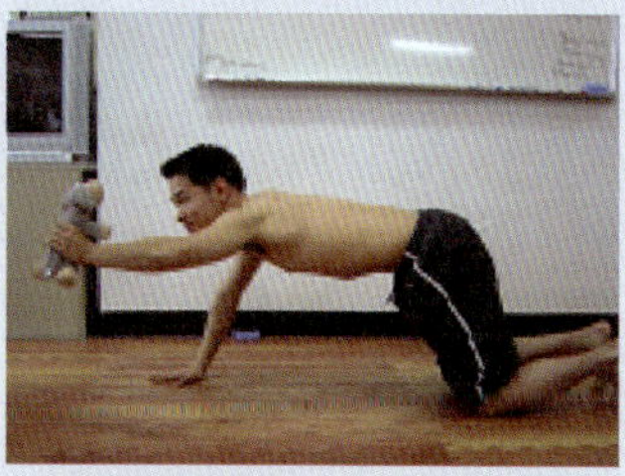	**고정부위**		**가동부위**
	몸통(안정됨)		팔다리(가동됨)
	팔다리가 움직인다.		
	정적인 등척성 수축	**근육활동**	구심성 수축과 원심성 수축
3. 통제된 가동성			
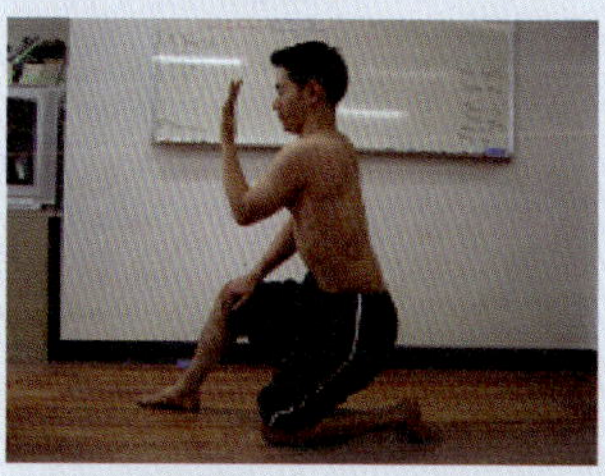	**고정부위**		**가동부위**
	팔다리		몸통
		팔다리가 주변에 고정된다.	
	정적인 등척성 수축	**근육활동**	구심성 수축과 원심성 수축
4. 숙련성(걸을 수 있다)-앞의 세 단계가 이용된다.			
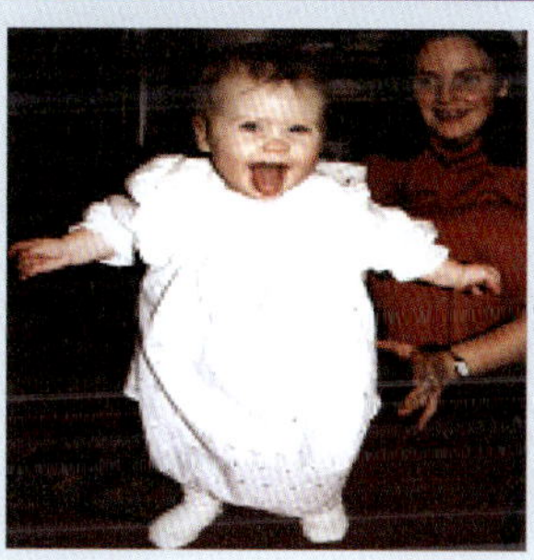	**고정부위**		**가동부위**
	입각기, 몸통		유각기, 팔다리, 몸통
	팔다리가 고정과 가동을 반복한다.		
	정적인 등척성 수축 구심성 수축	**근육활동**	구심성 수축과 원심성 수축

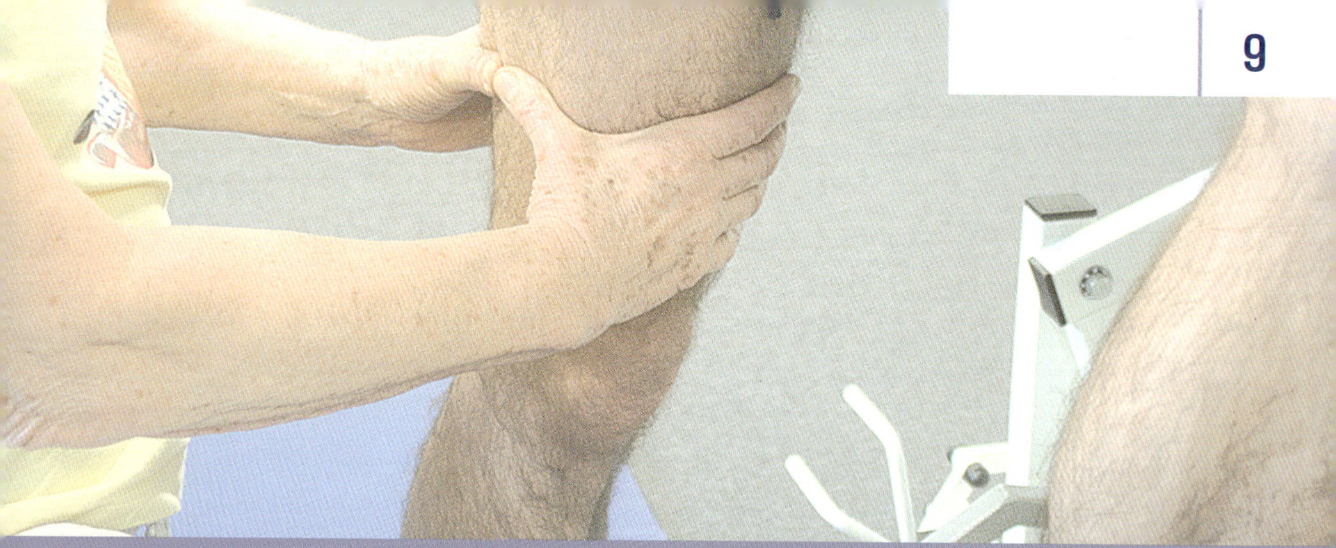

9 PNF 개념의 기법들

모든 PNF 기법은 운동조절 단계와 결합된다(◘ 표 9.1과 ▶ 8장).

나는 각각의 기법마다 하나의 표제를 붙여 주었다. 예를 들어, 안정화 반전은 "몸통"이라는 표제가 붙어 있다.

하나의 근육사슬 방향에서 수행되는 모든 **주동근 기법**은 전반적인 스프린터/스케이터 협응에서 활성화되고, 모든 운동조절 단계에서 발견된다.

- 안정성 위의 가동성
- 가동성 검사

통제된 가동성(◘ 표 9.1).

안정화 반전과 율동적 안정화는 안정성을 목표로 하고 있다. 그래서 스프린터/스케이터 협응은 양쪽 사이의 전환을 이용하고 있다. 이들 전환은 길항근 패턴을 이용하지 않고 있으며, 두 방향으로 작용하는 기법들로 불린다. 안정성을 위한 스프린터/스케이터 전환의 이점은 보행 협응을 준비하는 안정성 단계에 있는 환자에게도 좋다.

9

이들 두 개의 기법은 확정된 계획을 따른다. 예를 들어, 오른쪽 다리는 입각기 상태이고, 왼쪽 다리는 유각기 상태이다. 팔은 다리와 반대 상태이다. 머리의 위치를 잊어버려서는 안 된다. 치료사가 가지는 하나의 장점은 하나의 패턴(스프린터 혹은 스케이터)을 적용하는 동안, 스프린터 패턴이나 스케이터 패턴에서 치료사는 거울을 보고 작업하듯이 할 수 있다는 점이다.

동적 반전은 중력에 관계없이 구심성으로 수축하는 굽힘-폄 패턴의 전통적 PNF에서 수행되었다. 나는 구심성 활동을 하고 있지만, 팔의 스윙이나 다리의 스윙을 이용하고 있고, 또 스프린터/스케이터 패턴의 전환을 이용하고 있다. 목표는 몸통의 안정성 향상과 보행의 협응이다. 그리고 치료사는 똑바른 작업 자세를 취할 수 있다.

두 개의 **이완기법**은 열린사슬 상태에서 수행되는데, 나는 이것에 변화를 주었다. 즉, 환자에게 안정성을 제공하기 위해 말단의 움직임을 멈추었고, 닫힌사슬 운동이 일어났다. 비환측의 간접적인 치료를 통해, 나는 환자에게 통증을 일으키지 않고 원하는 운동을 촉진한다. 이 기법은 모든 복잡한 수술적 진단에도 적용가능하다.

표 9.1. PNF 기법과 운동조절 단계

운동조절 단계	기법	스프린터/스케이터	요점
1. 안정성 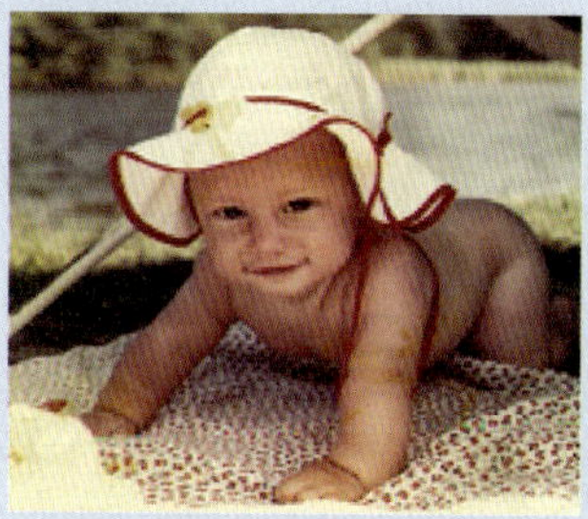	안정화 반전		손위치 바꾸기, 긴장을 유지함
	율동적 안정화		손을 문제 부위 가까이에 배치
2. 안정성 위의 가동성 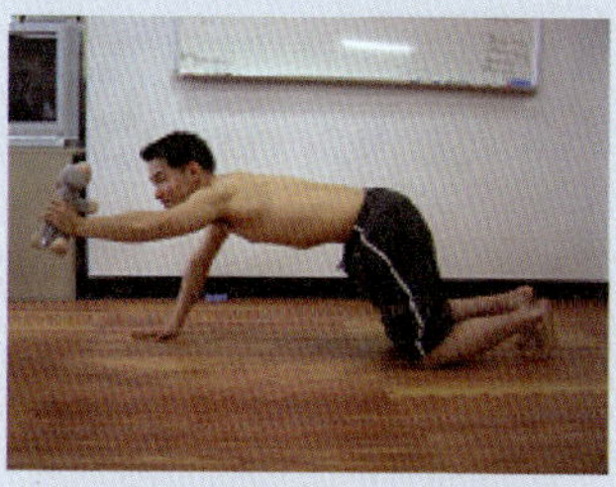	복사		수동운동에서 능동운동으로 진행 목표: 자세 유지
	율동적 개시		수동운동에서 능동운동으로 진행 목표: 운동
	초기 스트레칭		수동운동에서 능동운동으로 진행 목표: 운동 시작
	반복 스트레칭		파워 증가
	주동근 반전		기능: 구심성 수축과 원심성 수축
	동적 반전		협응: 구심성 수축
	수축-이완 유지-이완		근 이완 말단 부위에서 움직임 멈추기
3. 통제된 가동성 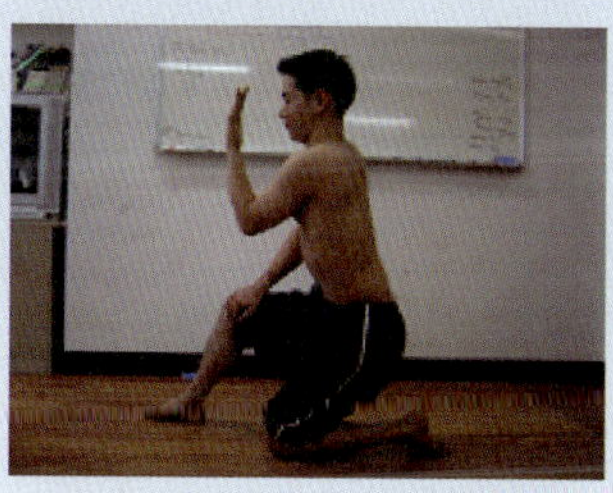	주동근 반전		말단 부위 고정
4. 숙련성 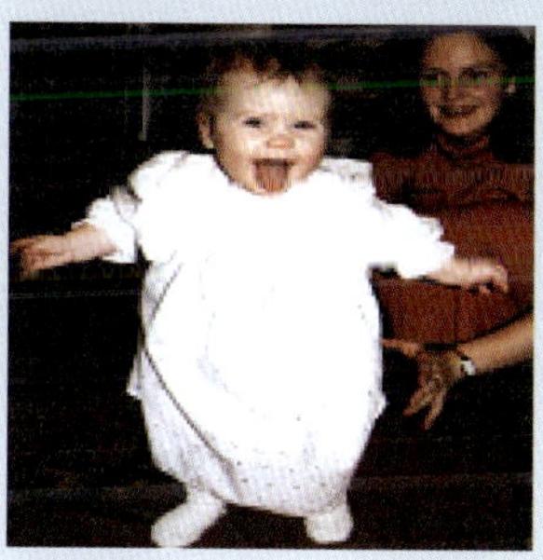 5. (1, 2, 3, 4 단계)	강조 타이밍		

9.1 안정화 반전(Stabilizing Reversals)-몸통

정의

이 기법의 적용은 두 가지 방향으로 일어난다. 이것은 몸통에 대한 스프린터/스케이터 패턴의 전환(어깨뼈 패턴과 골반 패턴, 앞뒤, 머리/꼬리, 안쪽/가쪽)을 이용한다. 움직임은 일어나지 않는다(◘ 그림 9.1).

목적

몸통 안정성

- 근육의 협응
- 근육 긴장의 조절
- 새로운 신체 자세의 학습
- 자세 유지

9

설명

스프린터/스케이터 패턴의 전환해도 근육의 긴장을 그대로 유지한다.

- 환자의 문제에 맞게 저항과 타이밍을 적용한다.
- 주어진 자세를 유지한다.

주의

- 도수접촉이 변화해도 근육의 긴장성이 그대로 유지된다.
- 돌림성 잡기를 적용한다.
- 도수접촉을 한 번에 하나씩 차례대로 바꾼다.
- 상호 저항은 환자와 치료사의 3차원 자세를 유도한다.

그림 9.1a, b. 스프린터와 스케이터의 안정화 반전. a: 스프린터: 입각기 다리–위쪽 다리. b: 스케이터로 전환: 입각기 다리–위쪽 다리. 근육의 긴장을 그대로 유지한다.

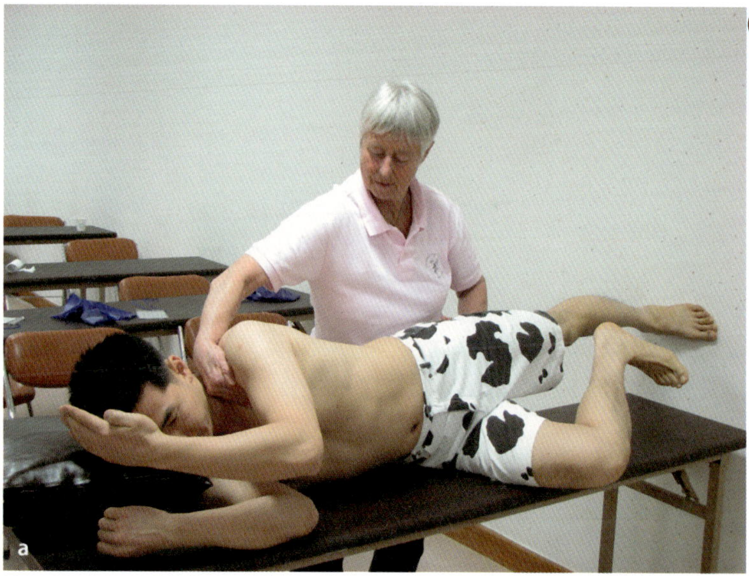

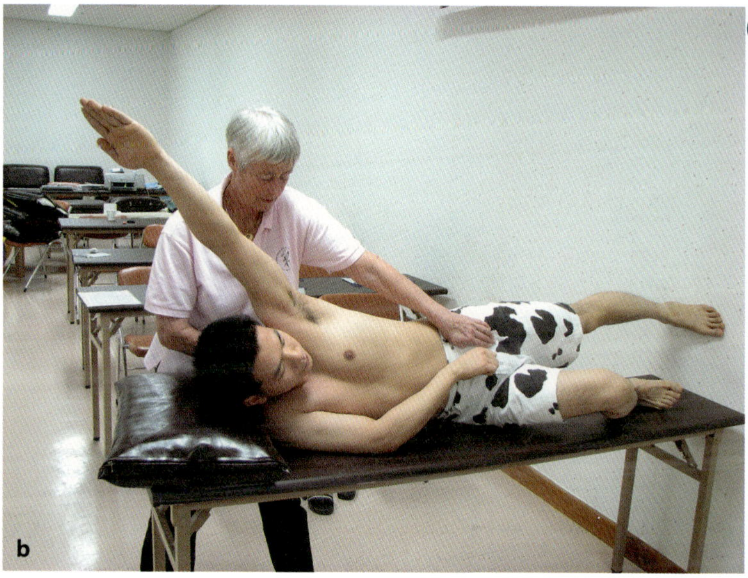

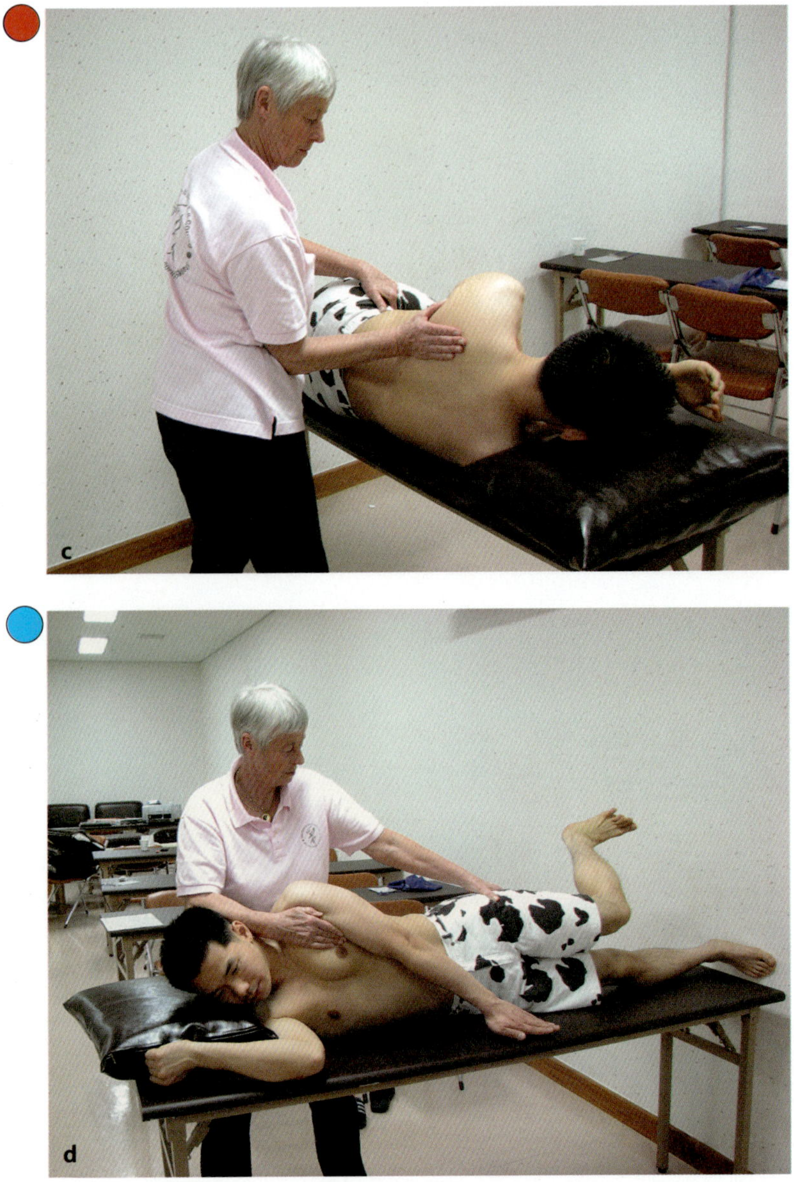

그림 9.1c, d. 스프린터와 스케이터의 안정화 반전. **c**: 스프린터 패턴: 유각기 다리-위쪽 다리. **d**: 스케이터로의 전환: 유각기 다리-위쪽 다리. 근육의 긴장을 그대로 유지한다.

그림 9.1e,f. 스프린터와 스케이터의 안정화 반전. **e**: 스프린터: 어깨뼈, 유각기 다리 및 머리에 저항을 줌. 근육의 긴장성을 그대로 유지함. **f**: 어깨뼈, 유각기 다리 및 머리에 교대로 저항을 줌. 근육의 긴장성을 그대로 유지함.

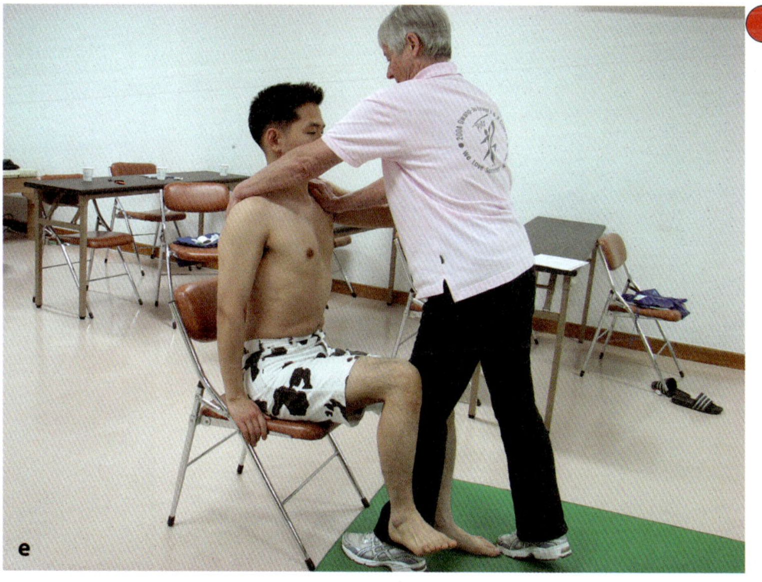

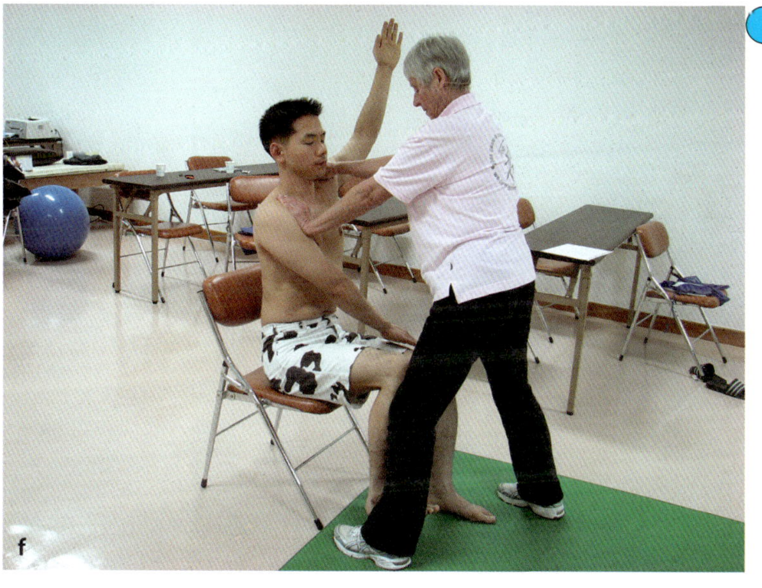

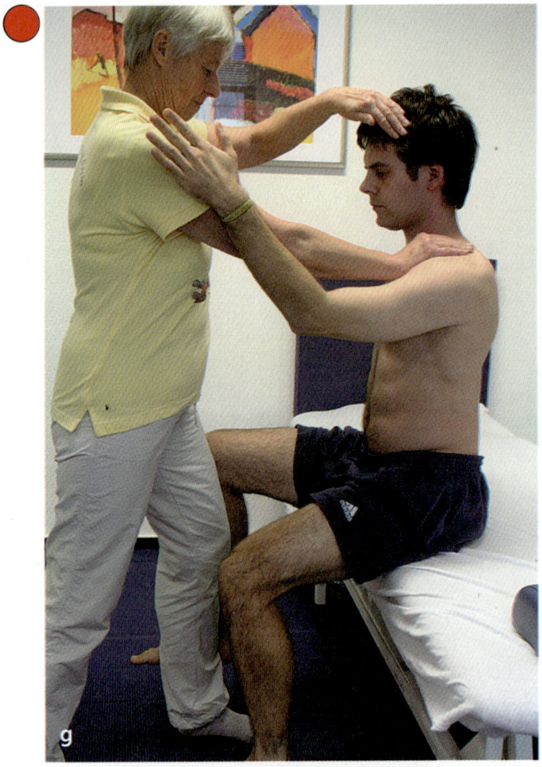

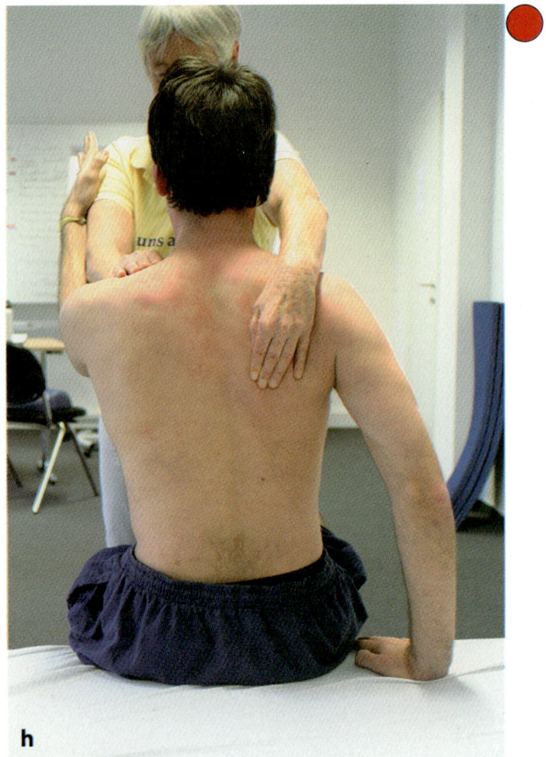

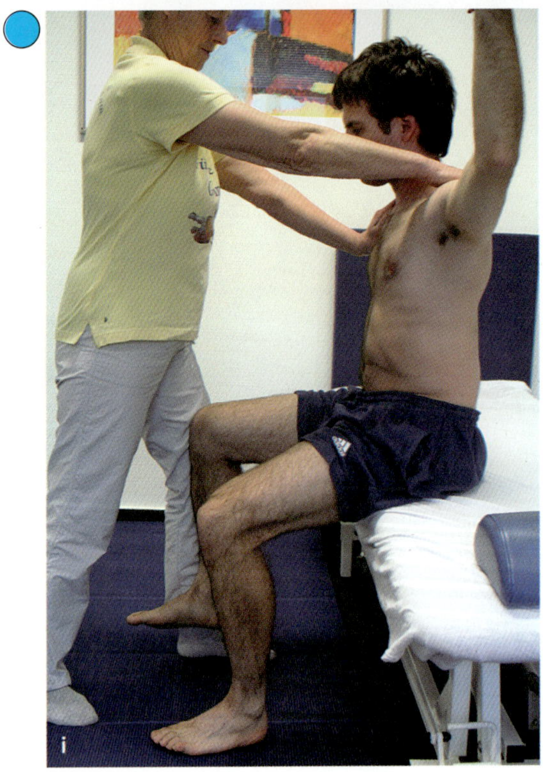

그림 9.1g–i. 스프린터와 스케이터 패턴의 안정화 반전. **g**: 스프린터. **h**: 스프린터. **I**: 스케이터

그림 9.1j-l. 스프린터와 스케이터의 안정화 반전. j: 스프린터. k: 스프린터. l: 스케이터.

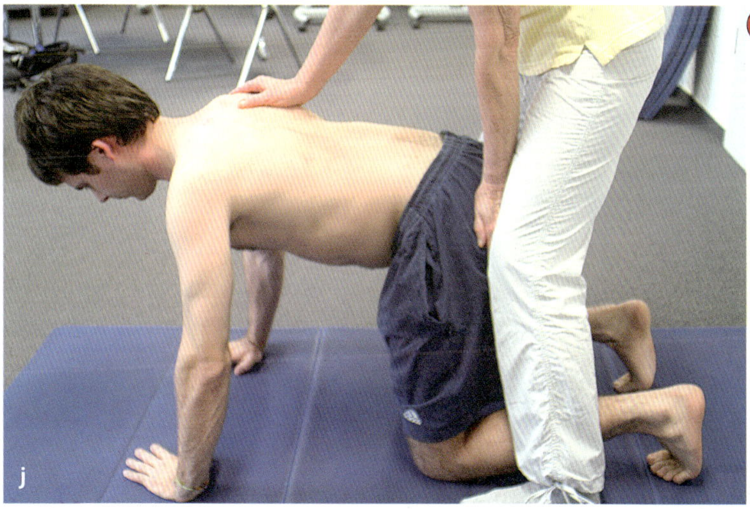

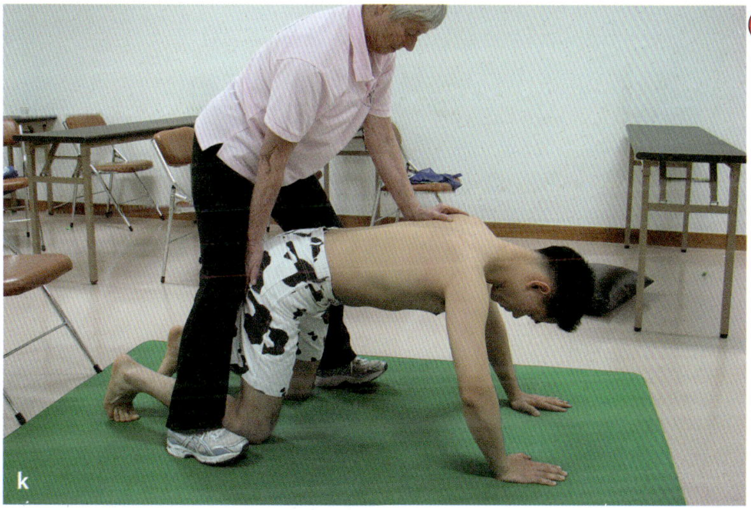

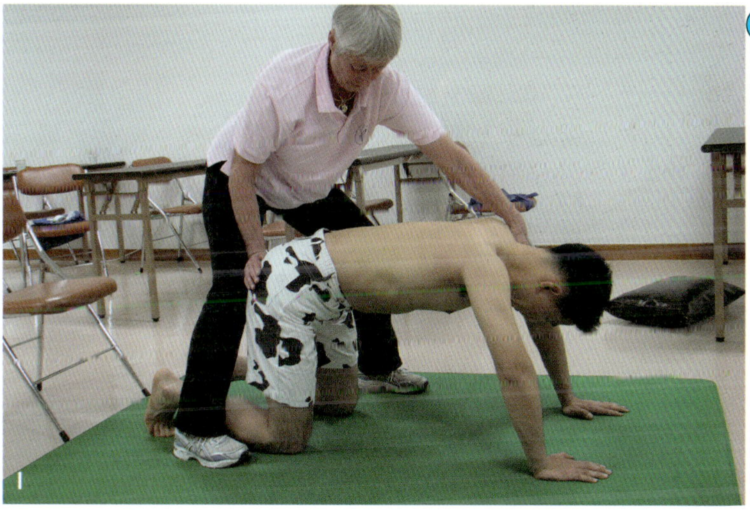

9.2 율동적 안정화(Rhythmic Stabilization)–문제와 통증

정의

이 기법의 적용은 2가지 방향으로 일어난다. 저항의 방향이 변할 때도 근육의 긴장을 그대로 유지한다. 스프린터/스케이터 패턴의 전환은 몸통, 체중부하 팔(어깨뼈를 통해), 입각기 다리(골반, 무릎 및 발목을 통해) 및 머리에서 수행된다. 각 패턴의 3가지 구성 성분이 이용된다.

목적

- 적절한 관절 정렬 상태에서의 안정성은 근육간의 협응을 이끌어낸다.
- 근육 긴장의 조절
- 혈액순환 향상
- 통증 감소와 가동범위 향상

설명

- 양손은 운동방향의 요소를 그대로 유지하거나 교대로 조절한다.
- 움직임이 일어나서는 안 된다.
- 근육의 이완 없이 손의 위치를 바꾼다.
- 속도와 저항을 환자의 문제에다 적용한다.

주의

- 치료사의 신체 역학은 환자에게 안정성을 제공한다.
- 통증때문에, 움직임이 일어나서는 안 된다.
- 적절한 관절 정렬을 유지한다.

9

9.3 율동적 안정화. 체중부하 팔, 입각기 다리, 몸통 및 머리의 안정성을 위한 스프린터/스케이터 패턴의 전환

나의 경험

나는 배에서 내리다가 왼쪽 무릎이 비틀리는 손상을 심하게 당했다. 다음 날 아침 무릎이 너무 아프고 움직일 수가 없었다. 혼자 힘으로 PNF를 어떻게 적용할 수 있는가? 통증이 문제였기 때문에, 나는 율동적 안정화를 적용했다. 나는 다리를 절면서 욕실의 욕조를 잡고 중간입각기 상태에서 스프린터 패턴을 시작했다(올바른 자세의 열쇠는 욕조와 발이다). 그런 다음, 초기입각기 상태에서 스케이터 패턴을 적용했다. 나는 몇 분 동안 이들 패턴을 전환시켰다. 나는 무릎을 굽힘할 수 있었고, 계단을 내려올 수 있었다. 내 스스로도 이런 변화를 믿을 수 없었다. 다음 문제는 아침에 수영을 하기 위해 호수까지 400 m을 걸어가야 한다는 것이다. 나는 초기접지기로 돌림하는 초핑의 돌림 패턴(이중지지기)을 사용했고, 통증없이 보행을 할 수 있었다. 물 속의 움직임과 무릎 냉각은 부가적인 치료법이었다. 나는 효소와 진통제를 복용했고, 2주 후 나는 아들과 함께 주말에 200km 자전거 타기를 했다. 이런 경험 때문에, 나는 율동적 안정화 기법을 좋아하고, 항상 이 기법을 사용하고 있다(◘ 그림 9.2).

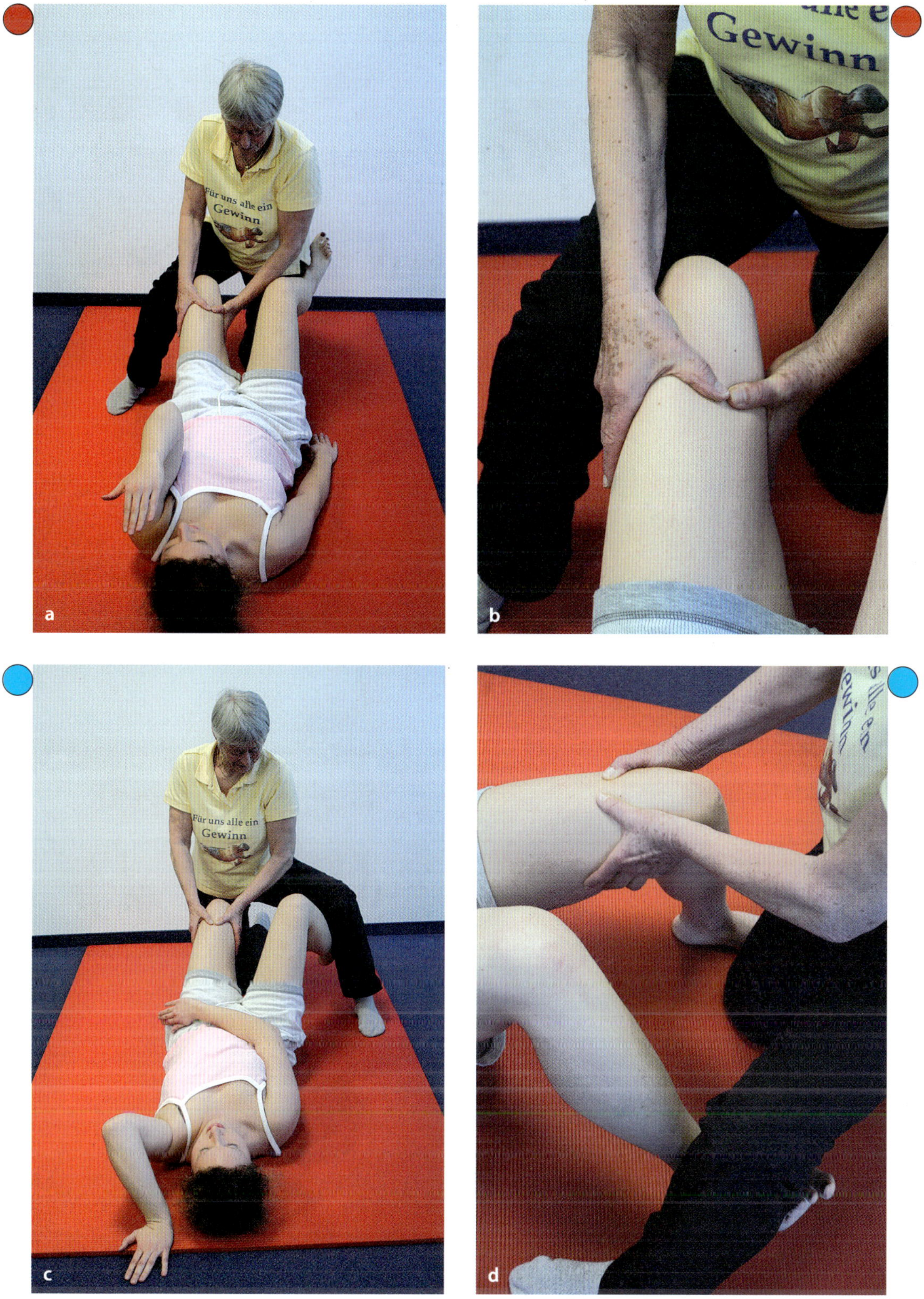

■ **그림 9.2a–d.** 율동적 안정화. a: 스프린터. b: 환자는 폄–벌림–안쪽 돌림으로 움직인다. c: 스케이터로의 전환. d: 환자는 폄–모음–가쪽 돌림으로 움직인다.

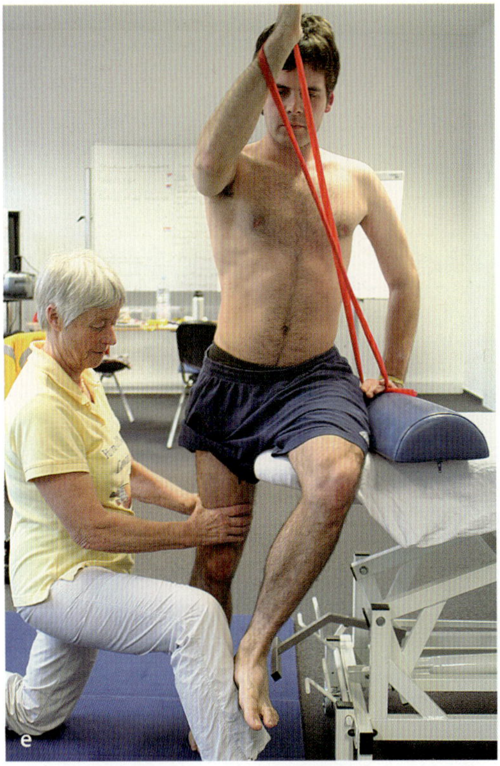

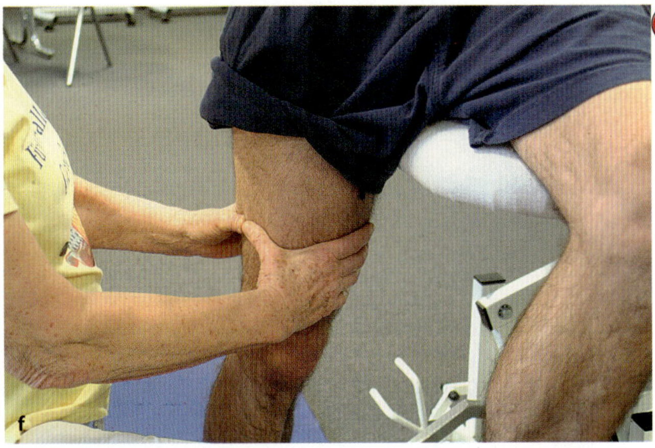

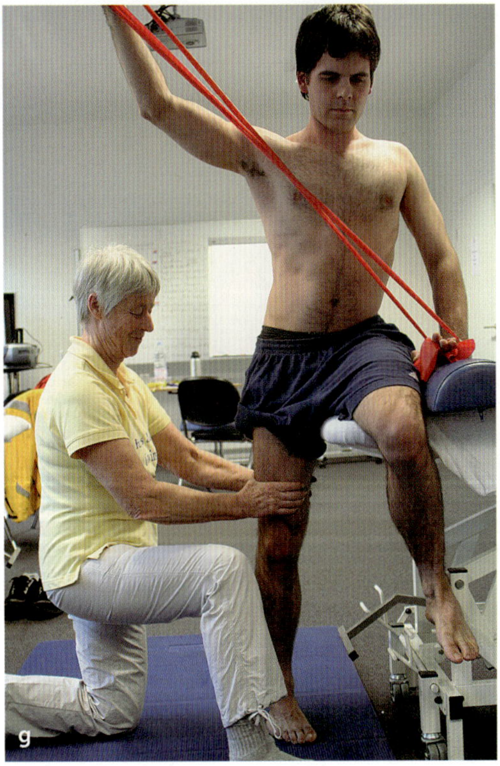

그림 9.2e–g. 율동적 안정화. **e**: 스프린터. **f**: 유각기 다리를 위해 치료대에 반만 걸터 앉는다. 스프린터: 폄–벌림–안쪽 돌림. **g**: 스케이터로의 전환: 폄–모음–가쪽 돌림

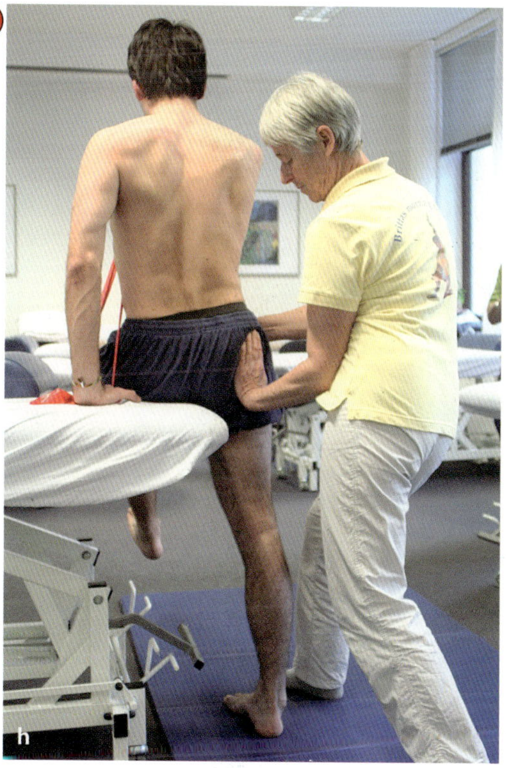

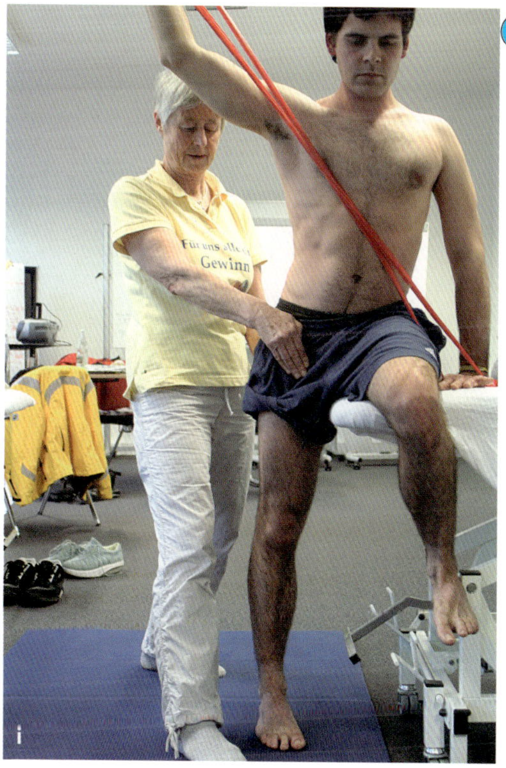

▣ **그림 9.2h,i.** 율동적 안정화. **h**: 골반을 위해 치료대에 반만 걸터 앉는다. 스프린터: 뒤쪽 내림. **i**: 스케이터로의 전환: 앞쪽 내림

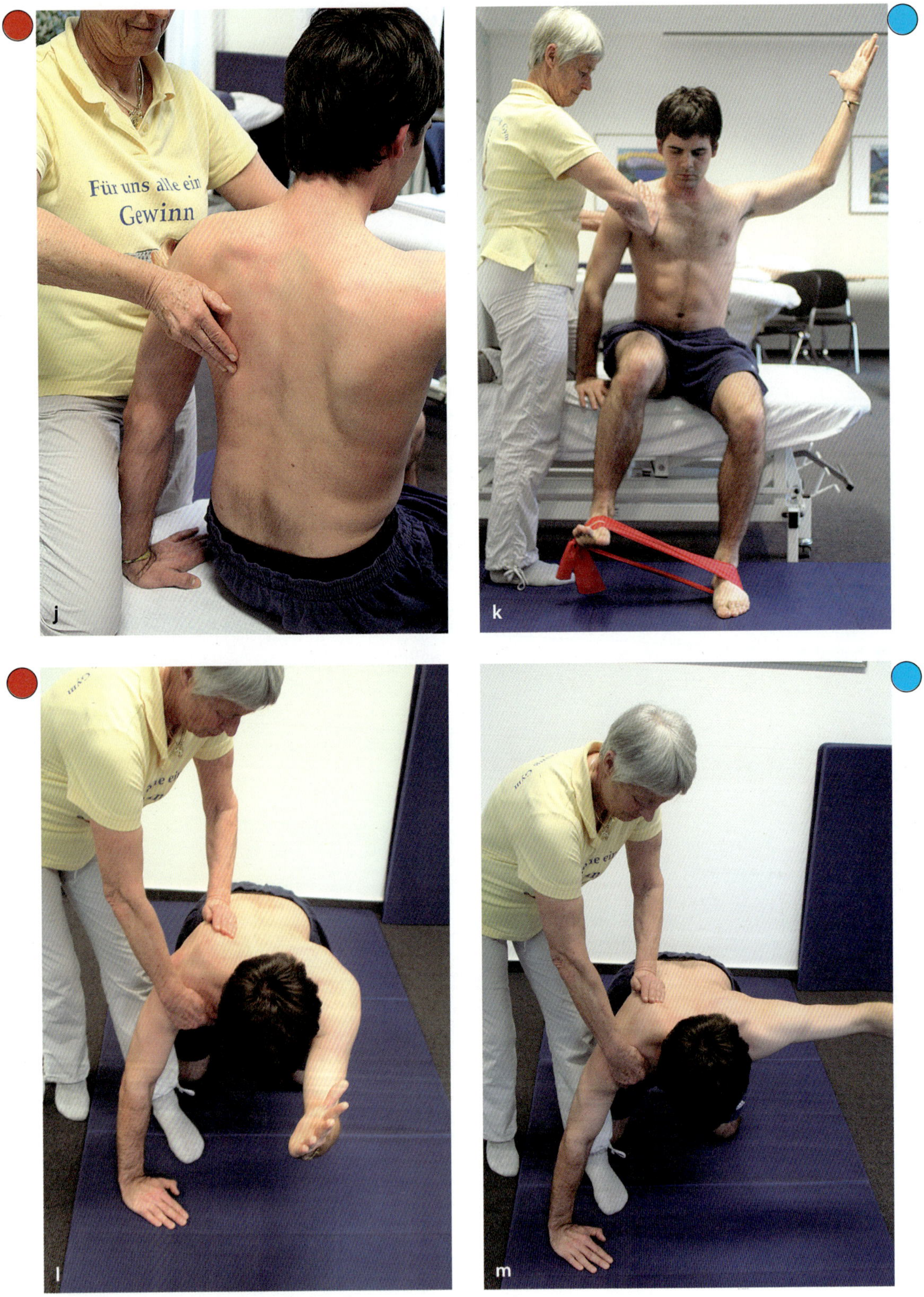

그림 9.2j-m. 율동적 안정화. **j:** 스프린터: 앉아서 어깨를 뒤쪽 내림한다. **k:** 스케이터로의 전환: 앉아서 앞쪽 내림을 한다. **l:** 스프린터: 뒤쪽 내림. **m:** 스케이터로의 전환: 뒤쪽 내림

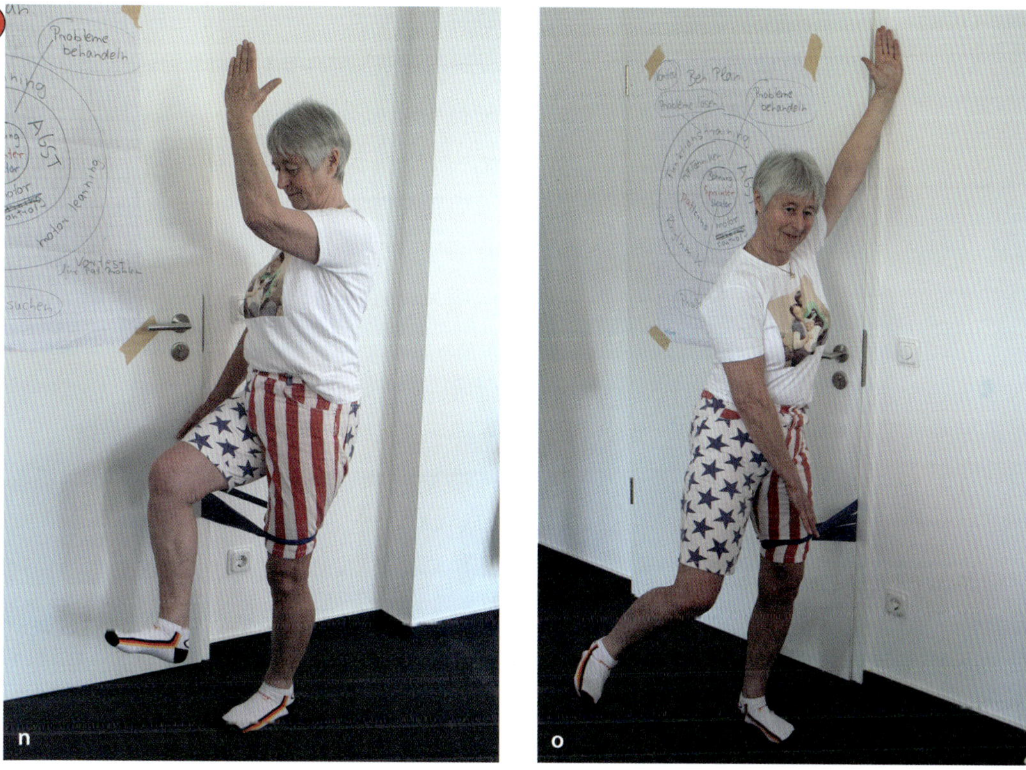

그림 9.2n,o. 율동적 안정화. **n**: 스프린터: 테라밴드를 가지고 집에서 운동을 함. **o**: 스케이터로의 전환: 율동적 안정화는 환자의 목뼈 문제를 치료한다.

9.4 복사(replications) 기법–인지 감각의 복제 훈련

정의

주동근 기법은 원하는 끝지점에서 멈춘다. 그 끝지점에서 저항을 제공하고, 새로운 위치를 찾기 위해 환자에게 약간 이완하도록 지시한다.

목적

사전에 주어진 위치나 전반적인 기능을 인식한다.

설명

- 원하는 패턴이나 기능적 움직임의 끝지점을 가르친다.
- 저항에 대항해 끝지점 위치를 그대로 유지한다.
- 스프린터/스케이터 패턴을 이용한다.
- 환자에게 여러 번 반복하도록 지시하여, 움직임에 대한 통제 능력을 갖도록 한다.

주의

치료 이전, 도중 혹은 이후에 검사를 위해 복사 기법을 사용한다.

9.5 율동적 개시(rhythmic initiation)–수동운동에서 능동운동으로

정의

원하는 가동범위 내에서 반복적으로 율동하고 단일 방향으로 움직인다. 4 단계로 이루어진다:

1. 수동운동
2. 능동보조운동
3. 저항운동
4. 독립 운동(최선)

목적

- 바람직한 운동이나 패턴을 가르친다.
- 운동의 시작을 돕는다.
- 비정상적으로 강한 근육 긴장이 있을 때 환자를 이완시킨다.
- 운동 속도를 정상화한다.
- 협응과 운동감각능력을 향상시킨다.

설명

- 수동으로 원하는 움직임을 수행한다.
- 주동근 패턴만을 위해 구두명령과 설명을 제공한다.
- 환자에게 원하는 움직임을 하도록 지시한 후, 능동적으로 도와준다.
- 원래 위치로 되돌아오면서 수동으로 환자에게 움직임을 가르친다.
- 환자가 원하는 움직임을 학습하기 시작할 때, 점진적인 저항을 제공한다.
- 적절의 운동: 여러 분의 손을 환자로부터 떼고, 환자가 독립적으로 움직임을 반복하도록 지시한다.

주의

- 주동근을 통해 환자는 움직인다.
- 수동운동에서 능동운동으로 갈 때 손잡기를 바꾼다.
- 너무 빠르게 움직이지 않는다.

9.6 초기 스트레칭(가동범위의 시작범위부터)–운동 시작

정의

빠른 스트레칭 기법의(환자의 자발적 의지와 스트레칭 자극) 기본 원리는 근육을 늘린 상태에서 스트레칭 기법을 적용하는 것이다.

목적

- 근수축의 촉진
- 운동시작의 촉진
- 더 많은 운동단위 동원
- 근력 증가
- 능동가동범위 증가
- 근피로의 지연
- 비정상적인 근육 긴장의 정상화

설명

- 근육을 수동적으로 늘린다.
- 환자의 능동 반응을 촉진하기 위해 구두명령과 동시에 빠른 스트레칭을 제공한다.
- 능동가동범위 내에서 환자의 잔존 근수축에 저항을 제공한다.
- 필요하다면 여러 번 절차를 반복한다.

주의

- 능동가동범위 내에서 빠른 스트레칭 직후에 적절한 저항을 제공한다.
- 근수축이 멈추자마자, 가동범위의 시작지점으로부터 스트레칭을 반복한다.
- 반복은 근육 동원을 증가시켜야 하며, 이것은 능동가동범위를 증가시킨다.
- 통증이 있거나, 목 패턴을 하거나, 불안정 골절이 있거나, 골절의 위험이 있거나, 연부조직의 손상이 있을 때 주의를 해야 한다.

9.7 운동 도중의 반복 스트레칭-파워

정의

운동 도중 수축된 근육에 짧은 스트레칭 자극이 반복적으로 제공되는 기법이다.

목적

- 운동단위 동원
- 근 파워 증가
- 능동가동범위 증가
- 근피로 지연/근지구력 증가
- 패턴의 주요 범위를 기능적으로 강화
- 비정상적인 근육 긴장의 정상화

설명

- 치료사는 운동패턴의 모든 요소에 저항을 준다.
- 환자가 능동적으로 수축하는 동안, 치료사는 빠른 스트레칭을 다시 제공한다.
- 수축하는 근육을 약간 늘려줌으로써 또다른 스트레칭을 제공한다.
- 더 강한 근수축을 유발시키기 위해 스트레칭 반복은 구두명령과 함께 적용된다.
- 환자의 이완 없이 패턴/움직임의 모든 요소에 반복 스트레칭과 저항을 제공한다.

주의

- 환자는 원하는 가동범위 내에서 지속적으로 움직이려는 의도를 가져야 한다.
- 환자는 이완되어서는 안 되고, 스트레칭을 반복할 때 수의적으로 방향을 바꾸어서도 안 된다.
- 능동가동범위 내에서 빠른 스트레칭 직후에 적절한 저항을 제공한다.
- 통증이 있거나, 목 패턴을 하거나, 불안정 골절이 있거나, 골절의 위험이 있거나, 연부조직의 손상이 있거나, 말초신경이 손상되었을 때 주의를 해야 한다.

9.8 등장성 복합(combination of isotonics)-구심성 수축-원심성 수축

정의

이 기법은 근육의 이완 없이 협력근의 구심성 수

축과 원심성 수축이 순차적으로 일어나는 기법으로써, 주동근 반전이라고도 한다. 축 방법들이 콤비를 이루는 운동학적 테크닉

목적

- 근 파워와 근지구력의 증가
- 협응과 능동운동 조절능력의 향상
- 기능적 활동내에서 운동조절능력의 향상(특히 원심성 조절에 효과적이다).
- 일상생활활동의 기능적 훈련

설명

- 치료 목적과 환자 경험에 따라 달라지며, 구심성 수축이나 등척성 수축에서 시작한다.
- 원하는 운동의 끝지점에서, 환자에게 저항에 대항해 자세를 유지하도록 지시한다.
- 근육 동원이 달성될 때, 패턴의 시작지점으로 되돌아가는 느린 통제된 원심성 수축때 저항을 가한다.
- 등척성 수축을 다시 수행할 수도 있다.
- 다른 근수축을 일으키기 위해 구두명령을 제공할 수 있다.
- 치료 목적을 달성하기 위해 적절한 순서를 반복한다.
- 세 종류의 근수축 중 어느 근수축에서도 기법을 끝낼 수 있다.
- 이 기법을 적용할 때 손잡기를 바꾸지 않는다.

주의

- 치료 목적에 따라, 가동범위가 변할 수 있다.
- 근수축의 형태를 바꿀 때 근육의 이완이 일어나지 않아야 한다.
- 양손의 배치는 같은 신체 표면에 그대로 유지한다.
- 신경근 동원이 강화되는 원심성 운동이나 구심성 운동을 하는 도중에도 등척성 수축을 일으킬 수 있다.
- 지나친 원심성 운동은 많은 산소를 필요하기 때문에 근육통을 일으킬 수 있다.

9.9 동적 반전(dynamic reversal)-협응

정의

근육의 이완이나 근수축의 멈춤 없이 가동 팔이나 가동 다리의 스프린터 패턴에서 가동 팔이나 가동 다리의 스케이터 패턴으로 전환하는 기법으로써, 저항성 구심성 운동을 일으킨다(◘ 그림 9.3).

목적

- 몸통, 입각기 다리 및 체중부하 팔과 목 등의 안정성 증가
- 방향을 전환하는 능력의 향상
- 근육긴장의 정상화

설명

- 환자가 움직이는 한 방향에서만 저항을 가한다(대개 강한 쪽 방향).
- 원하는 가동범위의 끝지점에서, 예비 구두명령을 제공하면서 도수접촉을 바꾼다.
- 원하는 가동범위 끝지점에서, 근육의 이완 없이 구두명령이 방향 전환을 시작한다.
- 새로운 운동 방향에 저항을 가한다.
- 치료 목적에 적합하도록 방향의 전환을 반복한다.

주의

- 방향을 전환하는 동안 올바른 돌림 손잡기를 사용한다.
- 팔다리 패턴을 적용할 때, 지렛대가 너무 길지 않도록 주의한다.

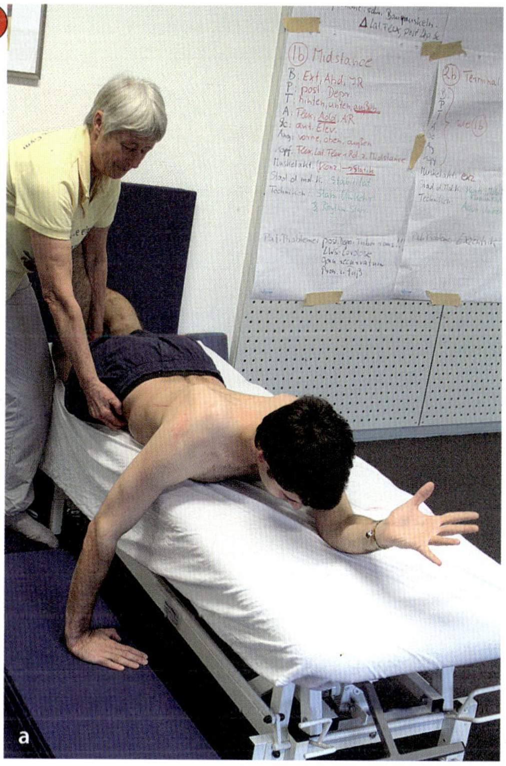
a

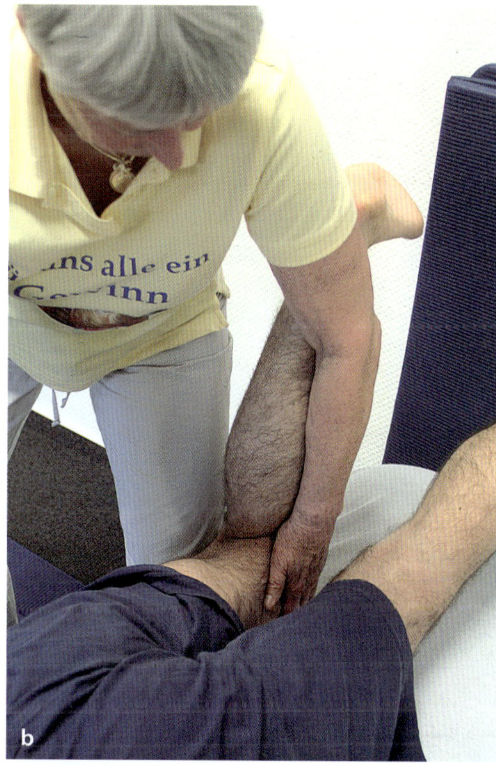
b

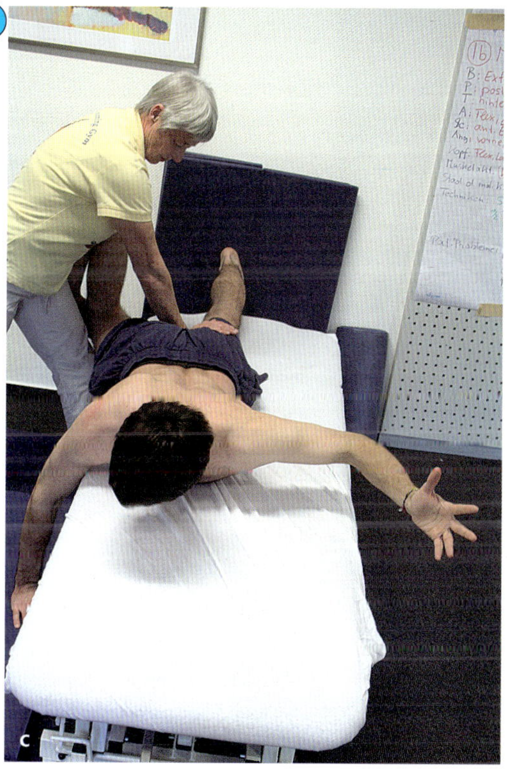
c

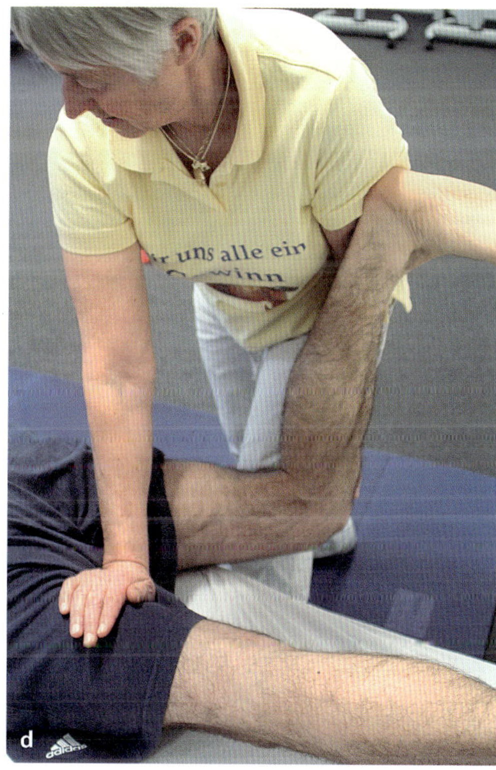
d

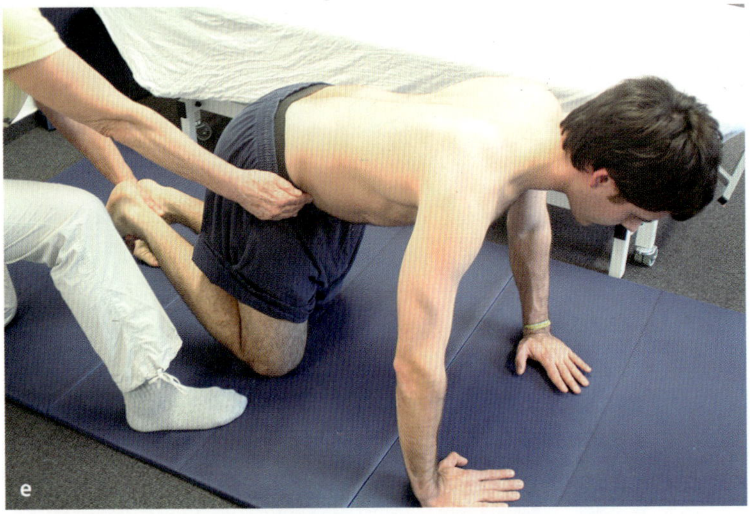

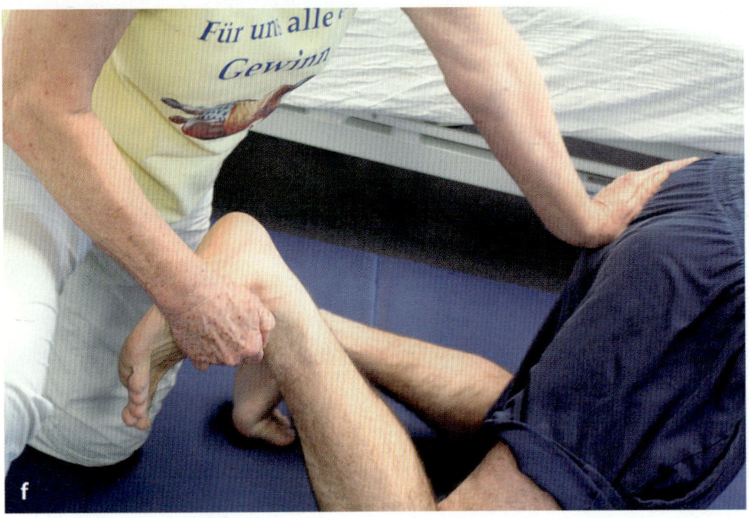

그림 9.3a–f. 동적 반전.
a: 스프린터. **b**: 스프린터.
c: 스케이터로의 전환. 몸통의 근육 긴장도를 그대로 유지한다.
d: 스케이터. **e**: 네발 서기에서의 스프린터. **f**: 스케이터의 전환

9.10 수축-이완(contract-relax) -근 이완

정의

- 등장성 수축을 하는 근육에 충분한 저항을 제공하여 관절 움직임을 막는 기법으로서, 수축 이후에 근육의 이완을 허용한다.
- 수축과 이완을 반복하여 새로운 가동범위를 얻는다.
- 패턴은 삼차원적으로 일어나며, 특히 돌림을 주의한다.

목적

근육의 수축을 유도해 근육의 이완을 얻음

설명

- 수동으로나 능동으로 가동범위의 끝지점에 도달한다.
- 단축된 근육에 저항을 주어 근수축을 유도함: 최소 5초간.
- 그 다음, 근육의 이완을 유도하고, 계속 반복적으로 새로운 가동범위를 얻는다.
- 수축-이완을 반복하는 사이에 동작을 멈추지 않는다.

주의

- 기법에 따라 길항근을 수축할 수 있다.

9.11 유지-이완(hold relax)-근 이완과 통증

정의

- 등척성 수축을 하는 근육에 충분한 저항을 제공하여 관절 움직임을 막는 기법이며, 수축 이후에 근육 이완을 이끌어낸다.
- 단축된 근육의 길이 변화 없이 근 수축을 일으킨 후, 잠시 휴식을 취한다.
- 수축과 이완을 반복하여 새로운 가동범위를 얻는다.
- 패턴은 삼차원적으로 일어나며, 특히 돌림을 주의한다.

목적

통증이 있는 근육을 이완시켜 통증을 감소시킨다.

설명

- 수동으로나 능동으로 가동범위의 끝지점에 도달한다.
- 통증이 있는 근육에 저항을 천천히 제공하면서 근수축을 유도함: 최소 5초간.
- 그 다음, 근육의 이완을 유도하고, 계속 반복적으로 수축-이완을 일으켜 새로운 가동범위를 얻는다.
- 수축-이완 기법처럼 기법 중간에 동작을 멈추지 않는다.

주의

- 이 기법은 통증이 있는 경우에 사용함으로써 저항을 천천히 적용하고 제거한다.
- 기법에 따라 길항근을 수축할 수 있다.

9.12 강조 타이밍(timing for cmphasis) 운동계획

정의

- 원하는 한 관절 주위의 근육을 상소하는 기법이다.
- 정해진 축을 중심으로 스프린터 패턴과 스케이터 패턴을 사용한다. 그리고 여러 PNF 기법 중 하나의 기법을 선택하여 적용한다.

목표

- 전반적인 스프린터 패턴이나 스케이터 패턴에서 운동의 일부를 강화하거나 가동성을 증가시킨다.

설명

- 스프린터 패턴이나 스케이터 패턴에서, 여러 동작 중 하나의 활동만을 강조하는 것이다(예를 들어, 발의 발등굽힘).

주의

- 강조 타이밍은 여러 PNF 기법 중 하나의 기법과 함께 적용된다.

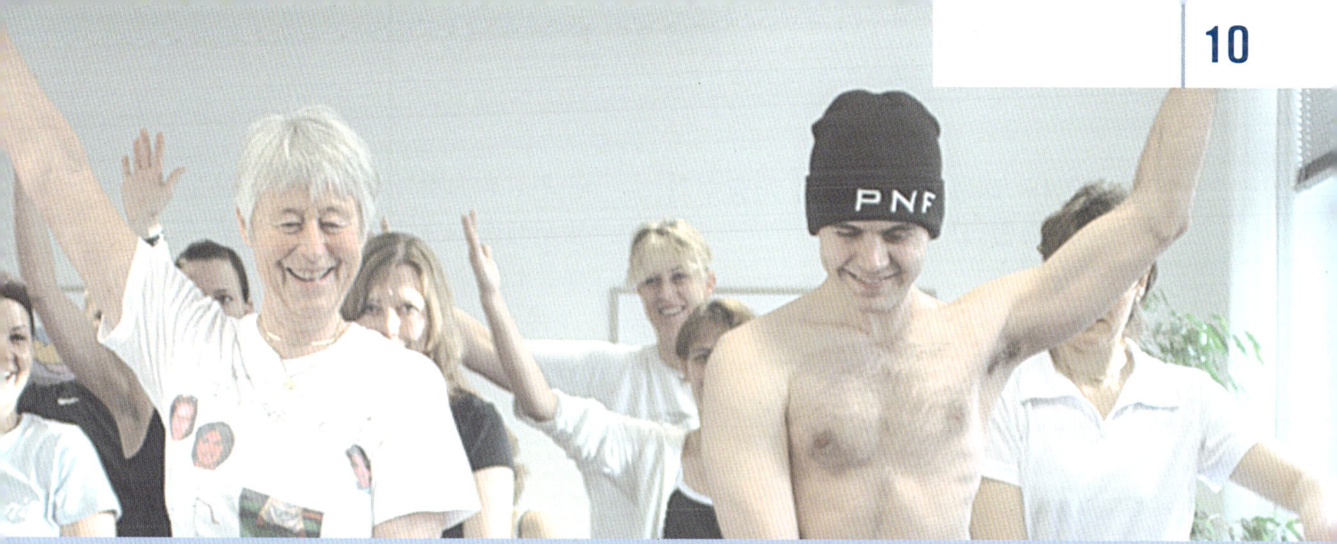

10 똑바른 보행-그림으로 보는 보행단계

10.1 PNF 패턴으로 보행에 저항주기 (스프린터)

PNF 패턴으로 환자의 골반과 어깨뼈에 저항을 주는 보행 훈련은 발레요에서 아주 큰 역할을 했다. 치료 시간은 30분이고, 모든 환자에게 매일 최소한 한 번씩은 실시되었다. 환자에게 안정성을 주기 위해 평행봉에서 보행 훈련이 이루어졌고, 치료가 끝나갈 무렵에는 환자 혼자서 자유보행을 하도록 했다. 치료사가 환자의 골반이나 어깨에 저항을 주는 동안, 환자는 평행봉을 잡고 있어야 하고, 양팔을 대칭적으로 당겨야 한다. 구심성 저항이 주어지는데, 이것 때문에 치료사는 많은 힘을 쏟아야 한다. 압축은 입각기 다리에 적용되고, 유각기 다리는 앞쪽 올림에 대한 정보를 받지 않았기 때문에, 종종 휘돌림이 일어난다. 골반에 적용되는 저항은 효과적인 편이고, 환자의 보행을 상당히 향상시킨다.

10

스프린터/스케이터 개념은 모든 개개의 보행 단계를 분석하고 왼쪽과 오른쪽을 하나의 단일체로 보고 있다(▣ 그림 10.1). 3개의 구심성 보행과 2개의 원심성 보행이 존재한다. 구심성 단계와 원심성 단계를 교대로 적용하면, 보행 속도를 일정하게 유지할 수 있다.

현재 나는 단일 걸음을 위해 난간을 사용하고 있지만, 곧바로 환자의 팔이 내 어깨 위에 올려놓는 여러 걸음을 연습시킬 것이다. 유각기 다리 쪽의 팔은 내 어깨를 짚게 될 것이고, 입각기 다리 쪽의 팔은 내 어깨를 아래로 누르게 될 것이다. 나의 양손은 유각기 다리쪽의 골반 앞쪽 올림을 촉진하고, 입각기 다리에 압축을 적용할 것이다. 앞의 보행 훈련과의 차이점은 구심성 활동(중간입각기와 중간유각기)과 원심성 활동(종말입각기와 종말유각기)이 교대로 일어나는 것이다.

스프린터 패턴에서만 이 두 단계를 훈련할 수 있거나 나중에 스케이터 패턴이나 이중지지기에 첨가할 수 있다.

모든 이중지지기 단계는 한 쌍으로 일어나고, 스프린터/스케이터 패턴의 모든 패턴에 저항을 제공한다(몸통, 팔, 다리 및 목).

모든 환자의 문제는 똑바른 보행에서 분류될 수 있고, 개인에 맞게 치료와 교정이 이루어질 수 있다(▶ 19장).

▣ **그림 10.1a-d.** 스프린터/스케이터 패턴에서의 보행 단계. **a**: 중간유각기-중간입각기: 구심성 수축. **b**: 종말유각기-종말입각기: 원심성 수축. **c**: 초기접지기 -종말입각기(발꿈치 들기) : 구심성 수축. **d**: 부하반응기-전유각기: 원심성 수축 ▶

10.2 스프린터/스케이터 패턴의 보행단계

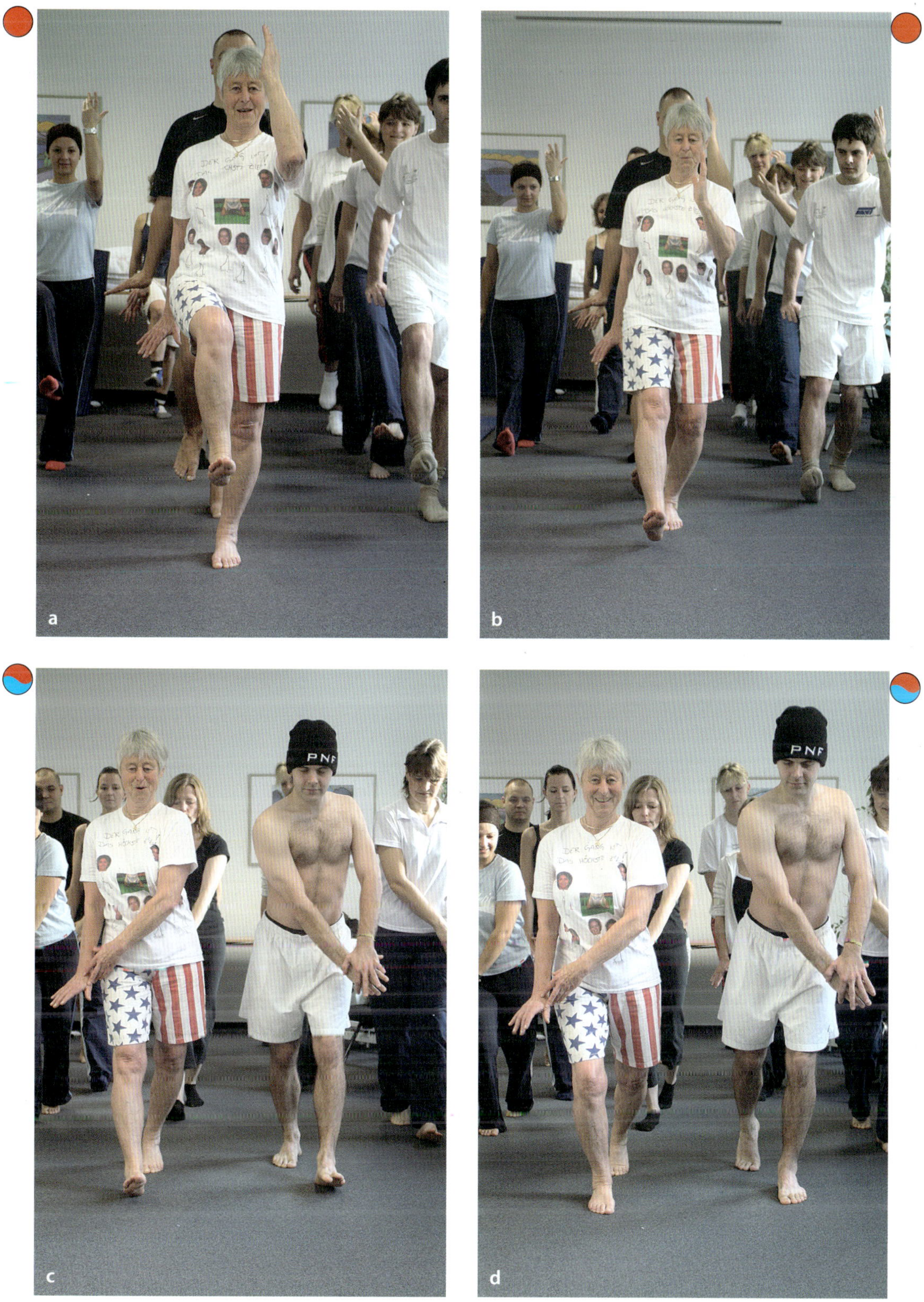

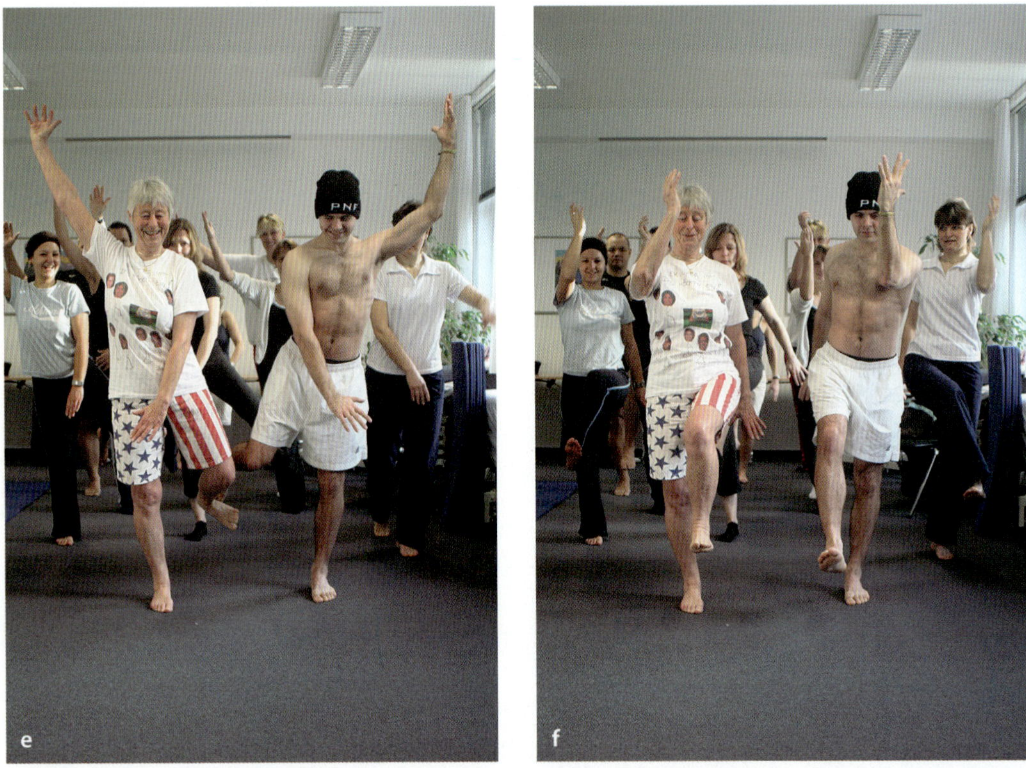

그림 10.1e-f. 스프린터/스케이터 패턴에서의 보행 단계. **e**: 초기입각기-초기유각기: 구심성 수축. **f**: 중간입각기-중간유각기: 구심성 수축

10

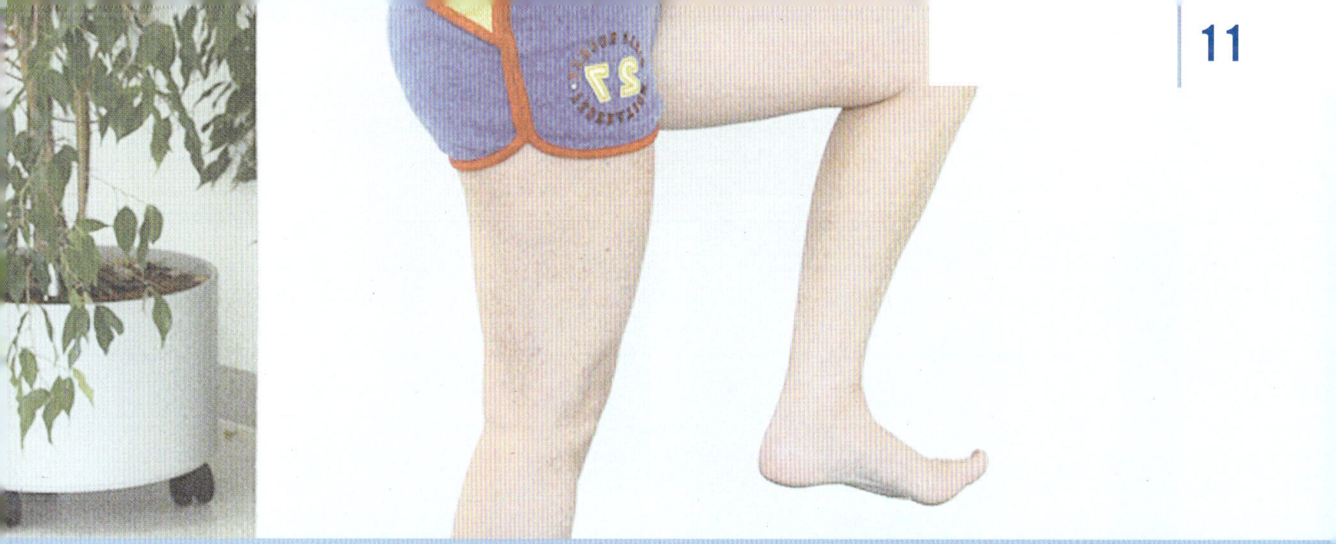

11 스프린터/스케이터 협응에서의 PNF 보행 분석

본 장은 10장의 보행단계와 연관하여 각각의 보행단계를 상세히 다루고 있다.

중간입각기/스프린터

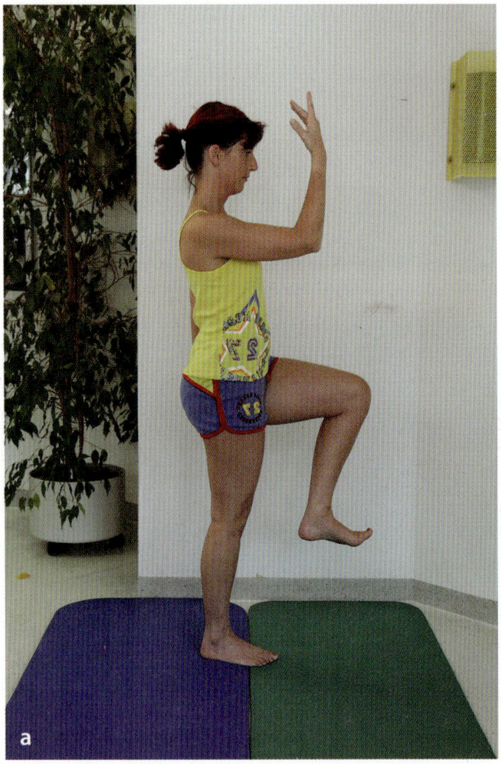

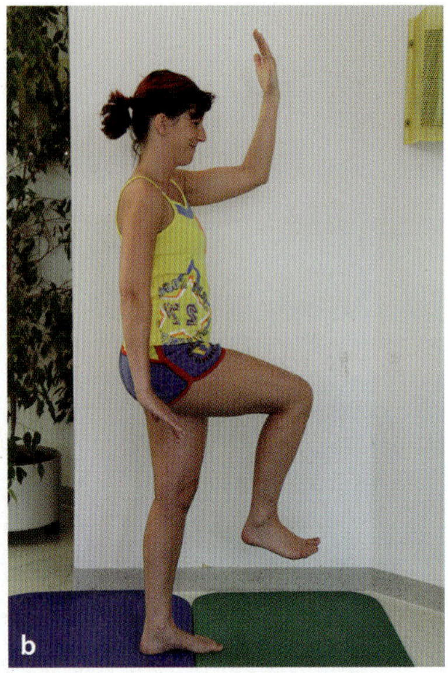

그림 11.1a,b. PNF 패턴과 보행단계.
a: 중간입각기. b: 중간유각기

11

중간입각기에서의 PNF-패턴(그림 11.1 a,b)

다리	폄-벌림-안쪽 돌림
골반	뒤쪽 내림
궁둥뼈결절	뒤쪽-아래쪽-바깥쪽
동측 팔	굽힘-모음-가쪽 돌림
동측 어깨뼈 아래각	앞쪽 돌림, 바깥쪽-위쪽-앞쪽
동측 머리	굽힘- 옆굽힘-중간입각로의 돌림
운동조절 단계	1. 보행: 통제된 가동성 2. 선 자세: 안정성
근육 활동	1. 보행: 구심성 2. 선 자세: 안정된 선 자세
기법과 기본원리	1. 보행: 등장성 복합(구심성 수축) 2. 선 자세: 안정화 반전(몸통) 골반이나 다리에 대한 율동적 안정화 골반 압축
환자 문제	- 골반 뒤쪽 내림 - 허리뼈 옆굽힘 - 뒤굽힘무릎 - 불안정 발목관절 - 발의 엎침(엄지 접촉)

중간유각기/스프린터

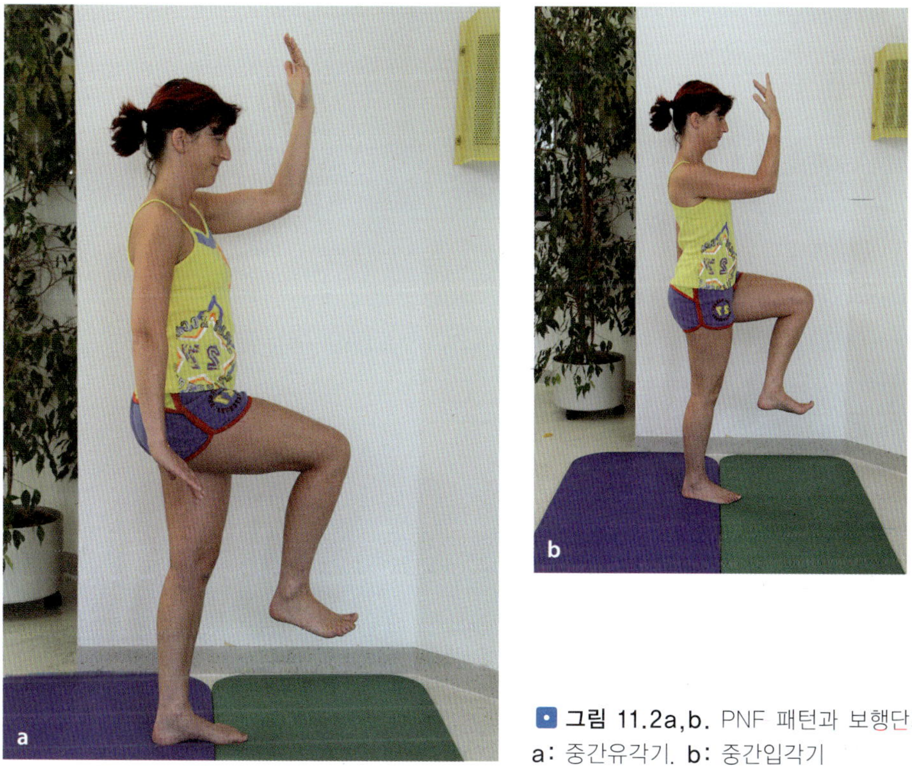

■ **그림 11.2a,b.** PNF 패턴과 보행단계.
a: 중간유각기. b: 중간입각기

중간유각기에서의 PNF-패턴(■ 그림 11.2 a,b)

다리	굽힘-모음-가쪽 돌림
골반	앞쪽 올림
궁둥뼈결절	앞쪽-위쪽-안쪽
동측 팔	폄-벌림-안쪽 돌림
동측 어깨뼈 아래각	뒤쪽 내림, 안쪽-아래쪽-뒤쪽
동측 머리	굽힘- 옆굽힘-중간입각로의 돌림
운동조절 단계	안정성위의 가동성
근육 활동	구심성(가속단계)
기법	– 율동적 개시 – 초기 스트레칭 – 반복 스트레칭 – 복사 – 등장성 복합(구심성) – 동적 반전
환자 문제	– 배빗근 약증 – 허리뼈 옆굽힘 – 허리뼈 앞굽음 – 동측 어깨뼈의 뒤쪽 내림 – 발 뒤침

종말입각기/스프린터

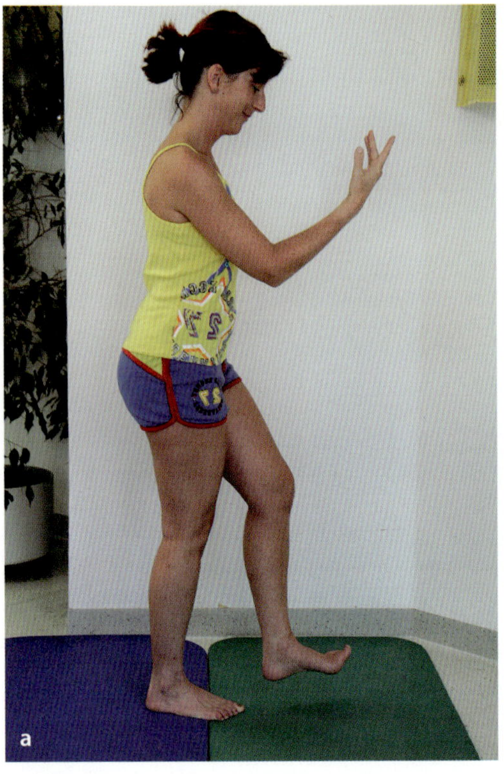

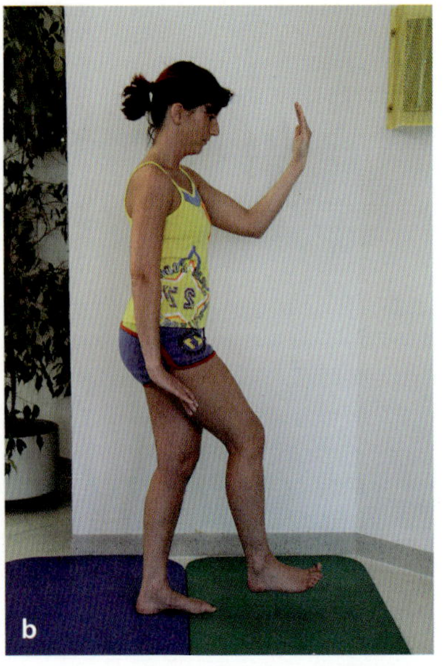

그림 11.3a,b. PNF 패턴과 보행 단계. a: 종말입각기. b: 종말유각기

종말입각기에서의 PNF-패턴(그림 11.3 a,b)

다리	폄-벌림-안쪽 돌림
골반	뒤쪽 내림
궁둥뼈결절	아래쪽-뒤쪽-바깥쪽
동측 팔	굽힘-모음-가쪽 돌림
동측 어깨뼈 아래각	앞쪽 올림, 바깥쪽-위쪽-앞쪽
동측 머리	굽힘-옆굽힘과 종말입각로의 돌림
운동조절 단계	통제된 가동성
근육 활동	원심성 수축(감속 단계)
기법	등장성 복합
환자 문제	– 일반적인 원심성 활동 – 몸통, 엉덩관절, 무릎관절 및 발목관절 (큰 보폭과 계단)

종말유각기/스프린터

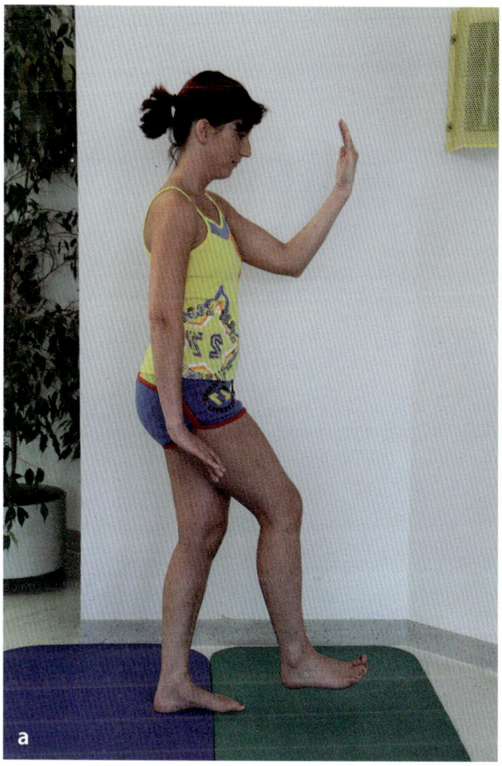

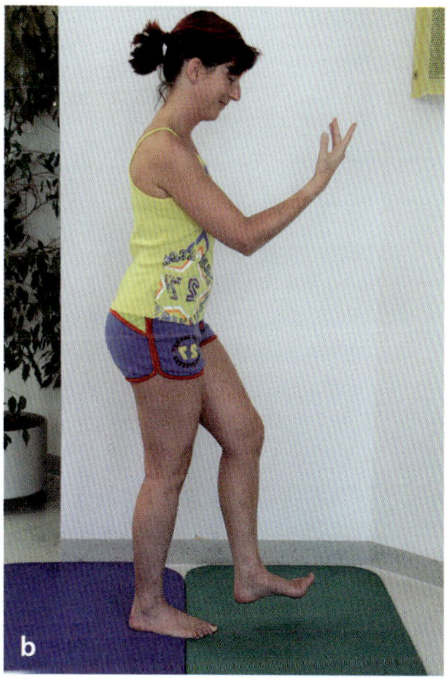

▣ **그림 11.4a,b.** PNF 패턴과 보행 단계.
a: 종말유각기. b: 종말입각기

종말유각기에에서의 PNF-패턴(▣ 그림 11.4 a,b)

다리	굽힘-모음-가쪽 돌림
골반	앞쪽 올림
궁둥뼈결절	앞쪽-위쪽-안쪽
동측 팔	폄힘-벌림-안쪽 돌림
동측 어깨뼈 아래각	뒤쪽 내림, 아래쪽-뒤쪽-안쪽
동측 머리	굽힘-옆굽힘과 종말유각기의 돌림
운동조절 단계	통제된 가동성
근육 활동	원심성 수축(감속 단계)
기법	등장성 복합
환자 문제	일반적인 원심성 활동: 몸통(배빗근), 엉덩관절, 무릎관절 및 발등굽힘근

종말입각기/스프린터

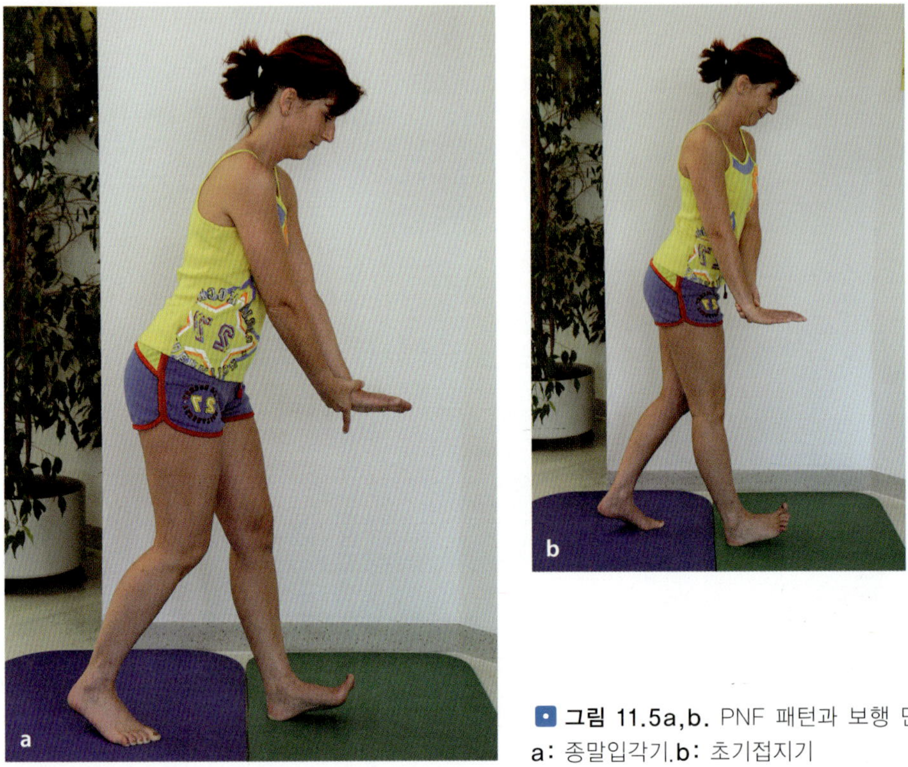

■ 그림 11.5a,b. PNF 패턴과 보행 단계.
a: 종말입각기.b: 초기접지기

11

종말입각기에서의 PNF-패턴(■ 그림 11.5 a,b)

다리	폄-벌림-안쪽 돌림
골반	뒤쪽 내림
궁둥뼈결절	아래쪽-뒤쪽-바깥쪽
동측 팔	폄-모음-안쪽 돌림
동측 어깨뼈 아래각	앞쪽 내림, 아래쪽-안쪽-앞쪽
동측 머리	굽힘-옆굽힘과 초기접지기로의 돌림
운동조절 단계	1. 다리: 안정성 2. 몸통: 안정성위의 가동성(양쪽 다리, 이중지지기) 3. 발: 발목관절에서 통제된 가동성
근육 활동	1. 다리: 구심성 수축, 등척성 수축 2. 몸통: 구심성 수축 3. 발: 구심성 수축
기법	1. 다리: 등장성 복합 율동적 안정화 2. 몸통: 초기 스트레칭 반복 스트레칭 등장성 복합 3. 발: 등장성 복합
환자 문제	1. 다리: 안정성 엉덩관절의 폄 2. 몸통: 안정성, 돌림 및 어깨 불안정 팔꿉관절 굽힘/폄 목의 굽힘 3. 발: 불안정한 발목관절, 엄지발가락 위로의 구름

초기접지기/스케이터

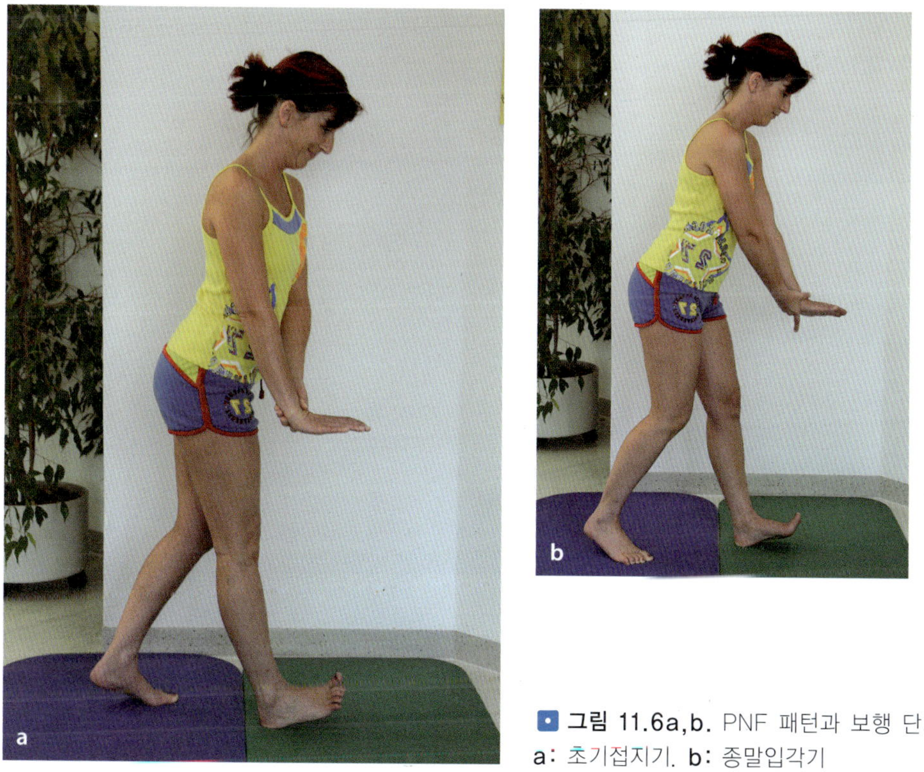

▣ **그림 11.6a,b.** PNF 패턴과 보행 단계.
a: 초기접지기. b: 종말입각기

초기접지기에서의 PNF-패턴(▣ 그림 11.6 a,b)

다리	폄-모음-가쪽 돌림
골반	앞쪽 내림
궁둥뼈결절	앞쪽-아래쪽-안쪽
동측 팔	폄-벌림-안쪽 돌림
동측 어깨뼈 아래각	뒤쪽 내림, 아래쪽-뒤쪽-안쪽
동측 머리	굽힘-옆굽힘과 초기접지기로의 돌림

운동조절 단계

1. 다리: 안정성
2. 몸통: 안정성 위의 가동성(양쪽 서기 자세, 이중지지기)
3. 발: 안정성 위의 가동성

근육 활동

1. 다리: 구심성 수축, 등척성 수축
2. 몸통: 구심성 수축
3. 발: 구심성 수축

기법

1. 다리: 안정화 반전
   율동적 안정화
2. 몸통: 초기 스트레칭
   반복 스트레칭
   등장성 복합
3. 발: 등장성 복합
   초기 스트레칭
   반복 스트레칭

환자 문제

1. 다리: 엉덩관절 폄의 안정성
2. 몸통: 안정성, 돌림, 어깨 불안정
   팔꿉관절의 굽힘/폄
   목의 굽힘
3. 발: 발등굽힘의 약증과 뒤침

전유각기/스프린터

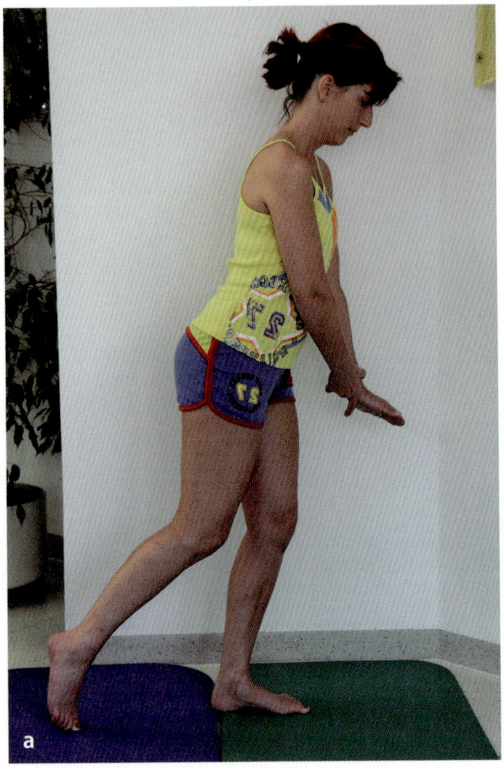

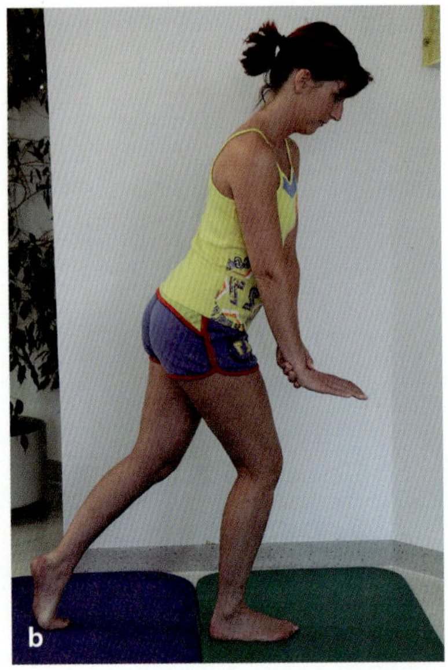

▣ 그림 11.7a,b. PNF 패턴과 보행 단계.
a: 전유각기. b: 부하반응기

전유각기에서의 PNF-패턴(▣ 그림 11.7 a,b)

다리	폄-벌림-안쪽 돌림
골반	뒤쪽 내림
궁둥뼈결절	아래쪽-뒤쪽-바깥쪽
동측 팔	폄-모음-안쪽 돌림
동측 어깨뼈 아래각	앞쪽 내림, 아래쪽-안쪽-앞쪽
동측 머리	굽힘-옆굽힘과 초기접지기로의 돌림
운동조절 단계	1. 다리: 통제된 가동성 2. 몸통: 안정성 위의 가동성 3. 발: 통제된 가동성(발목관절)
근육 활동	1. 다리: 원심성 수축 2. 몸통: 원심성 수축 3. 발: 원심성 수축
기법	1. 다리: 등장성 복합 2. 몸통: 등장성 복합 3. 발: 등장성 복합
환자 문제	1. 다리: 무릎과 발목에서의 원심성 조절 2. 몸통: 엉덩관절과 배빗근의 원심성 조절 네발기기 자세의 원심성 조절 엉덩관절, 무릎, 어깨관절, 팔꿉관절 및 목의 원심성 조절 3. 발: 불안정한 발목관절 엄지발가락 위로의 구르기 원심성 조절

부하반응기/스케이터

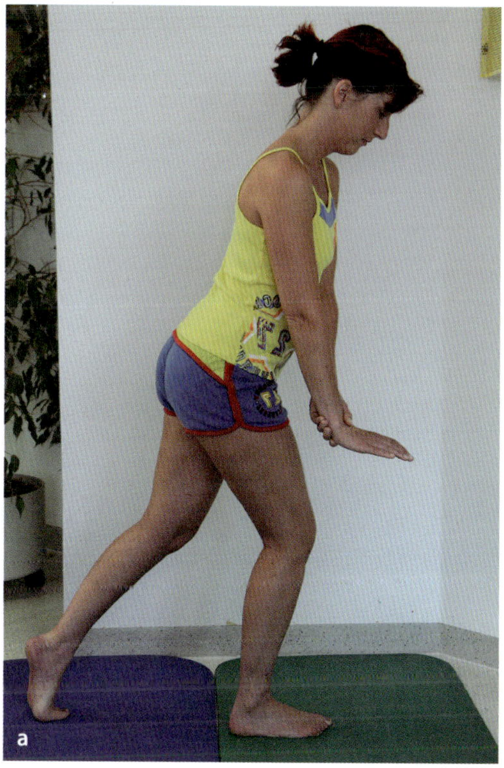

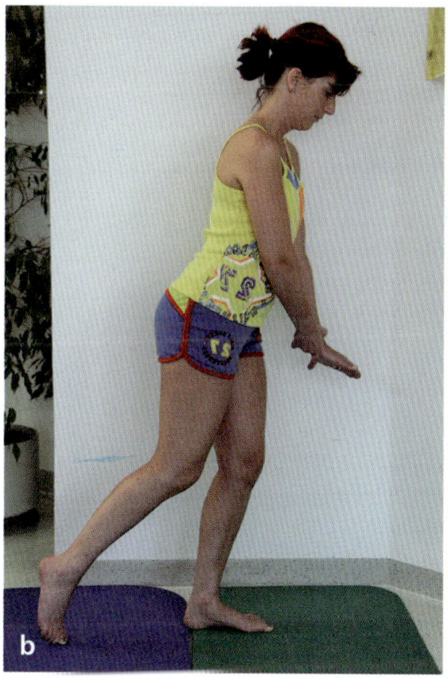

그림 11.8a,b. PNF 패턴과 보행 단계.
a: 부하반응기. b: 전유각기

부하반응기에서의 PNF-패턴(그림 11.8 a,b)

다리	굽힘-모음-가쪽 돌림
골반	앞쪽 내림
궁둥뼈결절	아래쪽-안쪽-앞쪽
동측 팔	폄-벌림-안쪽 돌림
동측 어깨뼈 아래각	뒤쪽 내림, 아래쪽-뒤쪽-안쪽
동측 머리	굽힘-옆굽힘과 초기접지기로의 돌림
운동조절 단계	1. 다리: 통제된 안정성 2. 몸통: 안정성 위의 가동성 3. 발: 안정성 위의 가동성가동성
근육 활동	1. 다리: 원심성 수축 2. 몸통: 원심성 수축 3. 발: 원심성 수축
기법	1. 다리: 등장성 복합 2. 몸통: 등장성 복합 3. 발: 등장성 복합
환자 문제	1. 다리: 무릎의 원심성 조절 2. 몸통: 엉덩관절과 배빗근의 원심성 조절 네발기기 자세의 원심성 조절 어깨관절, 팔꿉관절 및 목의 원심성 조절 3. 발: 뒤침과 발등굽힘의 원심성 조절

초기유각기/스케이터

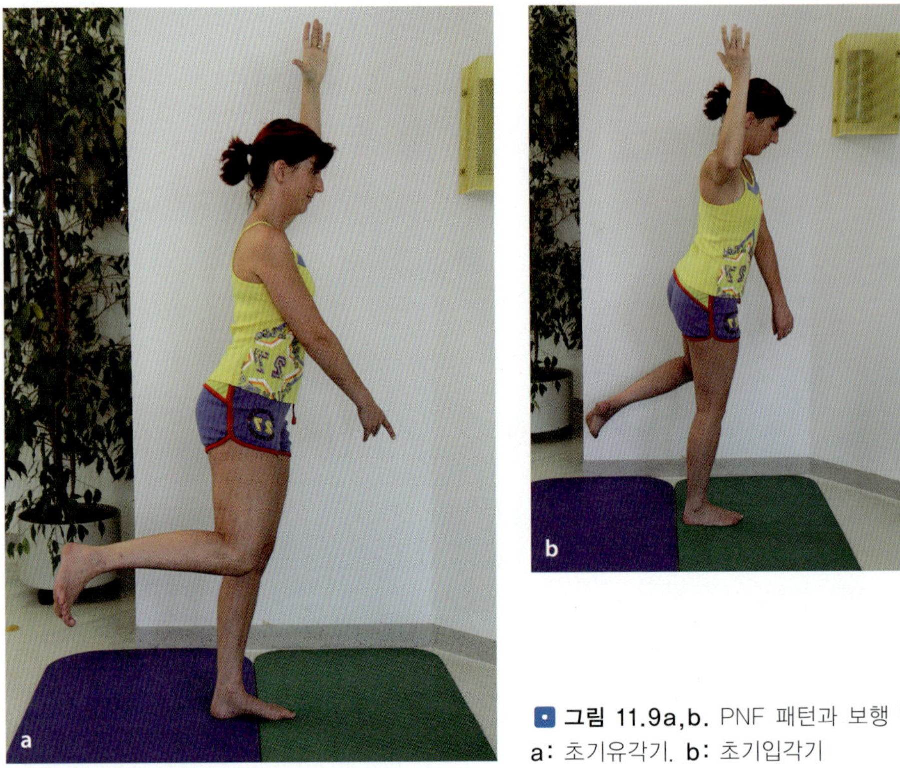

■ **그림 11.9a,b.** PNF 패턴과 보행 단계.
a: 초기유각기, b: 초기입각기

11

초기유각기에서의 PNF-패턴(■ 그림 11.9 a,b)

다리	굽힘-벌림-안쪽 돌림
골반	뒤쪽 올림
궁둥뼈결절	위쪽-뒤쪽-바깥쪽
동측 팔	폄-모음-안쪽 돌림
동측 어깨뼈 아래각	앞쪽 내림, 아래쪽-앞쪽-안쪽
동측 머리	굽힘-옆굽힘과 초기유각기로의 돌림
운동조절 단계	안정성 위의 가동성
근육 활동	가속 단계
기법	– 수축-이완 – 초기 스트레칭 – 반복 스트레칭 – 동적 반전(초기입각기의 안정성을 위해) – 등장성 복합
환자 문제	– 발의 엎침과 발등굽힘 – 허리네모근: 허리뼈 옆굽힘 없음 – 반대쪽 다리의 초기입각기 안정성

초기입각기/스케이터

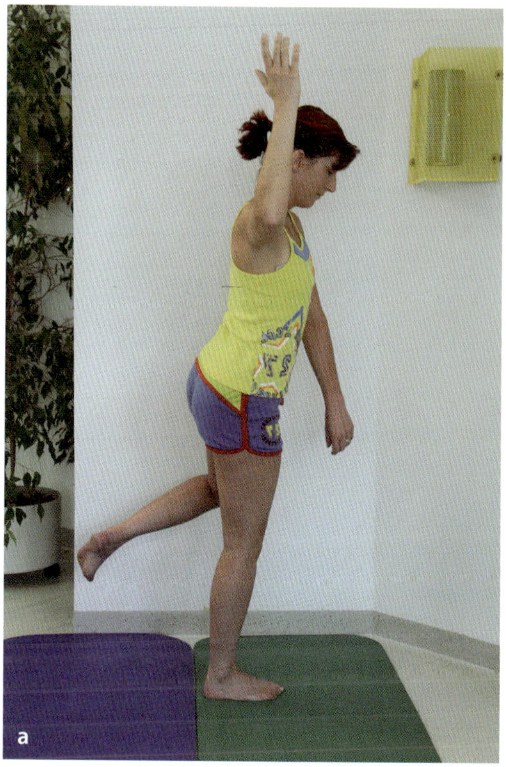

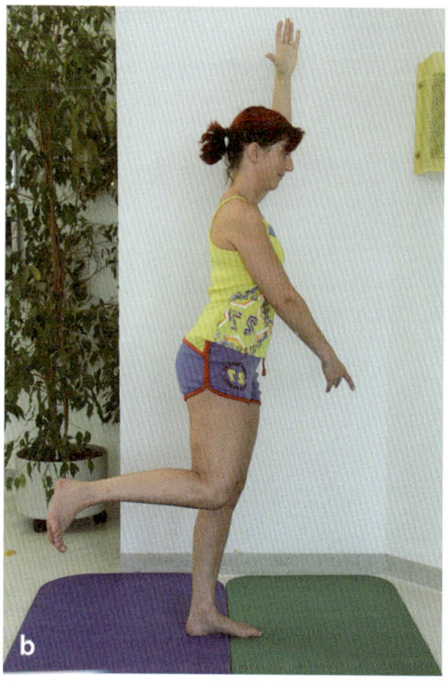

■ **그림 11.10a,b.** PNF 패턴과 보행 단계.
a: 초기입각기. b: 초기유각기

초기입각기에서의 PNF-패턴(■ 그림 11.10 a,b)

다리	폄-모음-가쪽 돌림
골반	앞쪽 내림
궁둥뼈결절	아래쪽-안쪽-앞쪽
동측 팔	굽힘-벌림-가쪽 돌림
동측 어깨뼈 아래각	뒤쪽 올림, 위쪽-바깥쪽-뒤쪽
동측 머리	폄-옆굽힘과 초기유각기로의 돌림
운동조절 단계	1. 보행: 통제된 가동성 2. 선 사세: 안성성
근육 활동	1. 보행: 구심성 수축 2. 선 자세: 안정된 선 자세, 등척성 수축
기법	1. 보행: 등장성 복합 2. 선 자세: 안정화 반전(몸통) 율동적 안정화(골반) 압축(골반)
환자 문제	– 골방의 앞쪽 내림 – 허리뼈의 옆굽힘 – 다리의 모음 – 뒤굽이무릎 – 불안정한 발목관절 – 발의 뒤침(발 가쪽면에 체중부하)

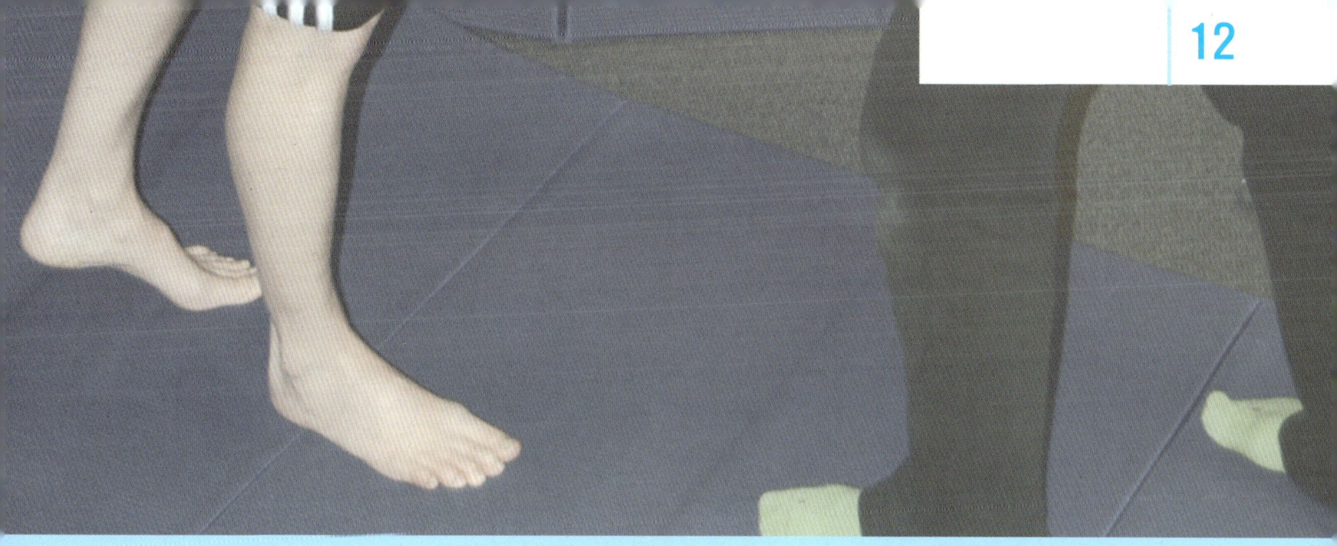

12 PNF에서 보행에 저항주기

Maggie Knott는 "우리에게 어떤 요구가 주었을 때, 우리는 더 많은 것을 배운다"라고 말했다. Knott는 보행 시 환자에게 저항을 주었다. 주로 평행봉 안에서 수행되었다. 환자는 안정을 위해 자신의 양손으로 평행봉을 잡고 있어서, 치료를 더 힘들게 해야 했다. 치료사는 환자의 골반 위에 저항을 제공하고 앞쪽으로 걸음을 걸어보도록 주문한다(Maggie의 철학: "안정된 몸통이 보행을 조절한다"). 환자에게 구심성 활동만을 가르친다.

나는 나중에 환자가 평행봉 밖에서 보행을 하는 비디오 기록을 기억할 수 있다. 우리는 입각기 다리의 압축을 위해 골반 위(능선)쪽에 저항을 제공한다. 유각기 다리에도 압축을 적용하며, 유각기 다리는 종종 휘돌림되는 경향을 띤다.

요즘 나는 다음 차트에서 볼 수 있듯이, 전반적인 스프린터 협응 패턴을 이용한다(◘ 그림 12.1~12.3.

12.1 스프린터 패턴에서 보행에 저항주기

◘ **그림 12.1.** 스프린터의 의미에서 보행 단계에서 저항에 대한 걸음

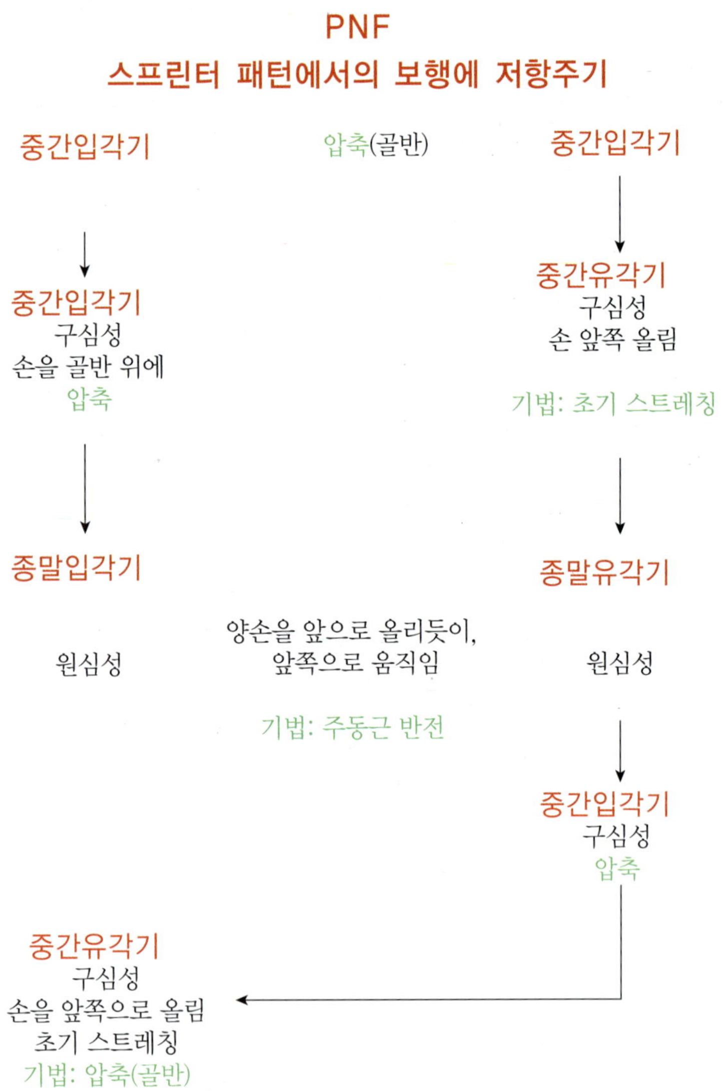

12.2 스프린터 보행 단계

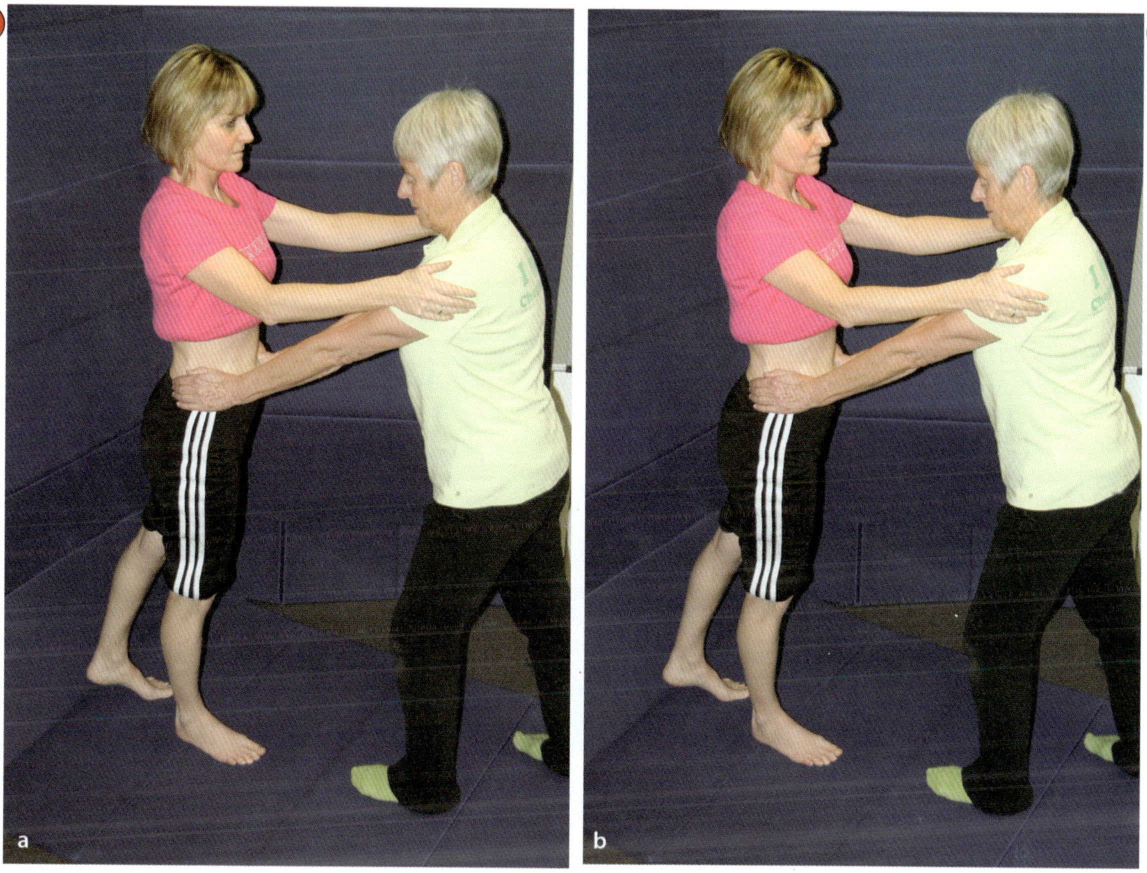

그림 12.2a,b. PNF 스프린터 패턴에서의 보행에 저항주기. 오른발은 중간입각기이고, 왼발은 중간유각기를 준비하고 있다. 치료사는 골반에 압축을 적용하여 앞쪽 올림을 일으킨다.

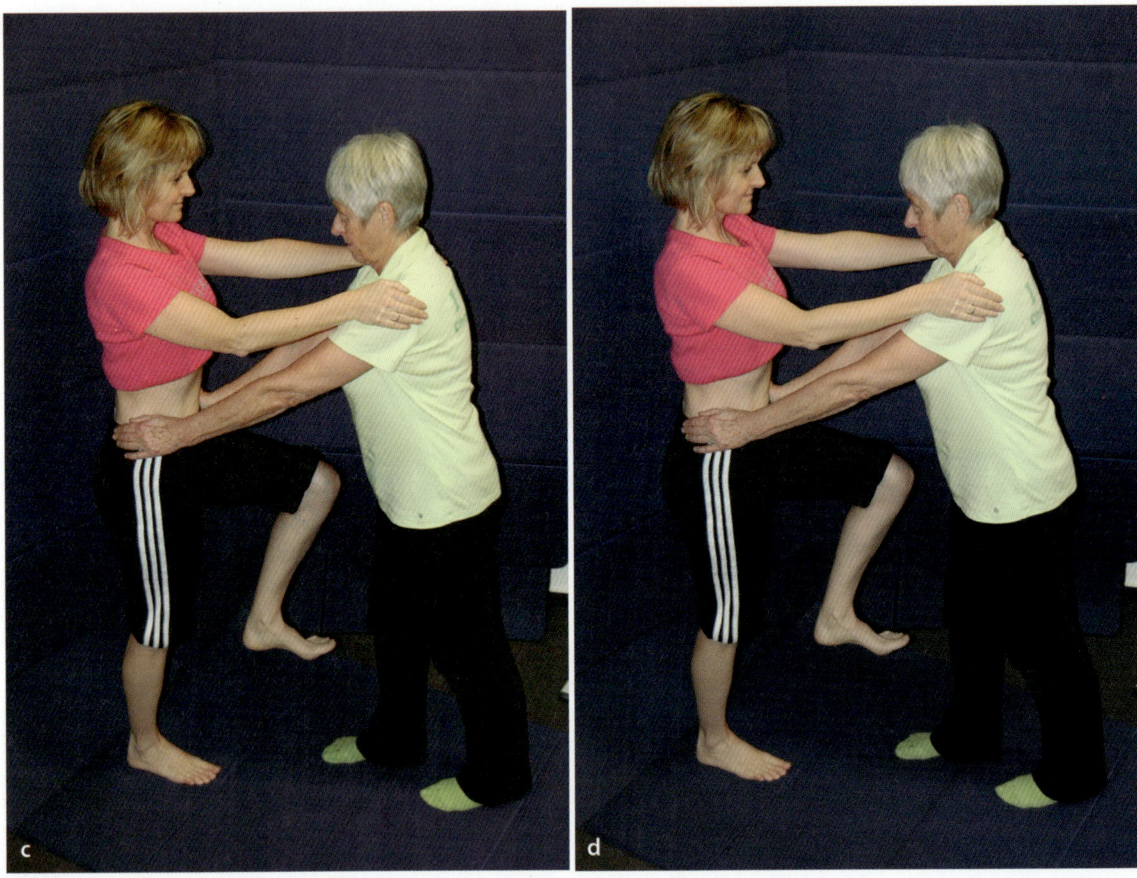

그림 12.2c-f. PNF 스프린터 패턴에서의 보행에 저항주기. 오른발은 중간입각기이고, 왼발은 중간유각기에 있다. 치료사는 골반에 압축을 적용하면서, 초기 스트레칭을 적용하여 골반의 올림을 일으킨다.

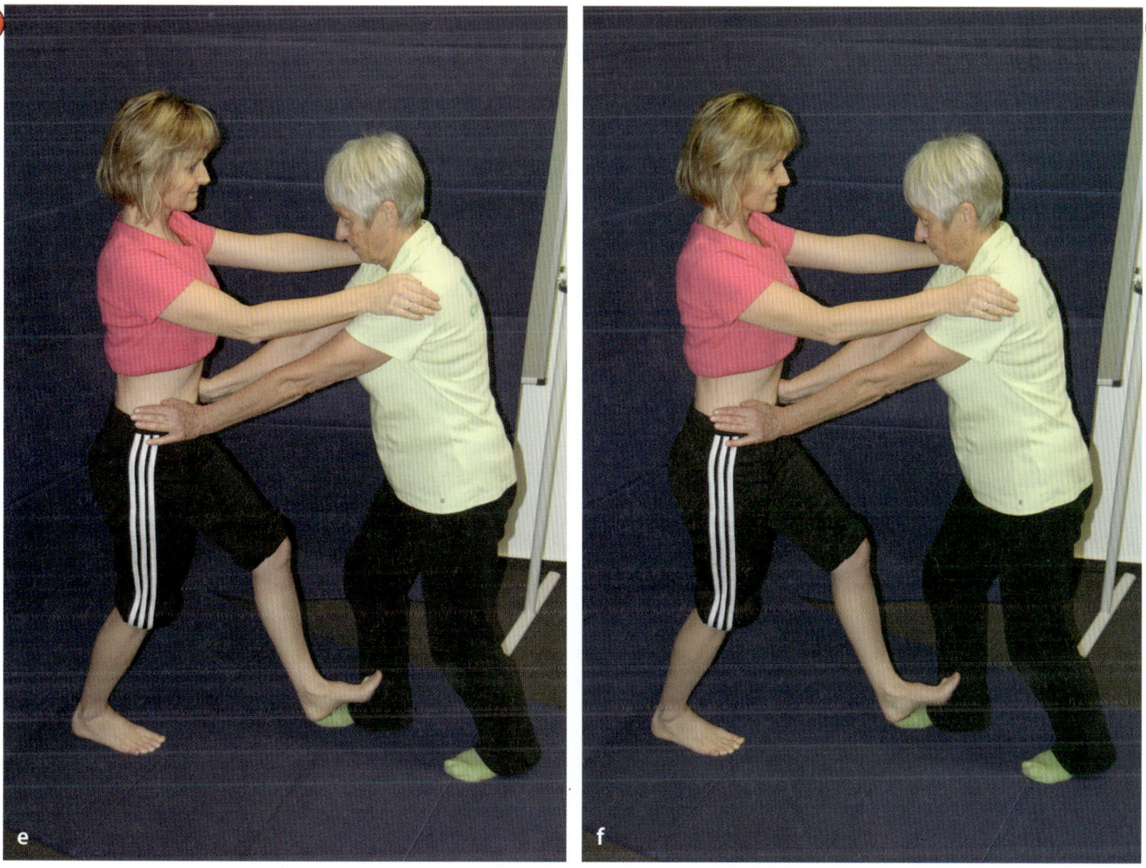

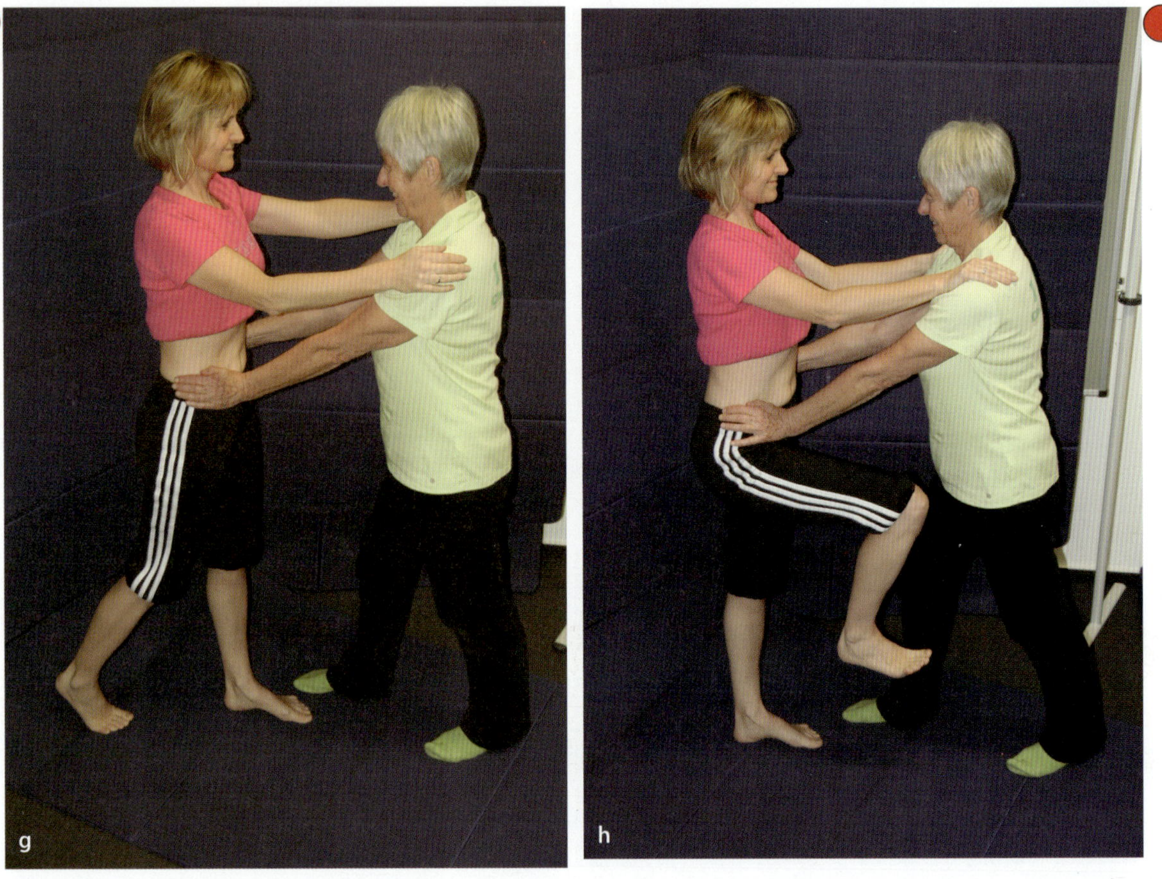

그림 12.2g,h. PNF 스프린터 패턴에서의 보행에 저항주기. 오른쪽 다리는 종말입각기이고, 왼다리는 종말유각기 상태에 있다.

12.3 스프린터 보행의 단일 걸음

환자는 자신의 양손을 치료사의 어깨 위에 올려놓는다. 이때 유각기 다리쪽 어깨 위의 손은 폄–벌림–안쪽 돌림되고, 입각기 다리쪽의 손은 굽힘–모음–가쪽 돌림된다.

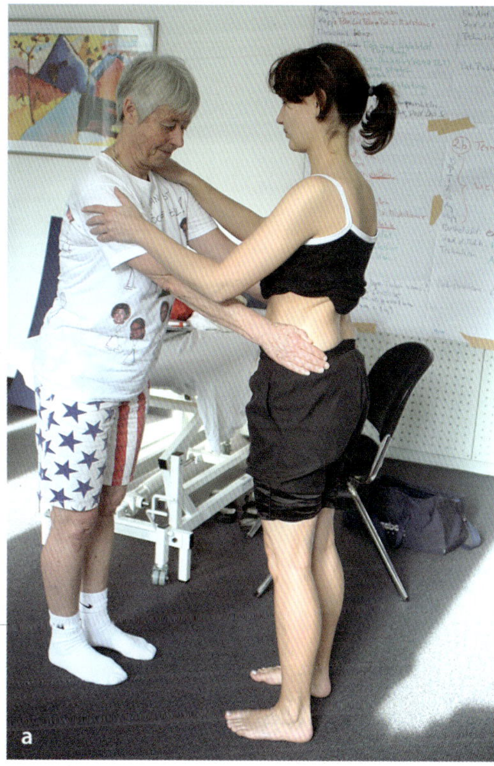

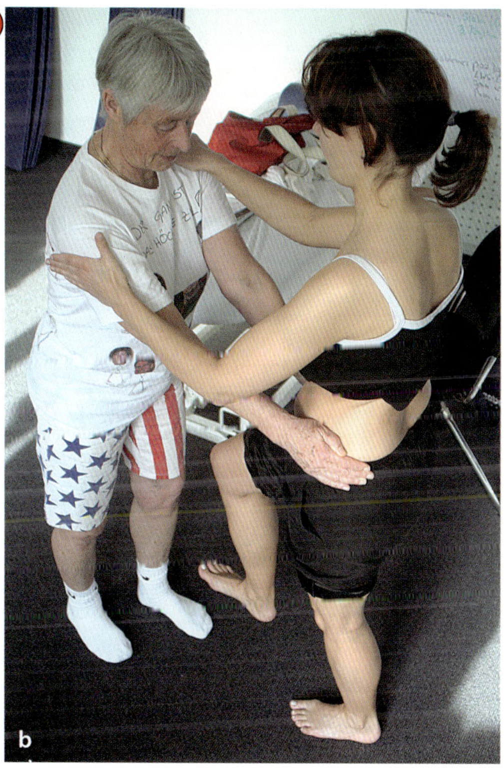

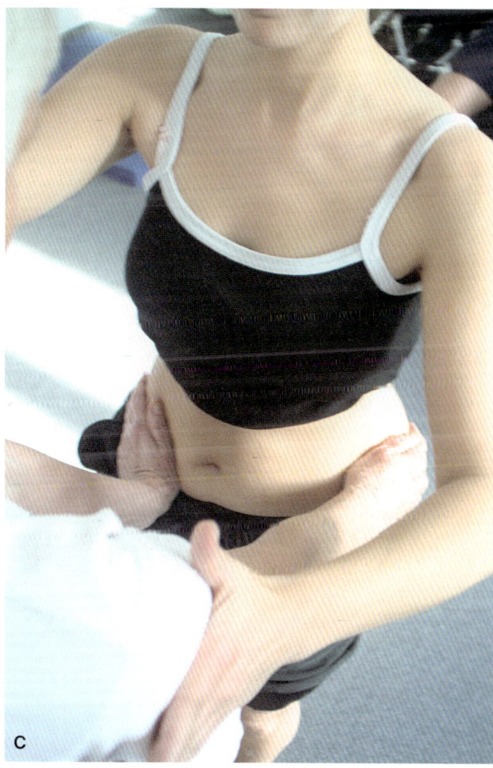

그림 12.3a–c. 스프린터 패턴에서의 걸음 순서. a: 압축. b: 오른쪽 다리–중간유각기, 왼쪽 다리–중간입각기. c: 오른쪽 다리–중간유각기, 왼쪽 다리–압축

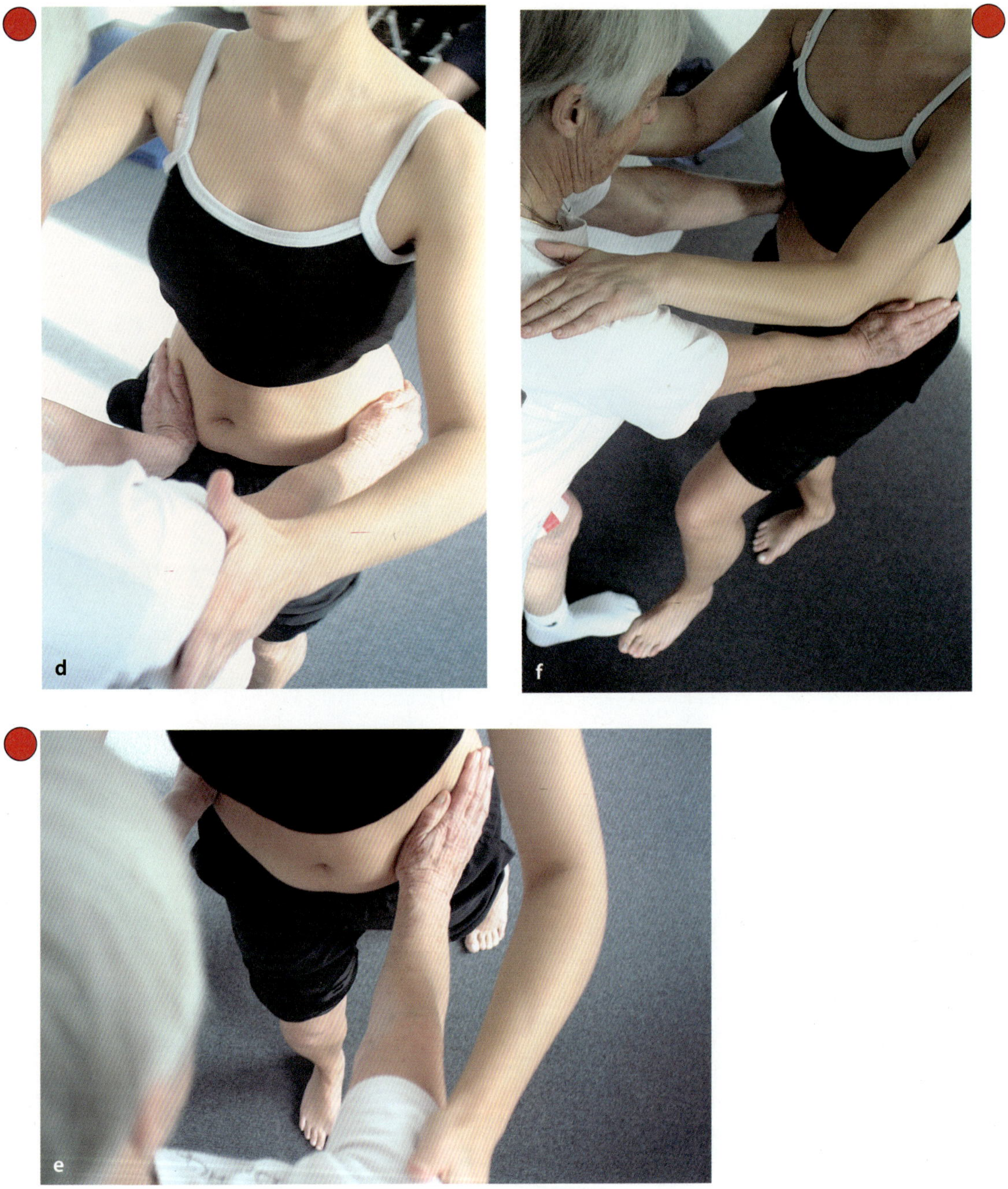

그림 12.3d-f. 스프린터 패턴의 걸음 순서. **d**: 종말입각기, 종말유각기-치료사의 양손은 앞쪽에 배치. **e**: 중간입각기-오른쪽 다리. **f**: 중간유각기-왼쪽 다리

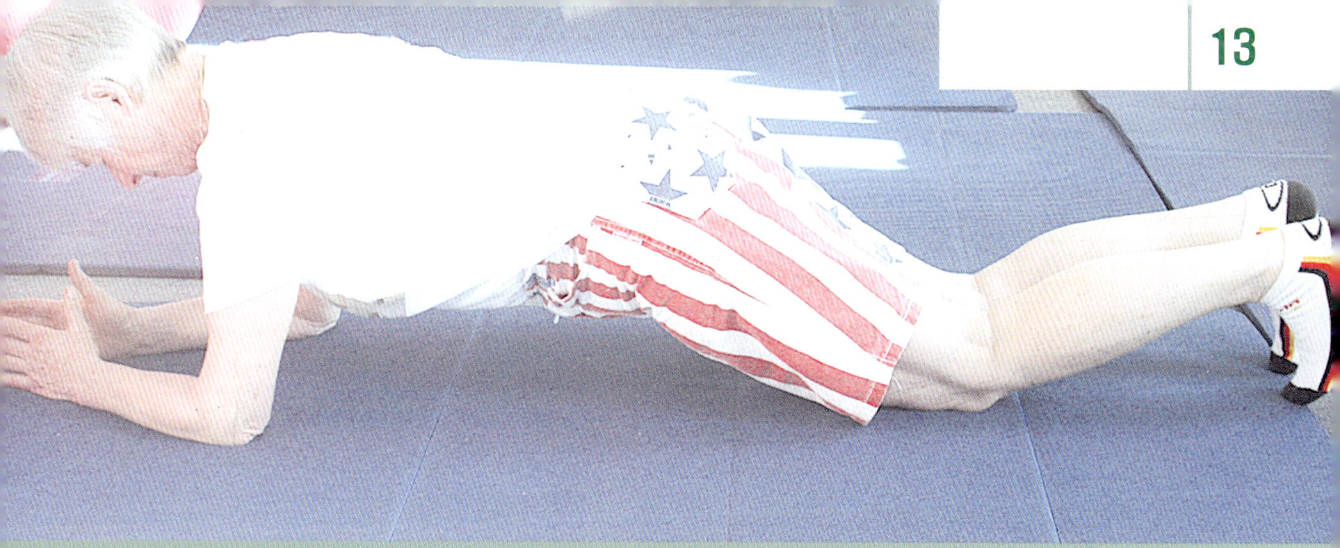

13 초핑(chopping)

13.1 초핑에 대한 기본 정보

Maggie Knott는 그녀의 PNF 교재 첫째 판에서 초핑(chopping)을 소개했다. 그녀는 몸통을 강화하기 위해 비대칭적인 양팔 패턴과 목 패턴을 사용했다. 폄-벌림-안쪽 돌림 패턴에 저항을 제공했고, 한쪽 팔은 다른 쪽 팔을 잡는다.

그녀는 초핑 패턴을 좋아했고, 몸통 근육과 허리네모근을 활성화시켰다. 초핑은 몸통 굽힘과 돌림 및 옆굽힘(허리네모근)에서 수행되었다. 초핑은 여러 자세에서 수행되었다. 종종 다리들이 대단위 굽힘쪽으로 올라오기도 한다. 중력에 대항해 누운 자세에서 앉은 자세로 일어나는 것이 하나의 기능으로써 훈련되었다. 앉은 자세에서, 초핑은 구심성으로 수행되었고, 이는 치료사에게 매우 힘든 치료법이었다. 나중에 초핑은 팔의 방향과 반대방향으로 다리를 굽힘하는 비대칭 양쪽 다리 패턴과 함께 수행되었다. 이 기법은 몸통 돌림이 목적이었지만, 대단위 굽힘 패턴에서 일어났다.

초핑(◘ 그림 13.1과 13.2)은 내가 가장 선호하는 협응 패턴이 되었다. 초핑은 나무를 짜르는 모습을 의미한다. 이제 나는 보행주기의 이중지지기, 초기접지기 및 종말입각기에서 초핑을 본다. 양쪽 팔은 초기접지기 쪽으로 폄과 돌림된다. 머리는 약간의 굽힘과 옆굽힘되며, 초기접지기 쪽으로 돌림한다. 이런 구심성 보행 단계 이후에, 나는 초핑이 부하반응기와 전유각기에서 원심성으로 일어나는 것을 본다. 초핑은 모든 운동조절 단계에서 수행될 수 있고, 많은 PNF 패턴과 결합될 수 있다. 많은 환자 문제들이 초핑으로 치료될 수 있는데, 그 이유는 초핑이 몸통, 목, 어깨관절, 팔꿉관절, 엉덩관절, 무릎관절 및 발목관절 등의 근육을 활성화시킬 수 있기 때문이다. 강조 타이밍을 통해 단일 근육군이 강화될 수 있다. 초핑을 가르칠 때, 나는 꼬박 하루의 시간이 필요하다. 머리의 똑바른 자세는 매우 중요하지만, 머리에 저항을 주지 않는데, 그 이유는 중력을 이겨내는 데 있어 머리의 무게가 충분한 저항이 될 수 있기 때문이다.

처음에 유아는 두 다리로 선 자세를 취한 후, 나중에 한 다리로 설 수 있다. 그래서 초핑은 나의 치료 프로그램에 중심이 된다.

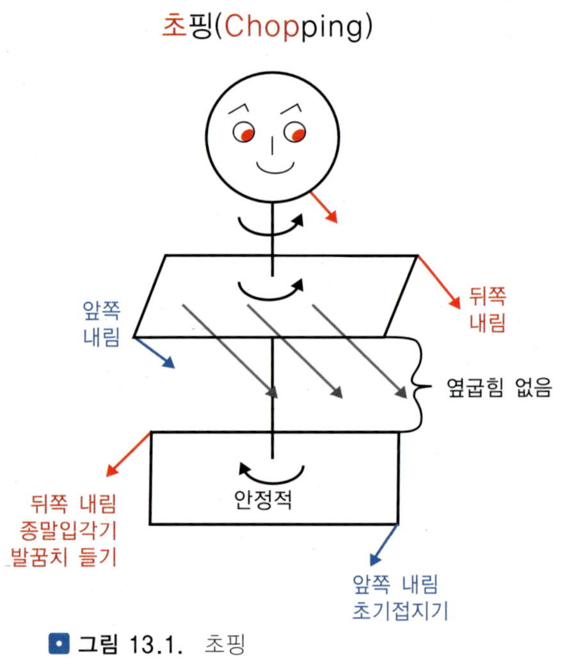

◘ 그림 13.1. 초핑

13

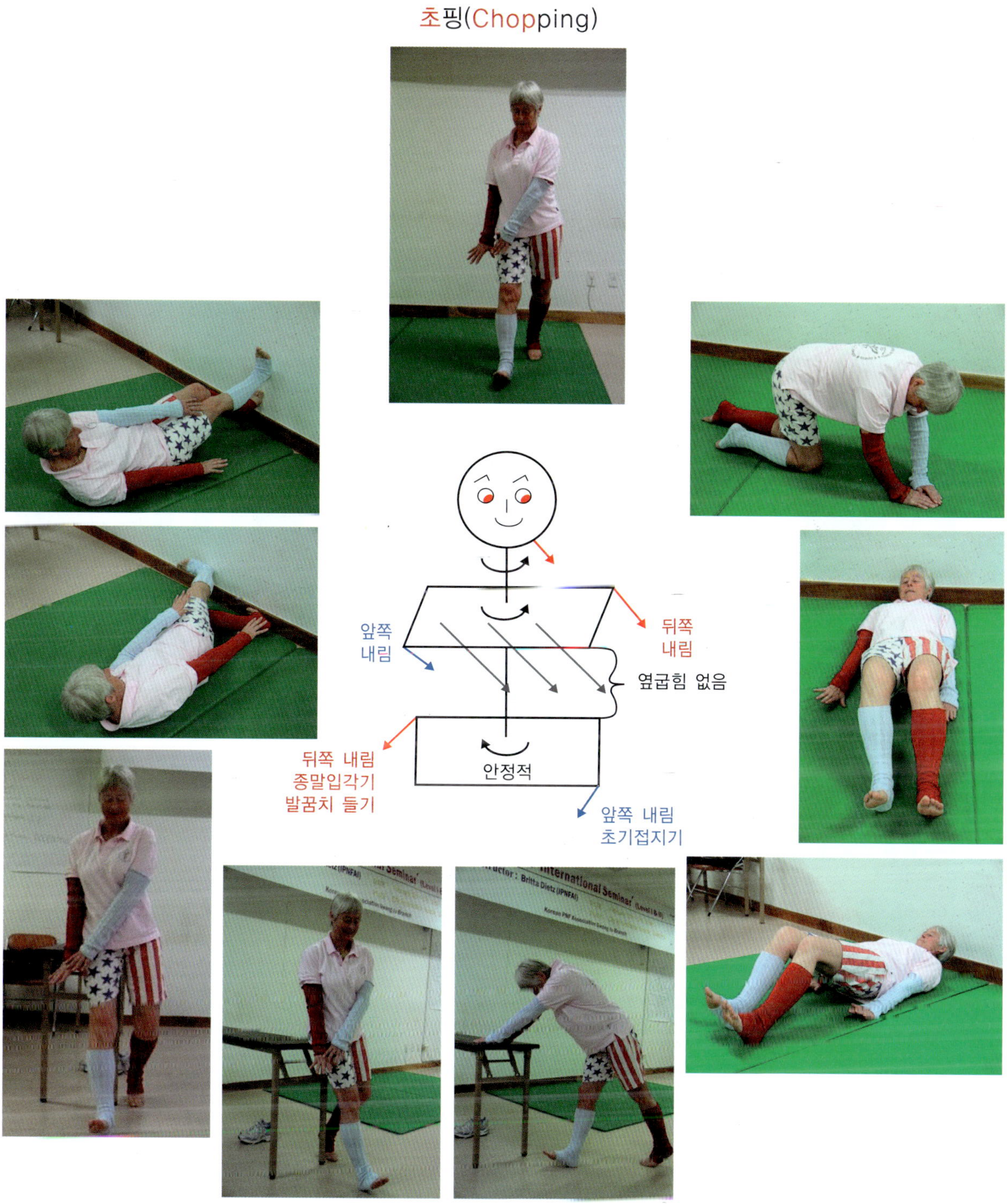

그림 13.2. 초핑-어깨뼈 패턴과 골반 패턴

13.2 머리 굽힘과 몸통 돌림을 위한 비대칭 양팔 패턴

몸통 돌림과 이중지지기(그림 13.3) **뒤쪽 다리:** 폄-모음-안쪽 돌림 (그림 13.3a)	**스프린터**	종말입각기 전유각기	구심성 수축 원심성 수축
앞쪽 다리: 폄-모음-가쪽 돌림 (그림 13.3b)	**스케이터** 부하반응기	초기접지기	구심성 수축 원심성 수축

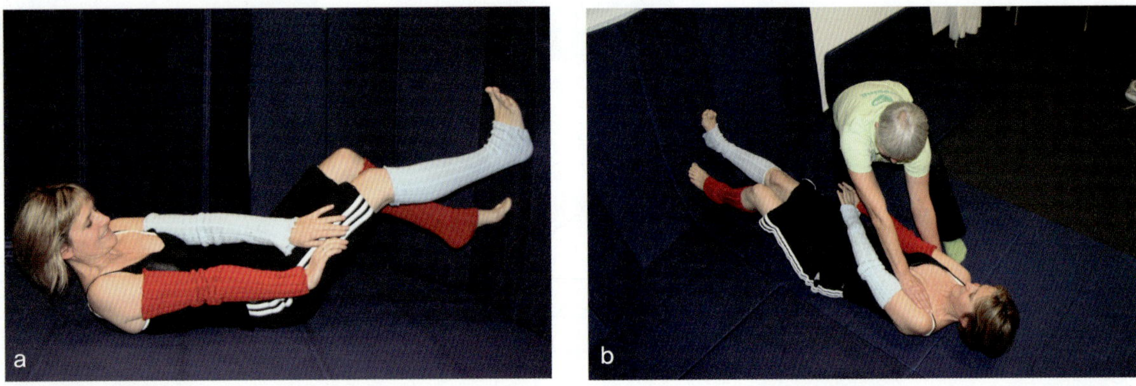

그림 13.3a,b. 이중지지기 단계에서의 몸통 돌리기. a: 능동운동. b: 치료사는 저항을 가한다.

요점

약간의 몸통 굽힘
- 위쪽 다리의 폄-모음-가쪽 돌림. 궁둥뼈결절: 아래쪽-안쪽
- 아래쪽 다리의 폄-벌림-안쪽 돌림. 궁둥뼈결절: 아래쪽-바깥쪽
- 몸통 돌림 강화
- 머리: 턱을 안쪽으로 당김. 목굽힘근의 단축
- 옆굽힘 없음.

기능적 가치

운동조절 단계 모두에서 실행할 수 있다.
- 시작자세: 엎드린 자세, 누운 자세, 옆으로 누운 자세
- 네발기기, 앉기, 기울여 서기, 의자 앉기, 보행

기법

- 안정화 반전
- 율동적 안정화
- 등장성 복합
- 초기 스트레칭
- 반복 스트레칭

13.3 초핑-운동조절 단계

보행의 이중지지기

운동조절 단계	시작 자세	기법	주의
1. 안정성 (■ 그림 13.4a–f)	– 팔꿈치로 엎드린 자세 – 네발기기 자세 – 곰 서기 자세 – 교각 자세	안정화 반전 율동적 안정화	저항의 저항 팔다리로 체중부하 모든 패턴은 내림
2. 안정성 위의 가동성 (■ 그림 13.5a–g)	– 중력의 도움으로 옆으로 누운 자세	– 등장성 복합	테라밴드 조절 옆굽힘 없음
	– 중력을 이기고 누운 자세	– 초기 스트레칭 – 반복 스트레칭 – 등장성 복합	약간의 엉덩관절 굽힘 5점 찾아보기 양쪽 궁둥뼈결절: 내림 양쪽 어깨뼈: 내림 머리: 굽힘
	– 중력을 이기 옆으로 누운 자세 – 치료대 가장자리에서 서기 자세	– 초기 스트레칭 – 등장성 복합 – 등장성 복합	위쪽 어깨뼈의 뒤쪽 내림 내림 강조 초기접지기를 위한 발등굽힘근 종말입각기(발꿈치 들기)에서의 엉덩관절 폄
3. 통제된 가동성 (■ 그림 13.6a–d)	– 앉은 자세에서 선 자세로 선 자세에서 앉은 자세로 – 네발기기 자세 – 곰 서기 자세	– 등장성 복합	선 자세에서 앉은 사세: 가동범위 향상 팔꿈치 굽힘: 선 자세와 네발기기 자세에서 앞쪽으로 체중이동 선 자세에서 앉은 자세: 궁둥뼈결절 유지 선 자세: 체중 이동 종말입각기: 엄지발가락 위로 구르기
4. 숙련성 (■ 그림 13.7a–e)	– 누운 자세에서 옆으로 앉은 자세로 – 초핑 패턴에서 걷기 시팡이 사용	– 등장성 복합	턱 당김–목 굽힘근 단축 체중부하 팔의 뒤쪽 내림 강조

초핑–안정성(보행의 이중지지기)

시작자세
- 팔꿈치로 엎드린 자세
- 네발기기 자세
- 곰 서기 자세
- 교각 자세

기법
- 안정화 반전
- 율동적 안정화

주의
- 저항의 적응
- 팔다리로 체중부하
- 모든 패턴은 내림

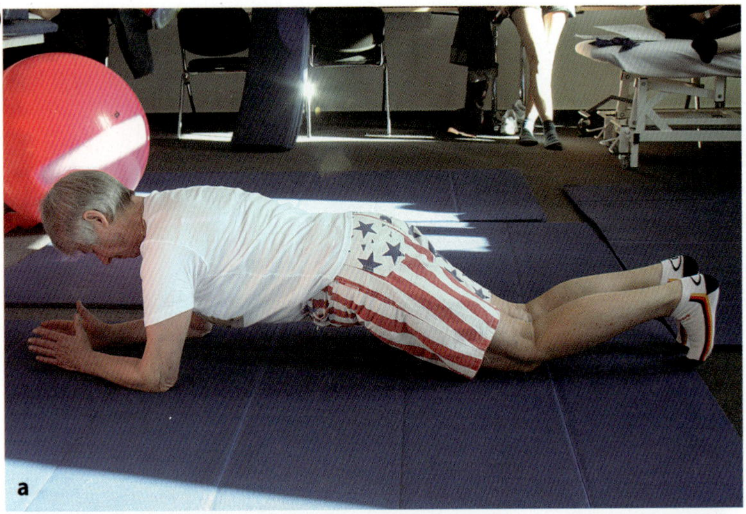

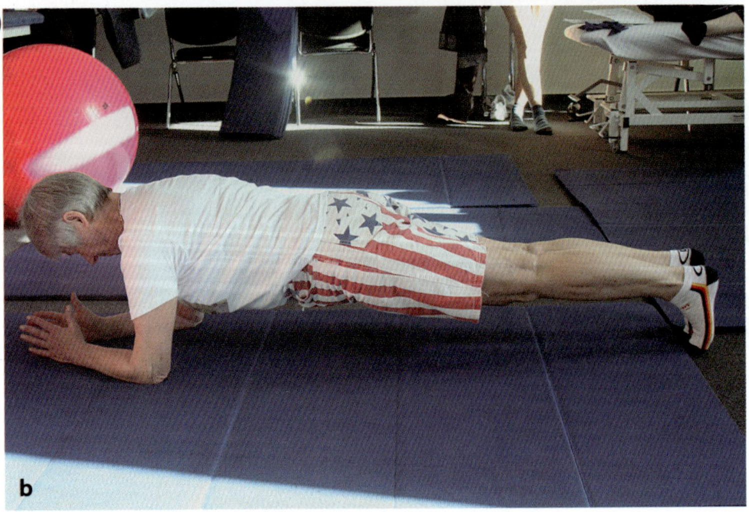

그림 13.4a,b. 안정성 작업.
a: 엎드린 자세: 팔꿈치로 버티기–무릎 접촉. 양쪽 팔꿈치를 오른쪽으로, 양쪽 무릎을 왼쪽으로 민다.
b: 팔꿈치로 엎드린 자세–발가락은 a와 동일

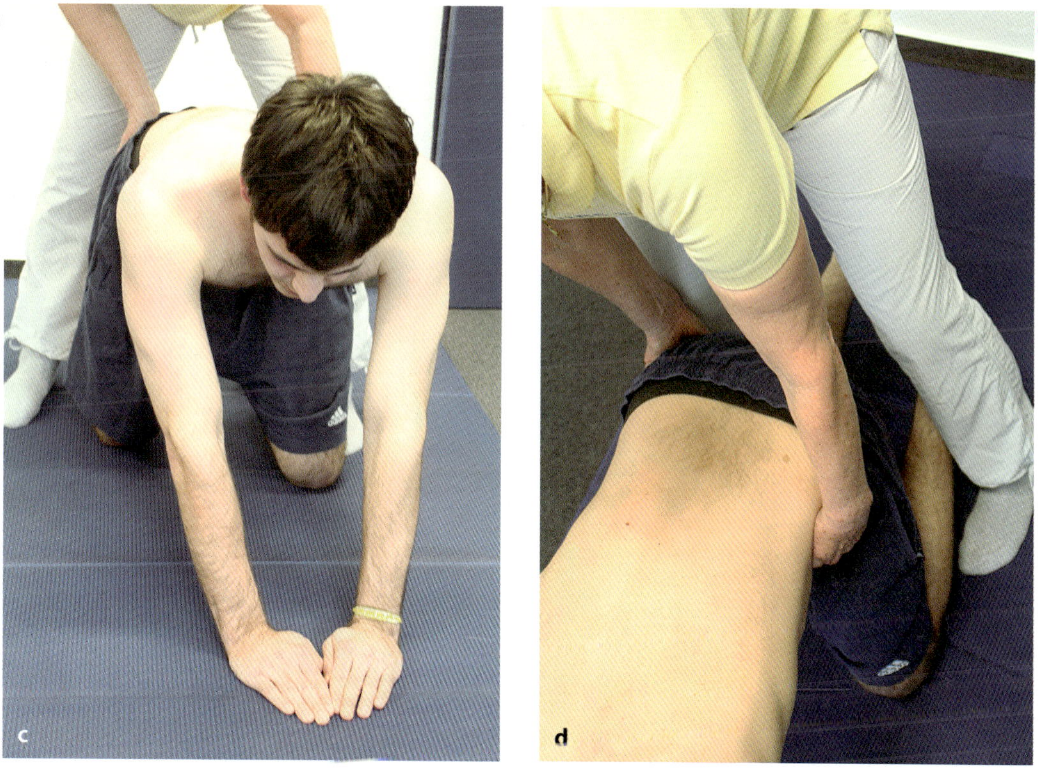

그림 13.4c,d. 안정성을 위한 작업. **c**: 네발기기 자세. **d**: 골반에 대한 율동적 안정화 (앞쪽 내림/뒤쪽 내림)

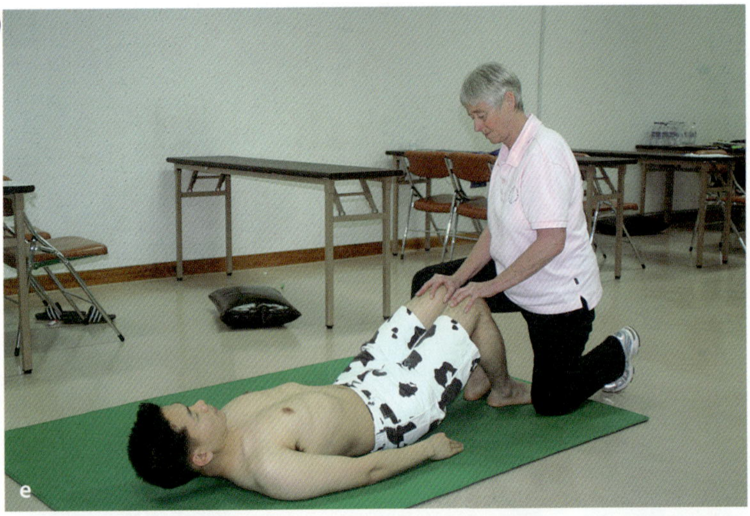

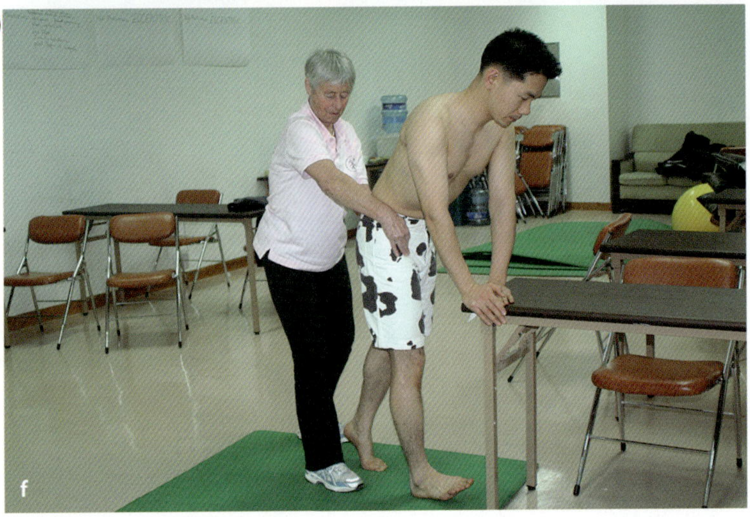

■ **그림 13.4e,f.** 안정성을 위한 작업. **e**: 교각 자세. 왼쪽 다리: 종말 입각기. 오른쪽 다리: 초기입각기. **f**: 곰 서기 자세. 골반에 대한 율동적 안정화 기법 적용

초핑-안정성 위의 가동성

시작자세

1. 중력의 도움으로 옆으로 누운 자세
2. 중력을 이기고 누운 자세
3. 중력을 이기고 옆으로 누운 자세
4. 치료대 가장자리에 서기: 발의 발등굽힘 강조
5. 치료대 가장자리에 서기: 엉덩관절의 폄 강조

기법

- 등장성 복합
- 초기 스트레칭
- 반복 스트레칭

주의

테라밴드 조절, 뒤쪽 내림
약간의 엉덩관절 굽힘, 양쪽 궁둥뼈결절, 어깨뼈 및 머리 등의 조절
어깨뼈 뒤쪽 내림
초기접지기: 발의 발등굽힘근
종말입각기에서의 엉덩관절 폄과 발꿈치 들기

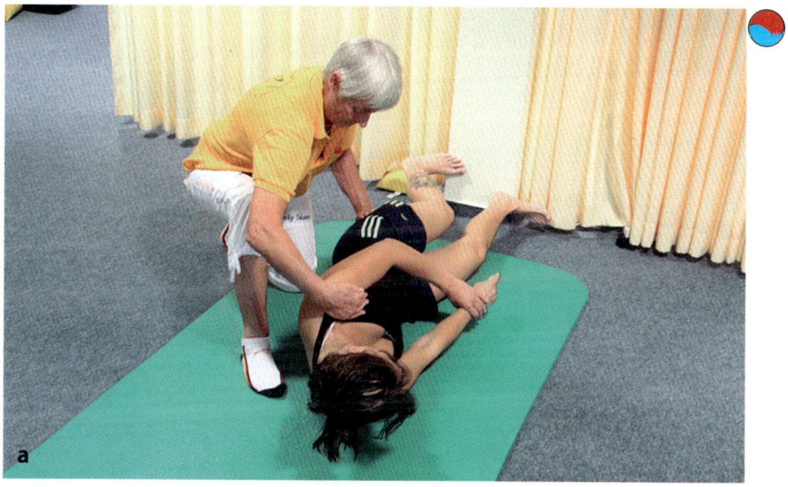

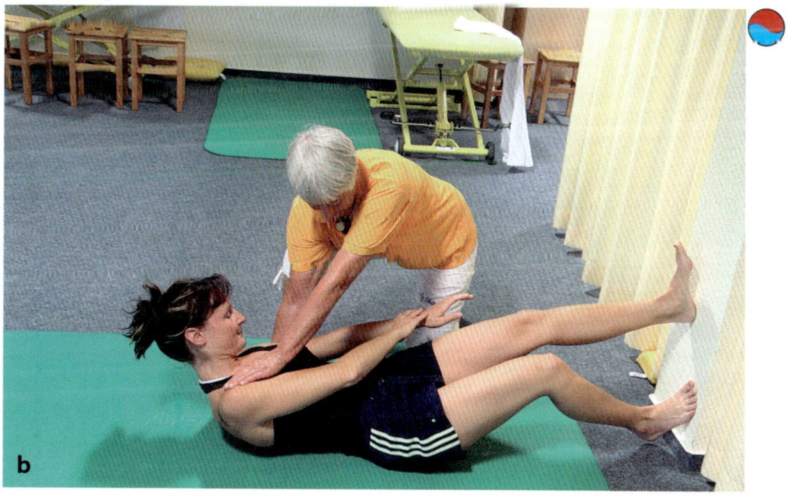

그림 13.5a,b. 안정성을 위한 작업. a: 중력을 이용하여 옆으로 눕기. b: 중력을 이기고 누운 자세

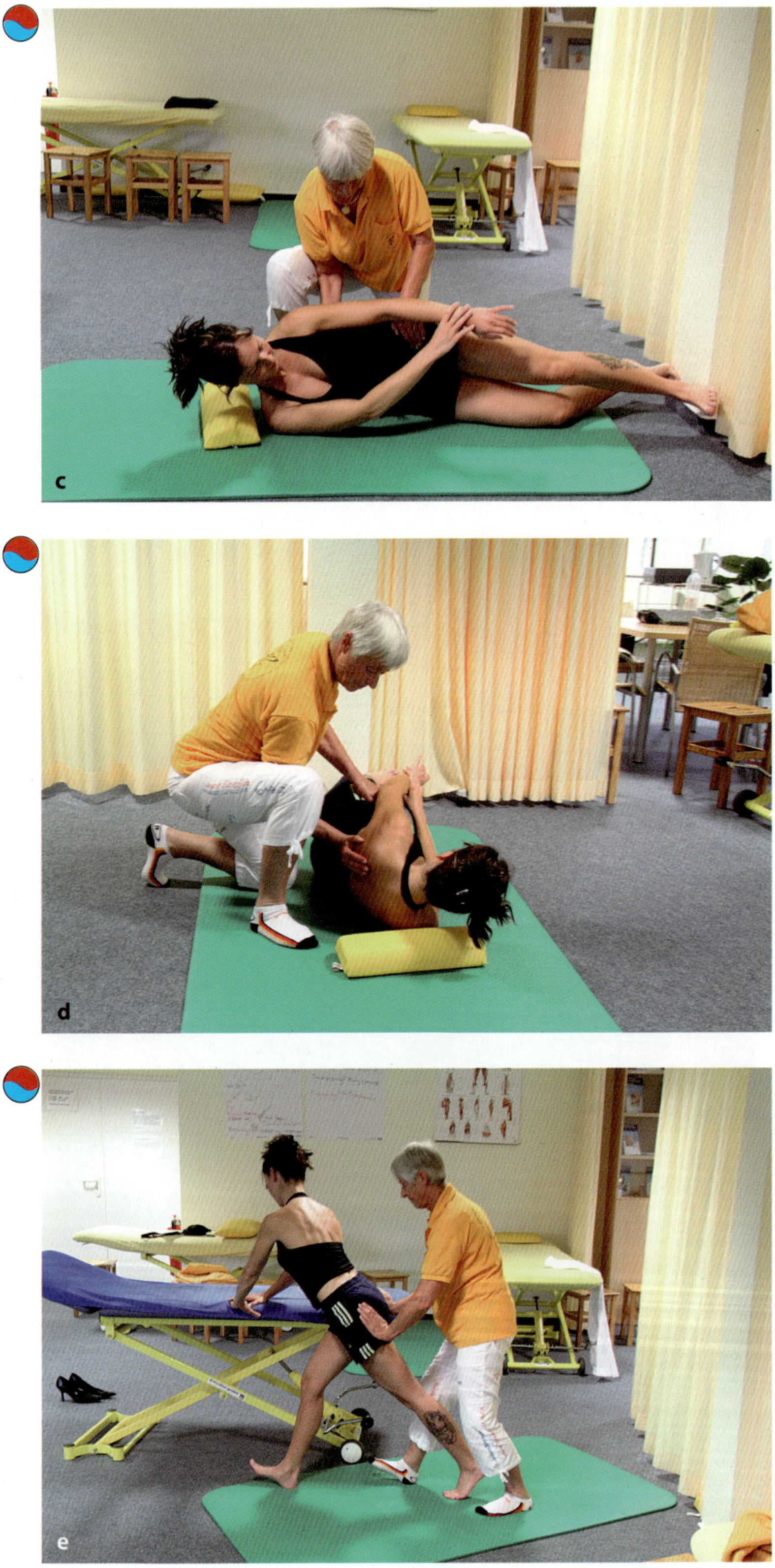

그림 13.5c–e. 안정성 위의 가동성. **c**: 중력을 이기고 옆으로 누운 자세. **d**: 어깨뼈의 뒤쪽 내림. **e**: 종말입각기: 엉덩관절 폄

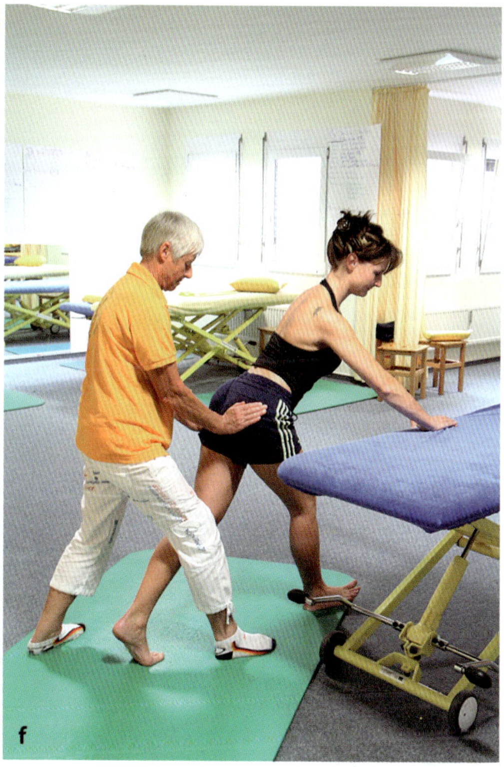

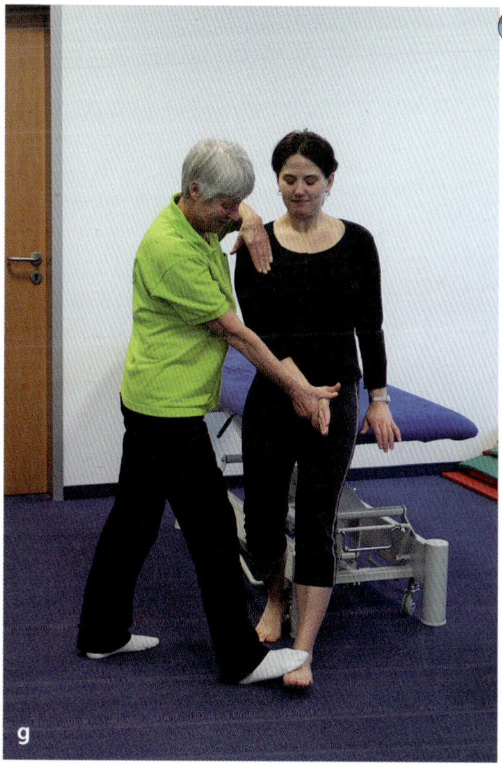

그림 13.5f,g. 안정성 위의 가동성. f: 몸통의 안정성. 치료사는 양쪽 궁둥뼈결절을 조절한다. 종말입각기: 왼쪽 발목관절의 통제된 가동성. g: 가장자리에 서기: 오른팔-노뼈 밀기 패턴, 왼팔-폄-벌림-안쪽 돌림 패턴. 치료대에 왼쪽 궁둥뼈결절을 올려 놓는다. 발의 발등굽힘근을 위한 강조 타이밍

초핑–통제된 가동성

시작자세	– 앉은 자세에서 선 자세로
	– 선 자세에서 앉은 자세로
	– 네발기기 자세
	– 곰 서기 자세
기법	– 등장성 복합
	– 율동적 안정화
주의	– 등으로 기대고 어깨관절의 가동범위 획득
	– 앞으로 기대고 팔꿉관절의 가동범위 획득
	– 선 자세에서 앉은 자세: 궁둥뼈결절 조절
	– 선 자세에서 양쪽 다리로 체중 이동

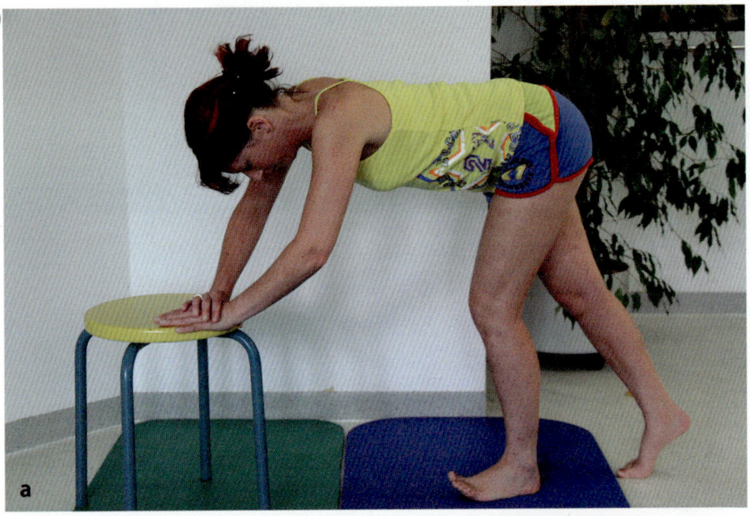

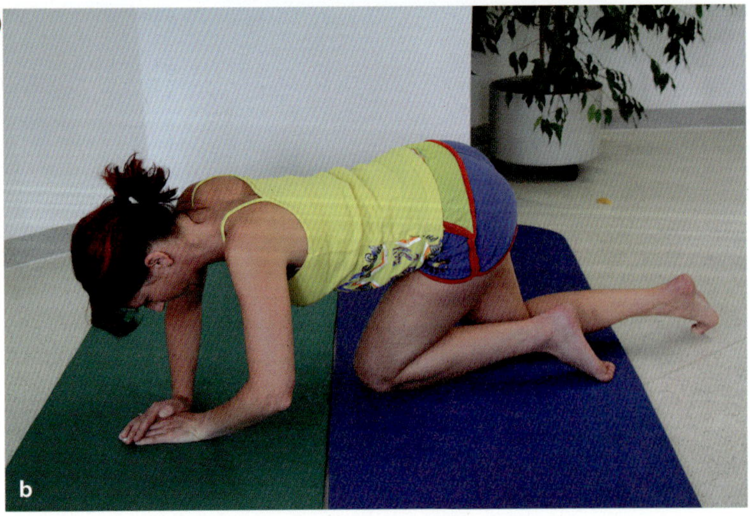

그림 13.6a,b. 통제된 가동성. **a**: 어깨관절의 가동범위 증가를 위한 곰 서기 자세. **b**: 네발기기 자세: 팔꿈치에서의 통제된 가동성

13

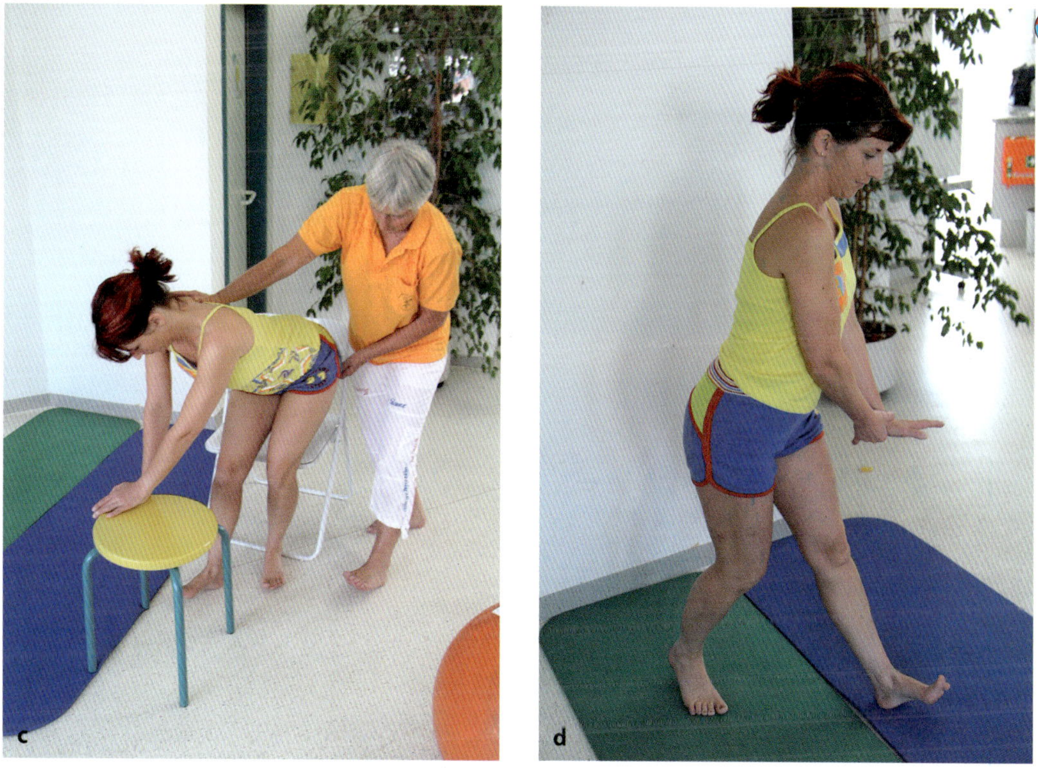

그림 13.6c,d. 통제된 가동성. c: 선 자세에서 앉은 자세로. d: 선 자세에서 체중 이동

초핑–숙련성

시작자세 – 누운 자세에서 옆으로 앉은 자세
– 초핑 패턴에서 걷기

기법 등장성 복합

주의 턱 당김, 양쪽 어깨뼈: 내림/돌림

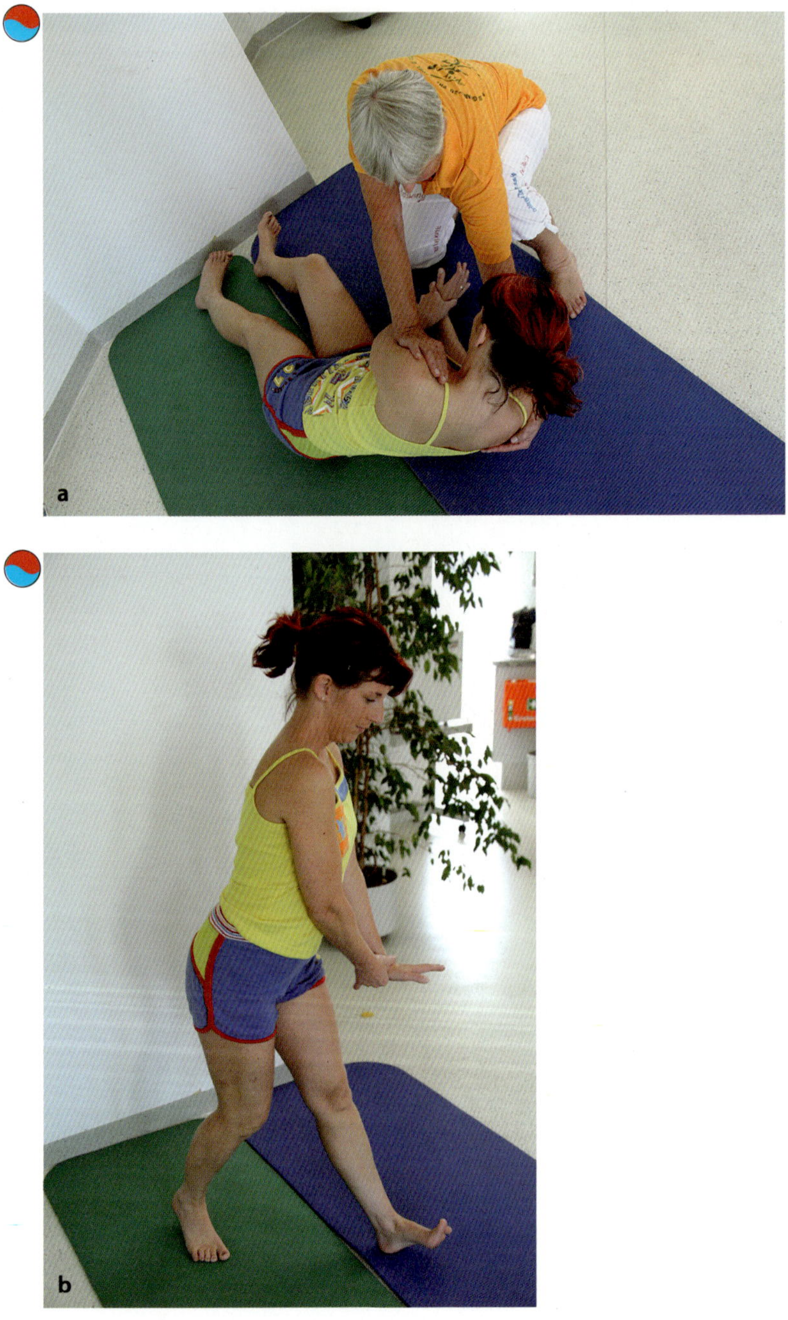

그림 13.7a,b. 숙련성 획득.
a: 누운 자세에서 옆으로 앉은 자세.
b: 보행–초핑 강조

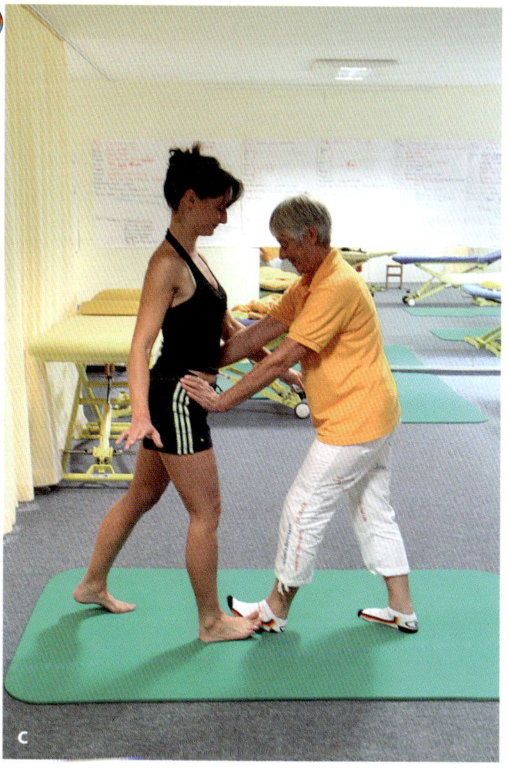

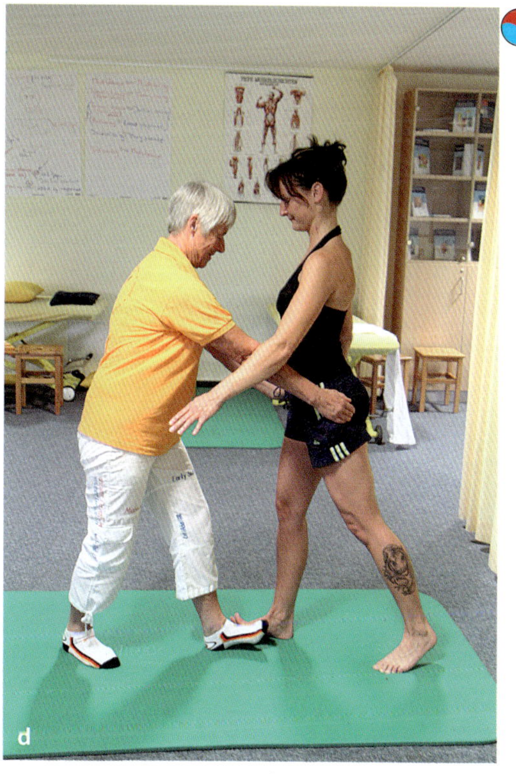

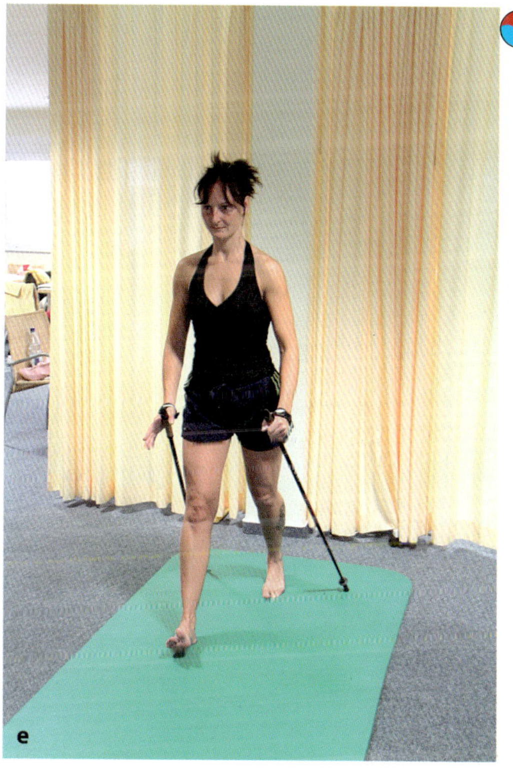

그림 13.7c–e. 수련성 획득. c와 d: 저항을 이기고 걷기. 돌림을 위해 팔에 저항. e: 지팡이 사용

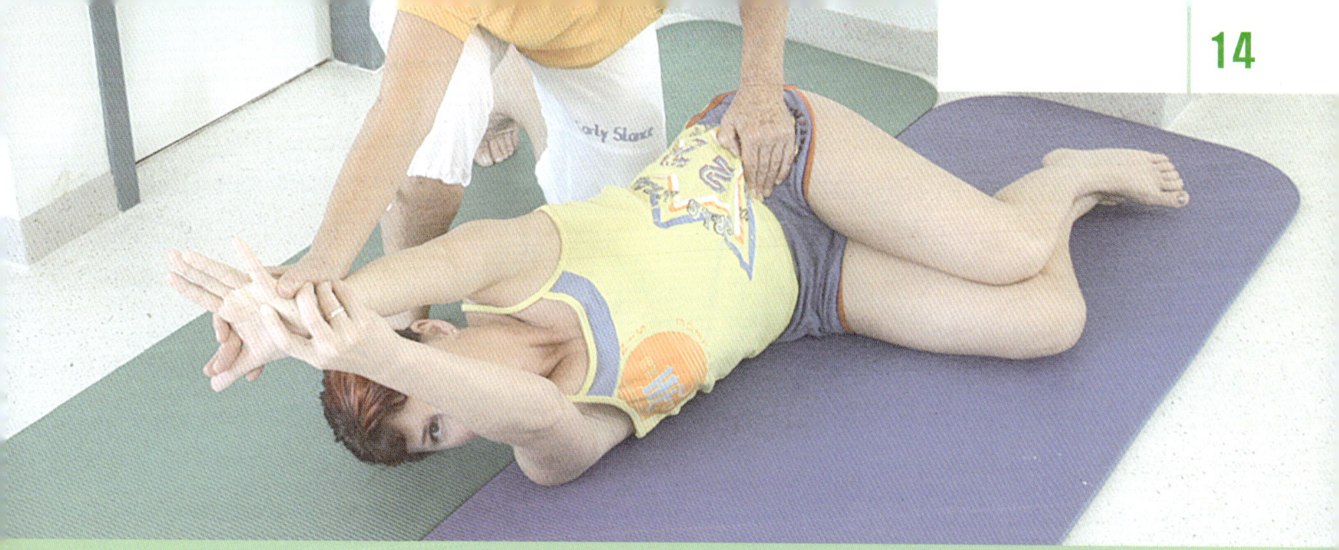

14 리프팅(lifting)

1950년대 Maggie Knott는 고유수용성 신경근 촉진법(PNF)에 대해 소개를 했다.

그녀는 그 책에서 몸통과 목의 폄과 몸통 돌림을 위해 목의 폄이 동반된 비대칭성 양팔 패턴인 리프팅에 대해 소개를 했다. 이때 양팔은 굽힘 패턴을 한다(■ 그림 14.1).

다음과 같은 문제점이 나타날 수 있다:

- 신체역학적인 측면에서의 부적절한 치료사의 자세. 환자는 누워 있고, 치료사는 환자를 중력을 거슬러 들어올려야 하고 또 환자는 중력의 도움을 받기 때문이다.
- 환자의 활동은 지나친 몸통의 젖힘과 허리뼈 앞굽음을 초래할 수 있다.
- 환자는 대단위 폄 패턴을 하게 된다.
- 운동의 지렛팔이 너무 길어서, 치료사와 환자를 힘들게 할 수 있다. 이런 동작은 기능적 운동을 강조하지 못한다.

이런 문제점은 다른 신체 자세에서도 똑같이 일어난다.

스프린터/스케이터 보행에서의 리프팅은 양 발이 지면으로부터 떨어지는 달리기 패턴에서 나타난다(한쪽 발의 종말입각기 이후와 다른쪽 발의 초기접지기 이전). 양다리는 굽힘 패턴(유각기)을 보이고, 양팔도 몸통과 목의 폄과 굽힘 패턴을 보이지만, 다리의 반대쪽으로 패턴을 보인다(■ 그림 14.2).

예를 들어, 축구의 골키퍼가 한쪽 골문의 위쪽으로 날아오는 공을 잡을 때처럼, 스포츠 선수는 충분한 몸통 안정성을 가지고 있다(■ 그림 14.3과 14.4).

치료 시 리프팅은 몸통 돌림과 올바른 자세를 교정하는 데 이용된다.

주의: 몸통 안정성은 골반의 앞쪽 올림에 의해 강화되고, 활동을 할 때 간과해서는 절대로 안 된다. 몸통 돌림의 가동성은 팔의 굽힘-모음 패턴을 통해 이루어진다.

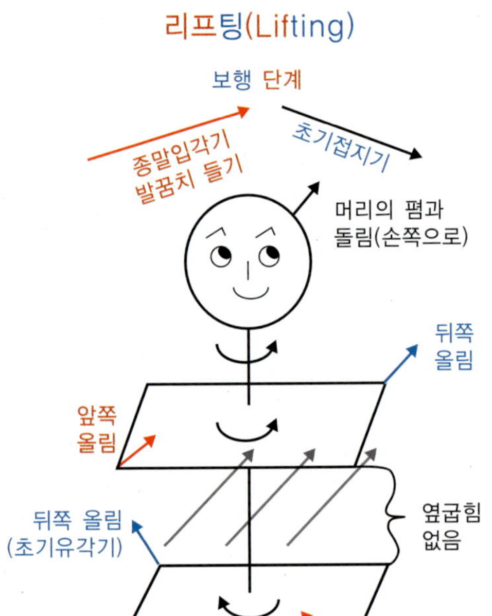

■ **그림 14.1.** 리프팅

14.1 리프팅-여러 자세의 달리기 단계

보행 단계

리프팅(Lifting)

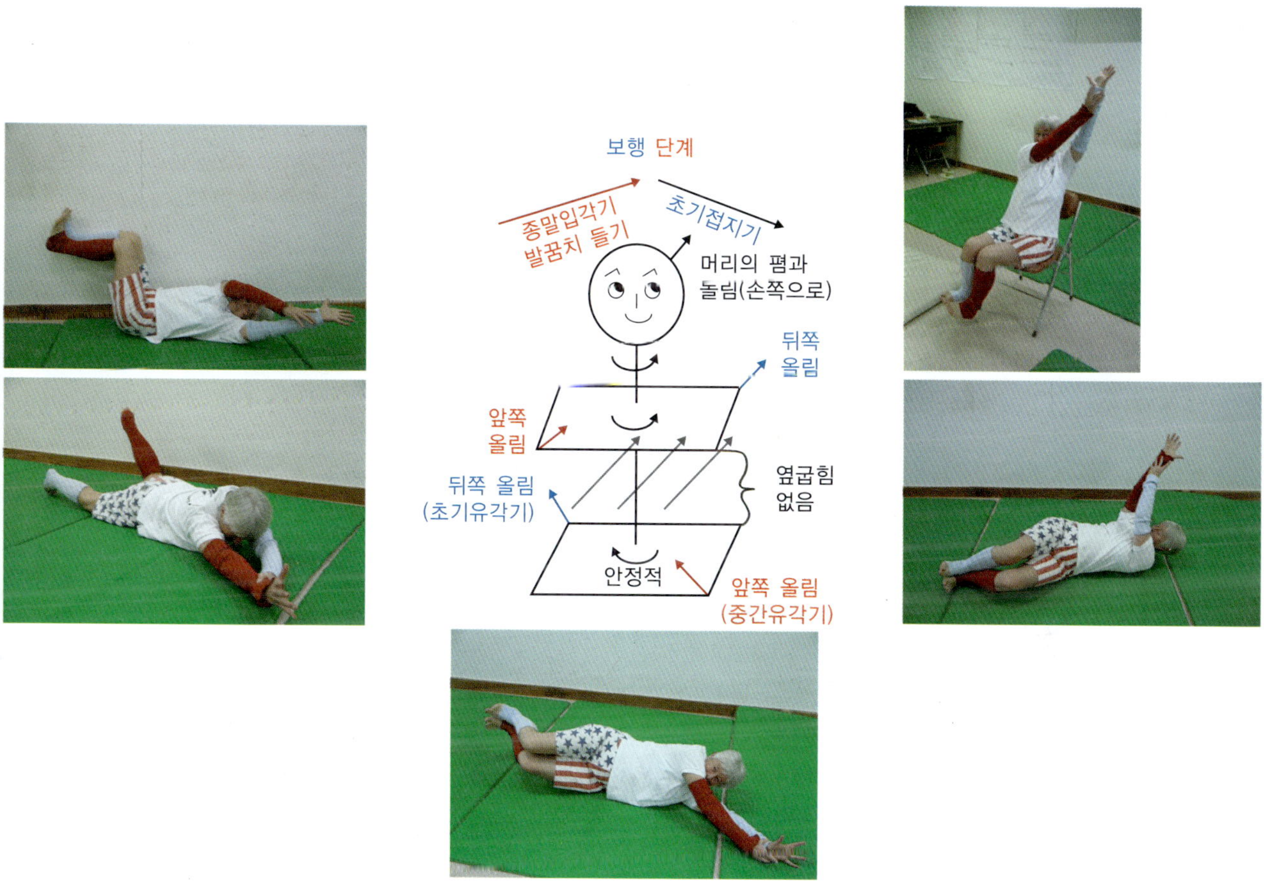

그림 14.2. 리프팅-어깨뼈 패턴과 골반 패턴

14.2 리프팅-목의 폄과 돌림이 동반된 몸통의 돌림과 폄

달리기 단계: 양발이 지면으로부터 떨어짐

팔		반대쪽 다리
굽힘-모음 -가쪽 돌림	스프린터	중간유각기
굽힘-모음 -가쪽 돌림	스케이터	초기유각기

요점

- 먼저 골반의 앞쪽 올림(배빗근의 활성화에 의해 몸통 안정성이 유지됨)
- 팔의 굽힘-모음을 통해 몸통의 돌림을 강조함
- 척추의 옆굽힘이 일어나지 않음
- 양쪽 발의 발등굽힘

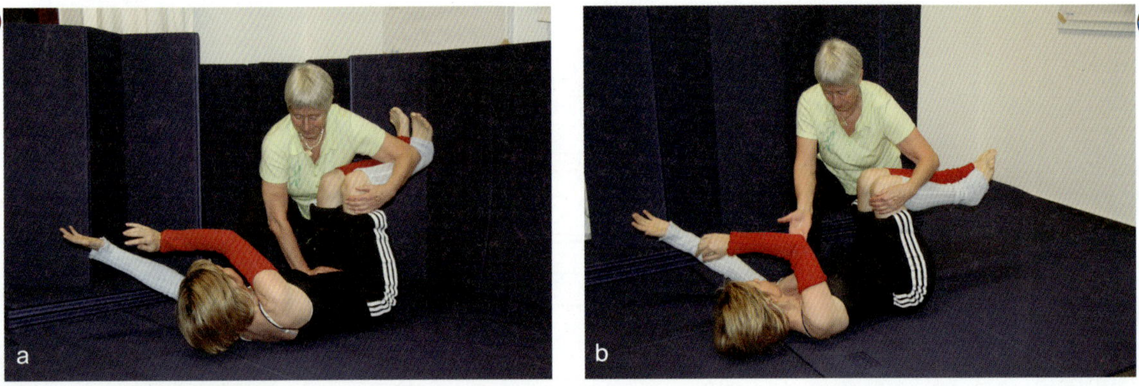

■ **그림 14.3a,b.** 등뼈의 돌림과 목의 폄이 동반된 몸통 폄. 다른 도수저항이 제공됨

기능적 가치

안정된 아래 몸통: 양쪽으로의 돌림과 함께 등뼈 세움. 목을 폄해서 양손을 바라봄.

신체 자세

- 누운 자세
- 옆으로 누운 자세
- 엎드린 자세
- 앉은 자세

기법

- 안정화 반전
- 초기 스트레칭
- 등장성 복합
- 반복 스트레칭

14

14.3 리프팅-운동조절 단계

안정성, 안정성 위의 가동성

운동조절 단계
- 안정성
- 안정성 위의 가동성

신체 자세
- 누운 자세
- 옆으로 누운 자세
- 엎드린 자세
- 앉은 자세

기법
- 안정적인 전환
- 초기 스트레칭
- 등장성 복합
- 반복된 스트레칭

그림 14.4a,b. 리프팅. **a**: 누운 자세: 사용된 각 기법과 관련된 안정성과 가동성. **b**: 중력 방향쪽으로 옆으로 눕기: 머리에 지항이 적용될 수 있음.

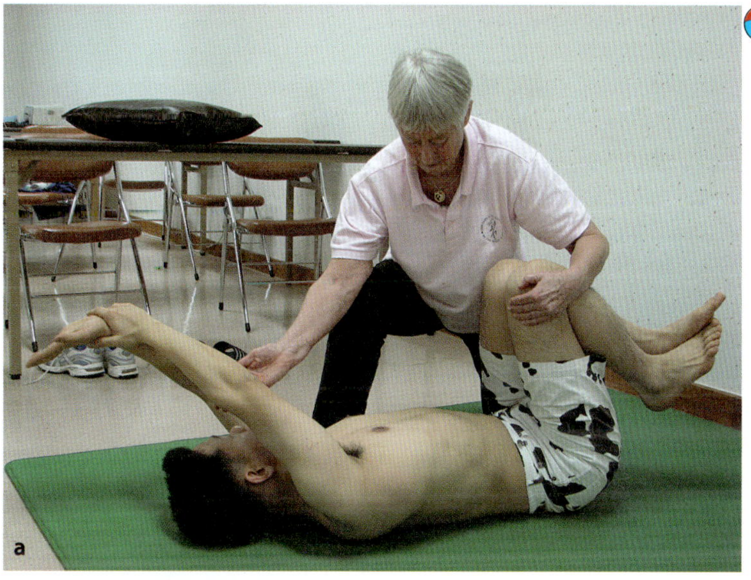

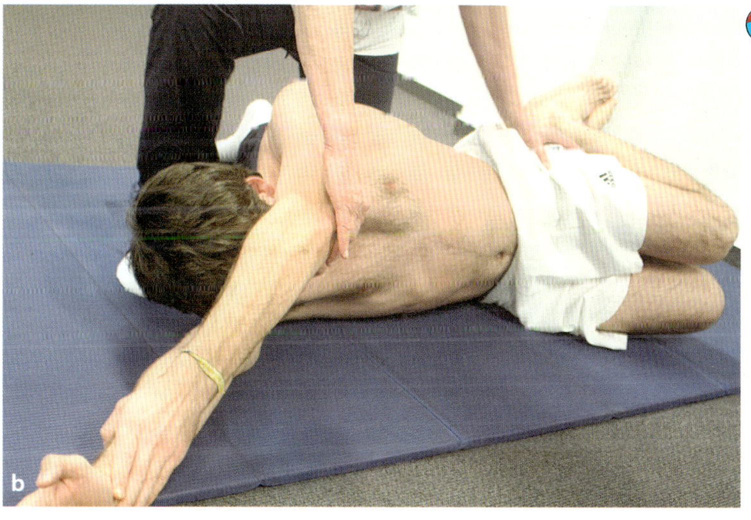

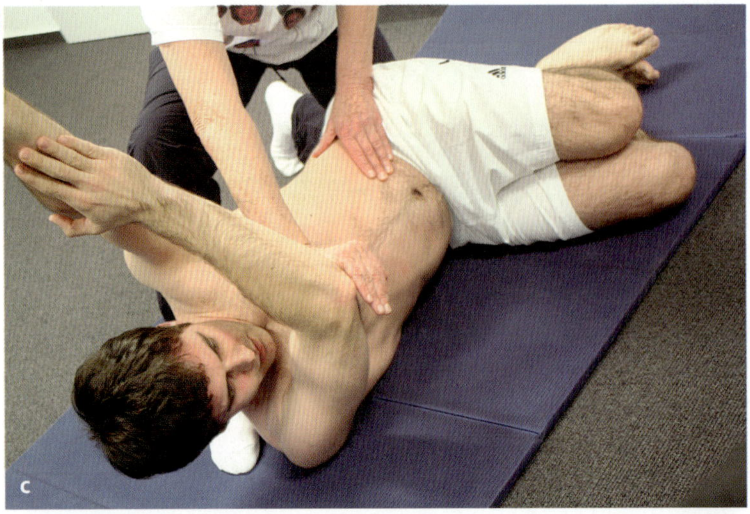

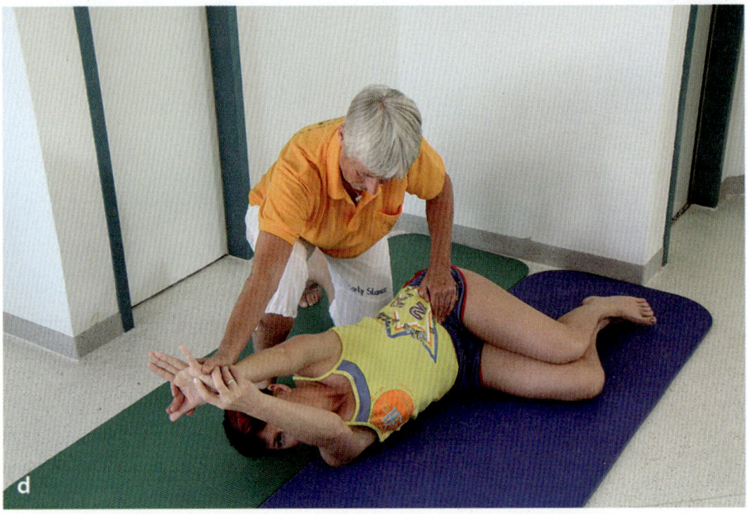

그림 14.4c,d. 리프팅. **c**: 옆으로 누운 자세: 중력을 이겨내고 옆으로 눕기. **d**: 긴 지렛대를 이용한 가동성

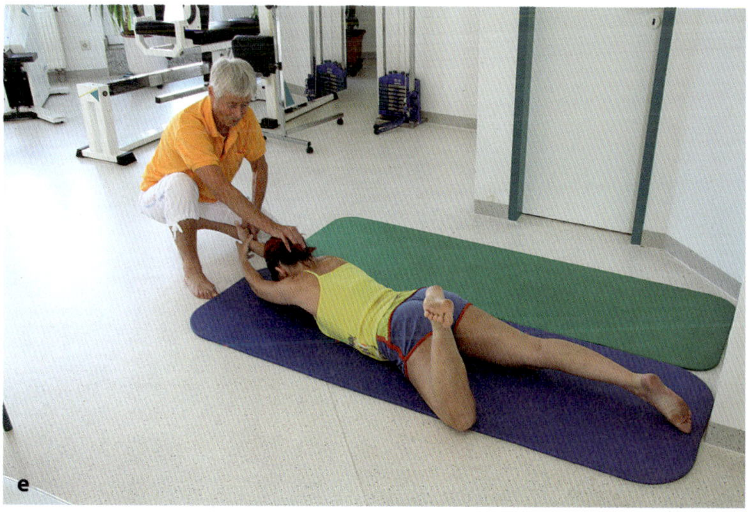

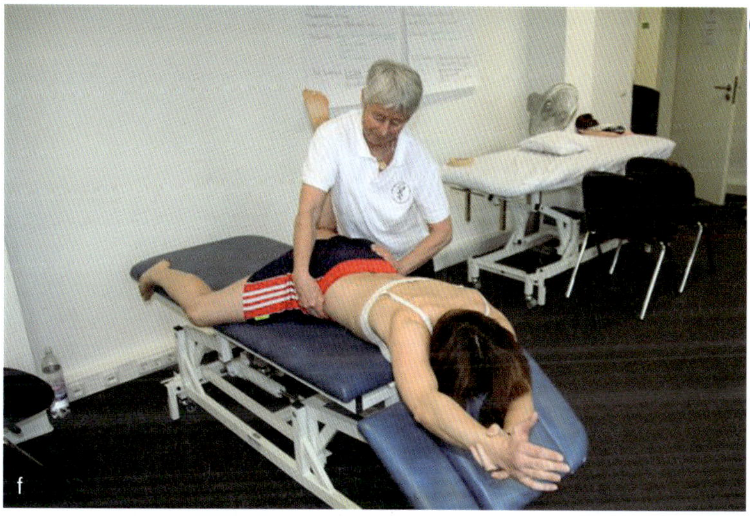

그림 14.4e,f. 리프팅. **e**: 엎드린 자세: 오른 다리로 바닥을 민다(중간유각기). **f**: 환자가 리프팅을 하는 동안, 물리치료사는 골반을 조절한다.

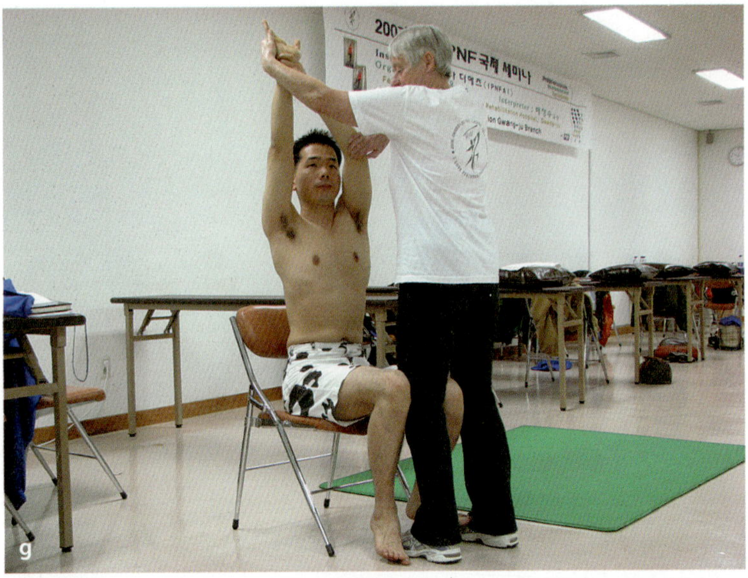

g

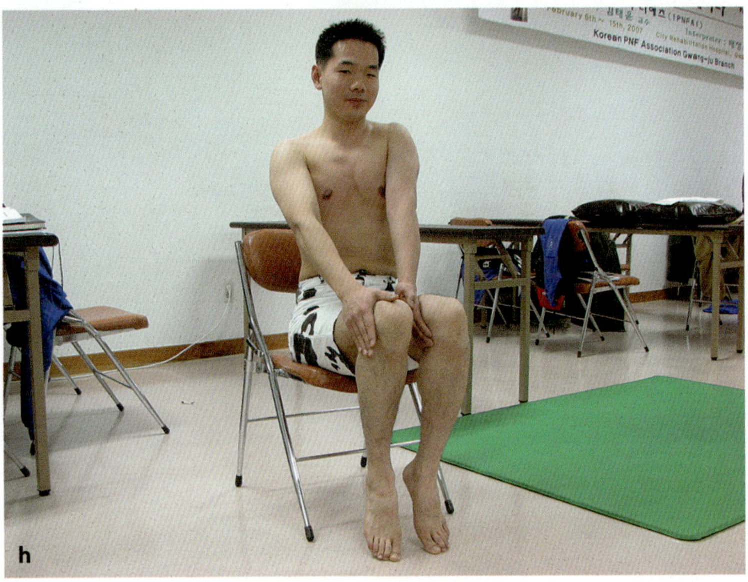

h

그림 14.4g,h. 리프팅. **g:** 앉은 자세: 양다리를 오른쪽으로 돌린다. **h:** 가정 운동. 양다리는 오른쪽으로, 어깨뼈와 팔은 왼쪽으로 움직인다 (양발은 발등굽힘해야 한다).

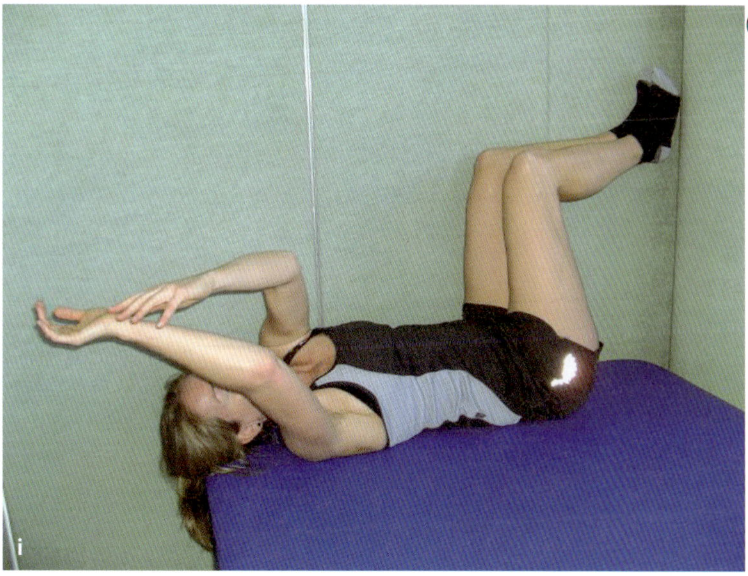

그림 14.4i. 리프팅. I: 누운 자세에서 가정 운동. 양다리로 벽을 밀고, 양팔을 반대쪽으로 움직인다.

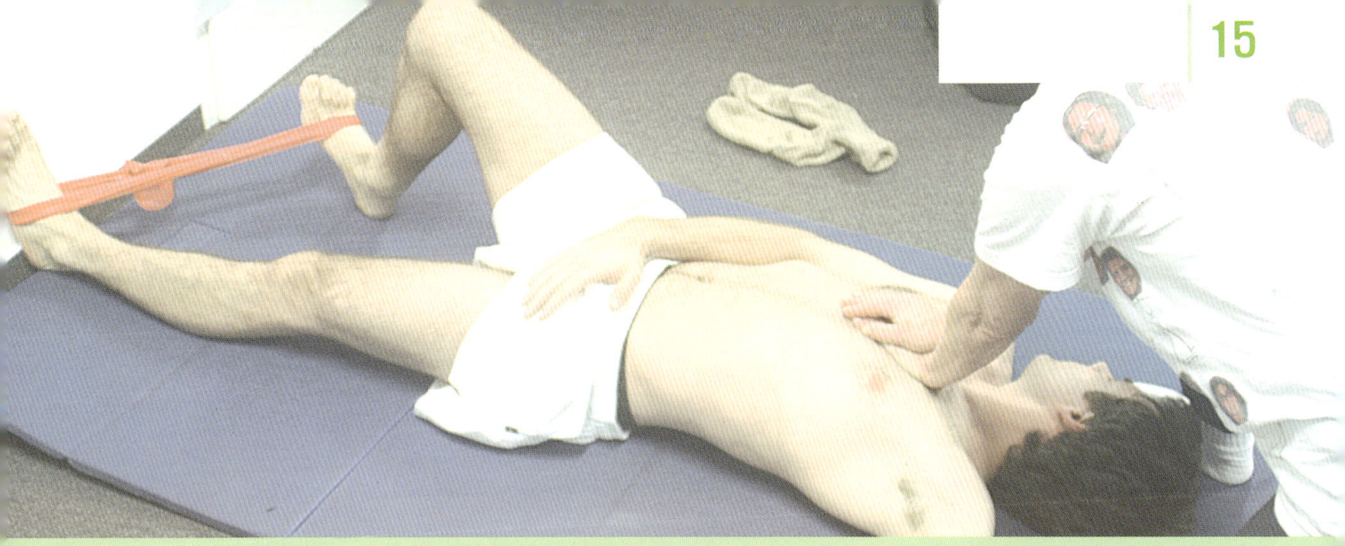

15 스프린터/스케이터 패턴을 이용한 PNF의 호흡 운동

Maggie Knott의 PNF 개념에서 호흡 훈련은 항상 기능적인 것은 아니었다. 예를 들어, 복식 호흡은 누운 자세에서 수행되고, 환자는 허리뼈를 앞굽음 시키면서 배를 앞으로 내밀었다.

나는 환자의 호흡을 강화하기 위해 PNF 개념으로써 스프린터/스케이터 협응 패턴을 여러 자세에서 이용했다(◘ 그림 15.1a-n). 몸통 돌림을 통해 호흡 용량을 증가시켰다. 그리고 동시에, 환자는 보행에서 똑바른 호흡을 하도록 준비했다.

적응증

- 호흡계 질환
- 신경학적 질환
- 하반신 마비 환자
- 수술 이후의 큰 흉터조직
- 중환자실의 환자
- 어깨관절 질환자
- 등뼈 굽힘 환자. 가로막 훈련은 척추뼈를 교정하는 기본 치료이다.

금기증

- 뼈엉성증

날숨

양손으로 환자의 가슴우리를 몸 중심으로 압박하고 또 돌림시킨다.

들숨

- 들숨을 할 때 저항을 제공한다.
- 냉 적용이 유용하다.

기법

- 초기 스트레칭
- 운동 도중의 반복 스트레칭
- 등장성 복합

돌림 적용(◘ 그림 15.1)

누운 자세에서

- **스케이터 패턴:** 흉식호흡. 숨을 들이쉬면서 팔의 굽힘-벌림-가쪽 돌림한다. 물리치료사의 양손은 복장뼈 위에 올려놓는다. 물리치료사는 환자의 머리쪽에서 선 자세를 취한다. 숨을 내쉴 때 반대쪽 돌림방향으로 도수보조를 해준다.
- **스케이터 패턴: 위쪽 갈비뼈 호흡.** 물리치료사의 양손을 빗장뼈 위쪽에 올려 놓는다. 돌림은 흉식 호흡 때와 동일하다.
- **스케이터 패턴: 아래쪽 갈비뼈 호흡.** 물리치료사의 양손을 아래쪽 갈비뼈에 올려 놓는다. 돌림은 흉식호흡 때와 동일하다.
- **스프린터 패턴: 복식 호흡.** 중간입각기와 중간유각기 때의 호흡. 중간유각기 때 환자는 배빗근을 활성화하고, 허리뼈의 앞굽음을 동시에 감소시킨다.
- 구두명령: "호흡을 들이쉬고, 몸통을 길게 만들어 보세요." 숨을 들이쉴 때, 가로막을 촉진하고 갈비뼈활(arc of costal) 부위를 스트레칭한다.

옆으로 누운 자세에서

- **스프린터 패턴:** 입각기 다리를 위쪽으로 위치시키고, 어깨뼈를 앞쪽 올림한다. 팔다리 패턴은 돌림과 함께 호흡을 강조한다. 물리치료사는 환자의 등쪽에서 선 자세를 취한다.
- **스케이터 패턴:** 어깨뼈 뒤쪽 올림과 골반 앞쪽 내림. 물리치료사는 환자의 앞에 위치한다.

엎드려 누운 자세에서

- **스프린터/스케이터:** 물리치료사의 손은 아래쪽 갈비뼈 위에 배치한다.

보행에서

- **스프린터/스케이터:** 패턴의 입각기가 강조된다.

초핑과 리프팅에서

- **스프린터/스케이터:** 긴 쪽으로 호흡한다.

호흡 훈련을 위해 휴식을 이용할 수 있다.

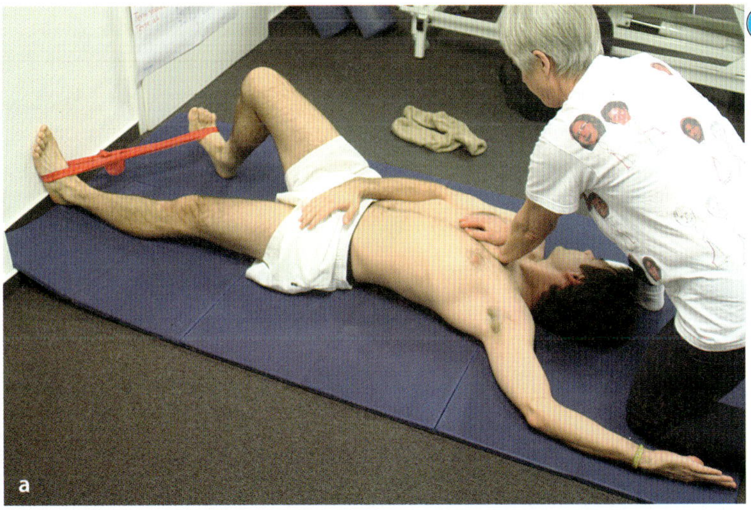

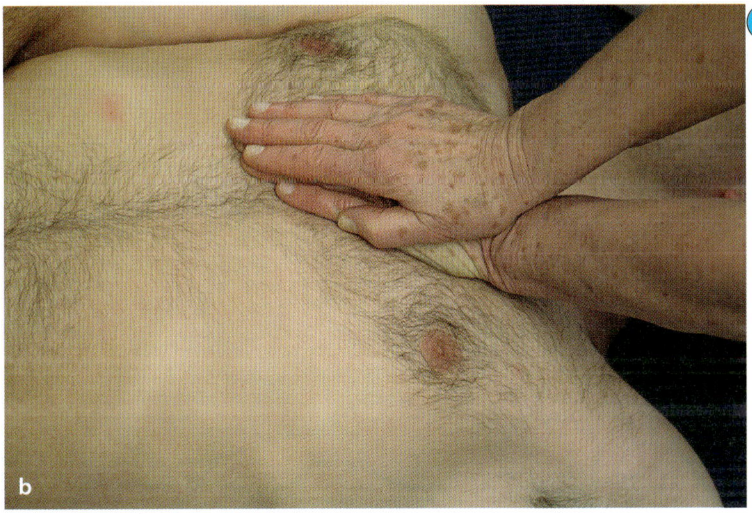

그림 15.1a,b. 여러 자세에서 스프린터와 스케이터를 이용한 호흡 운동. a: 스케이터 패턴의 휴식 호흡. b: 초기유각기 방향에서 돌림

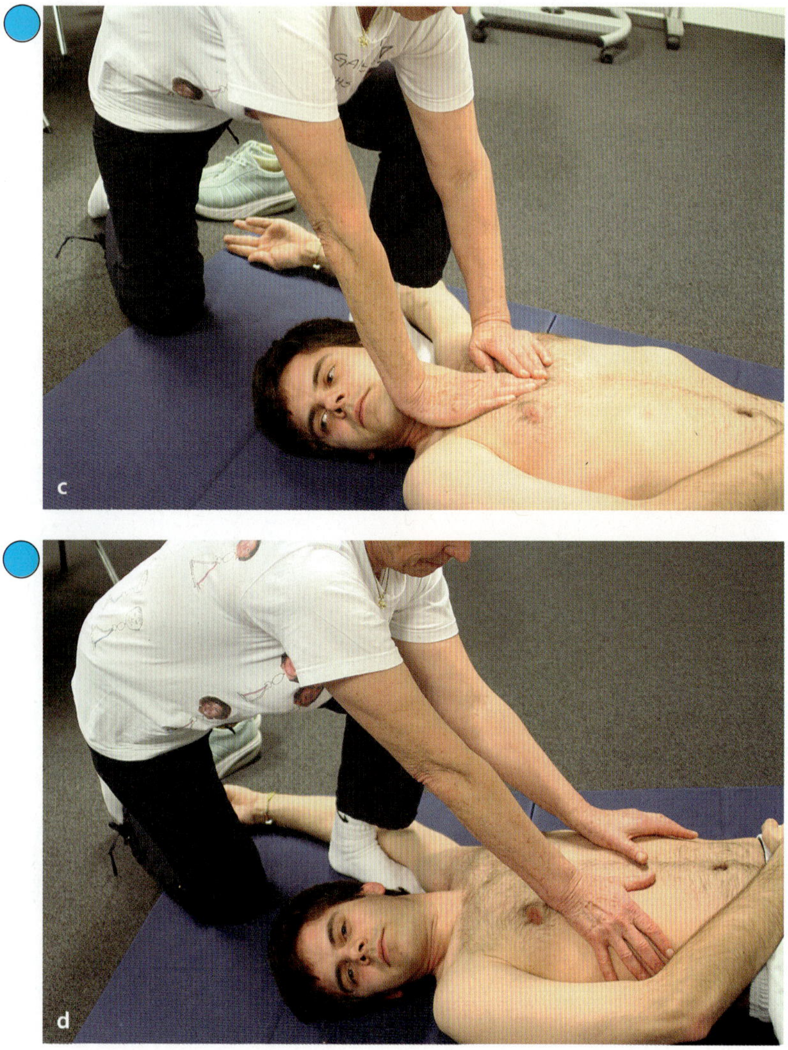

■ **그림 15.1c,d.** 여러 자세에서 스프린터와 스케이터 패턴을 이용한 호흡 운동. **c**: 초기유각기 방향의 돌림과 함께 스케이터 패턴의 위쪽 갈비뼈 호흡. **d**: 초기유각기 방향에서의 돌림과 함께 아래쪽 갈비뼈 호흡

그림 15.1e,f. 여러 자세에서 스프린터와 스케이터를 이용한 호흡 운동. **e**: 몸통 신장과 함께 복식 호흡. **f**: 위복부 스트레칭

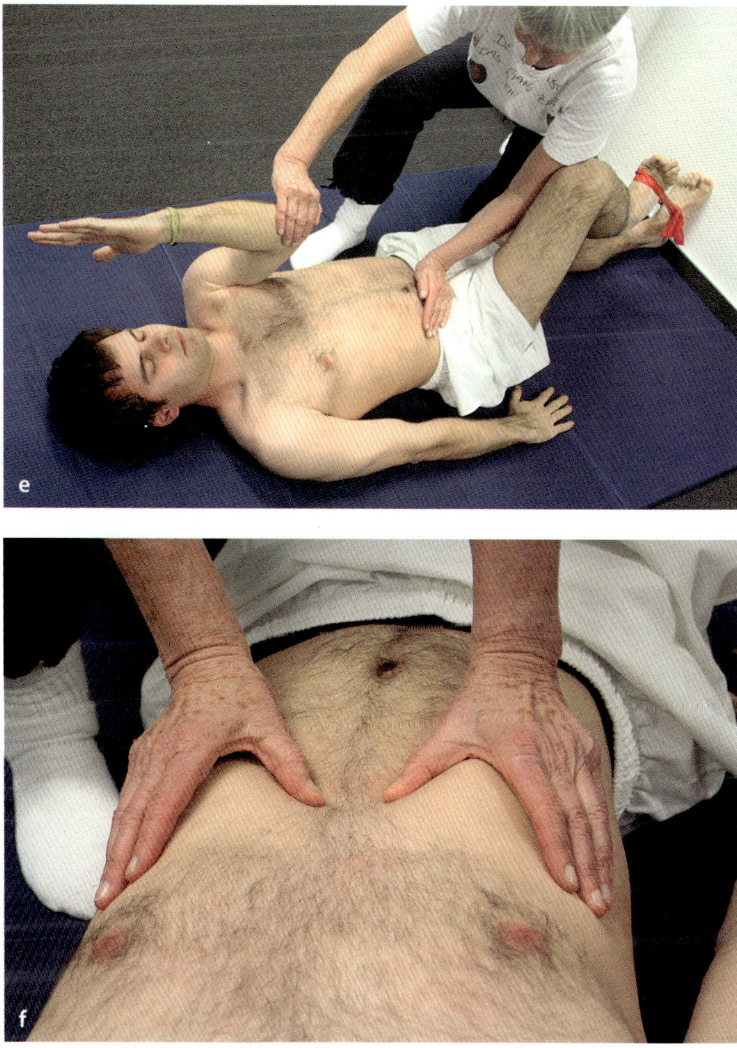

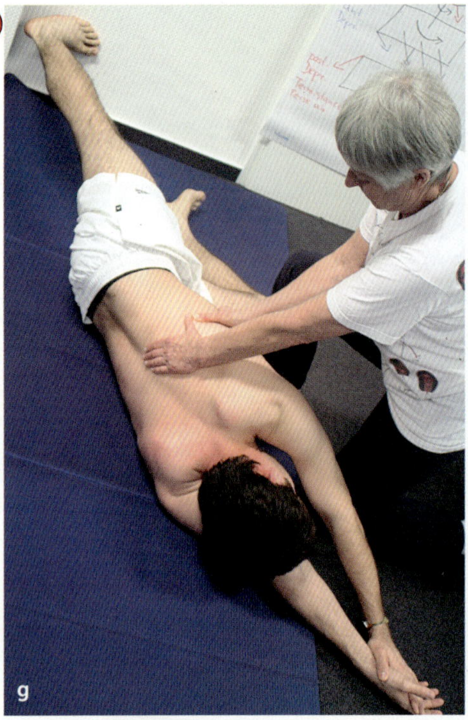

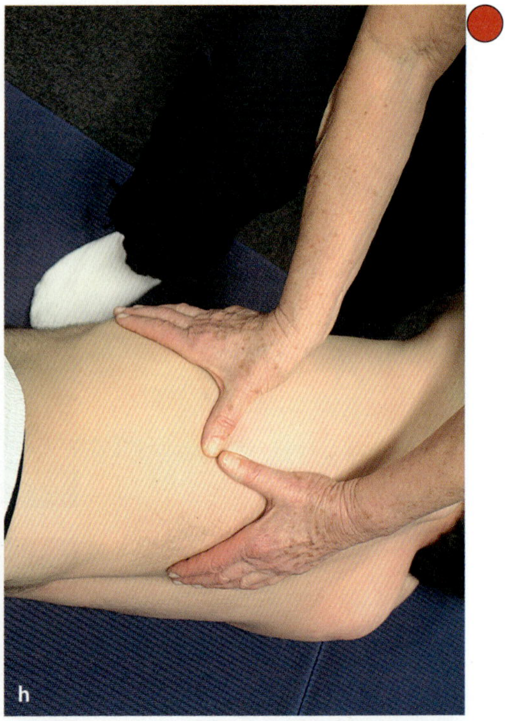

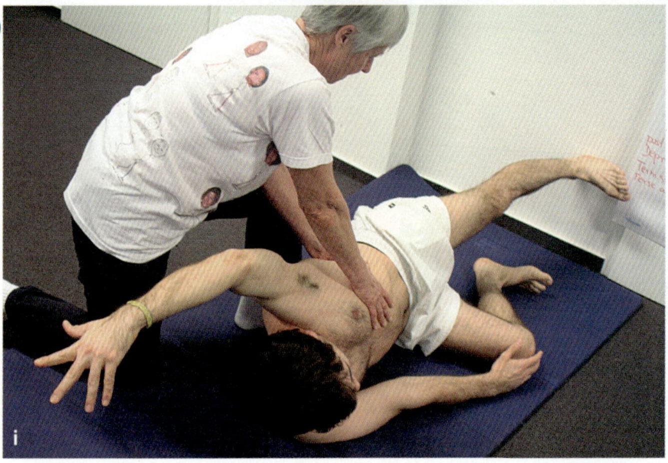

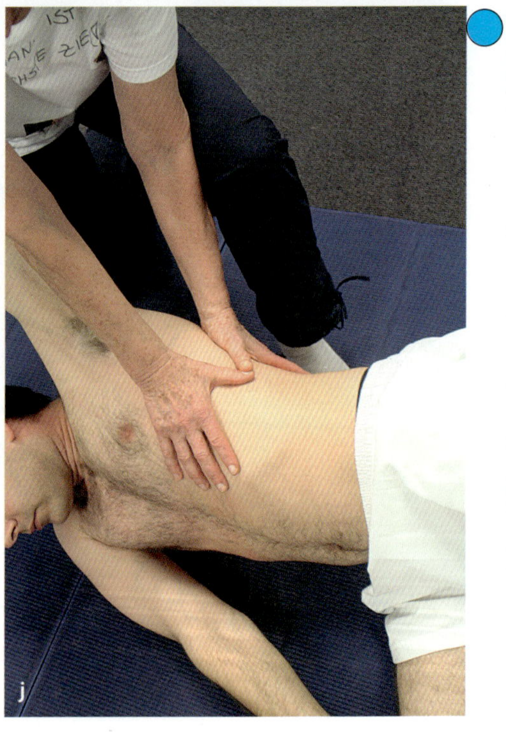

15

그림 15.1g–j. 여러 자세에서 스프린터와 스케이터 패턴을 이용한 호흡 운동. **g**: 옆으로 누운 자세: 스프린터 패턴. 물리치료사는 가슴우리를 등쪽으로 돌림시킨다. **h**: 등쪽 숨 들이쉬기. **I**: 옆으로 누운 자세: 스케이터 패턴. 물리치료사는 가슴우리를 배쪽으로 돌림시킨다. **j**: 배쪽으로 숨 들이쉬기.

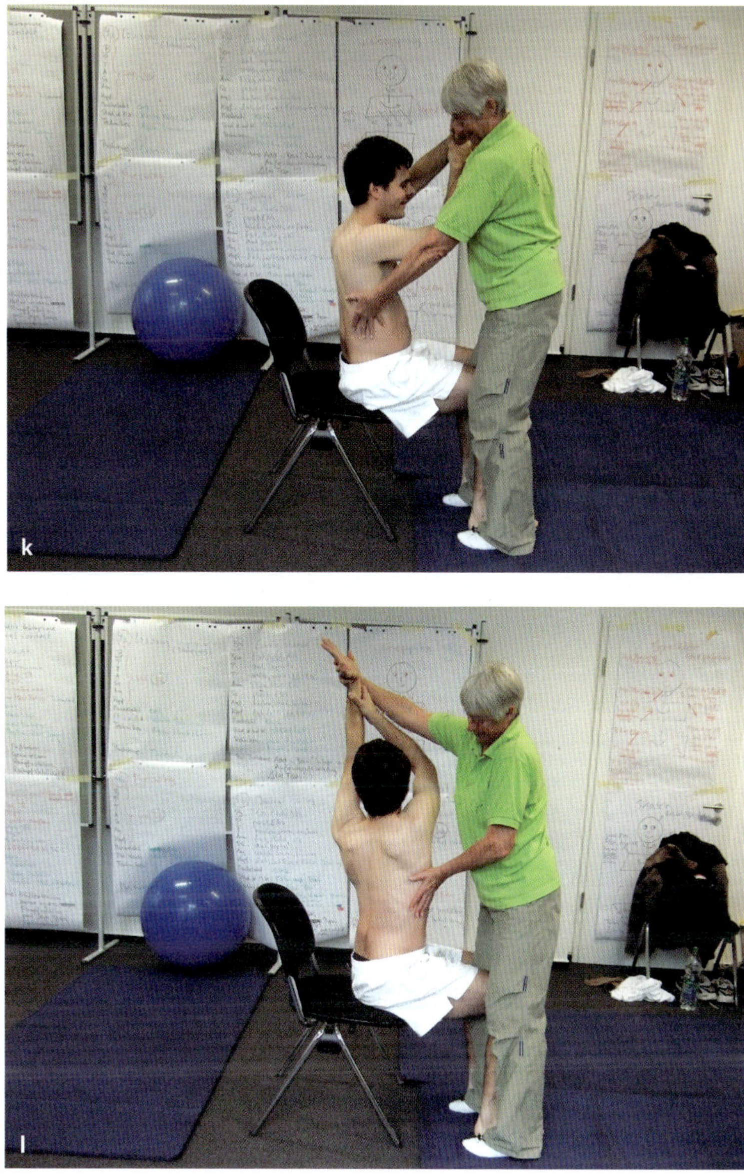

그림 15.1k,l. 여러 자세에서 스프린터와 스케이터 패턴을 이용한 호흡 운동. **k**: 앉은 자세의 리프팅. 늘어난 쪽 호흡. **l**: 환자의 양다리는 팔과 반대되는 오른쪽으로 민다 (반대편).

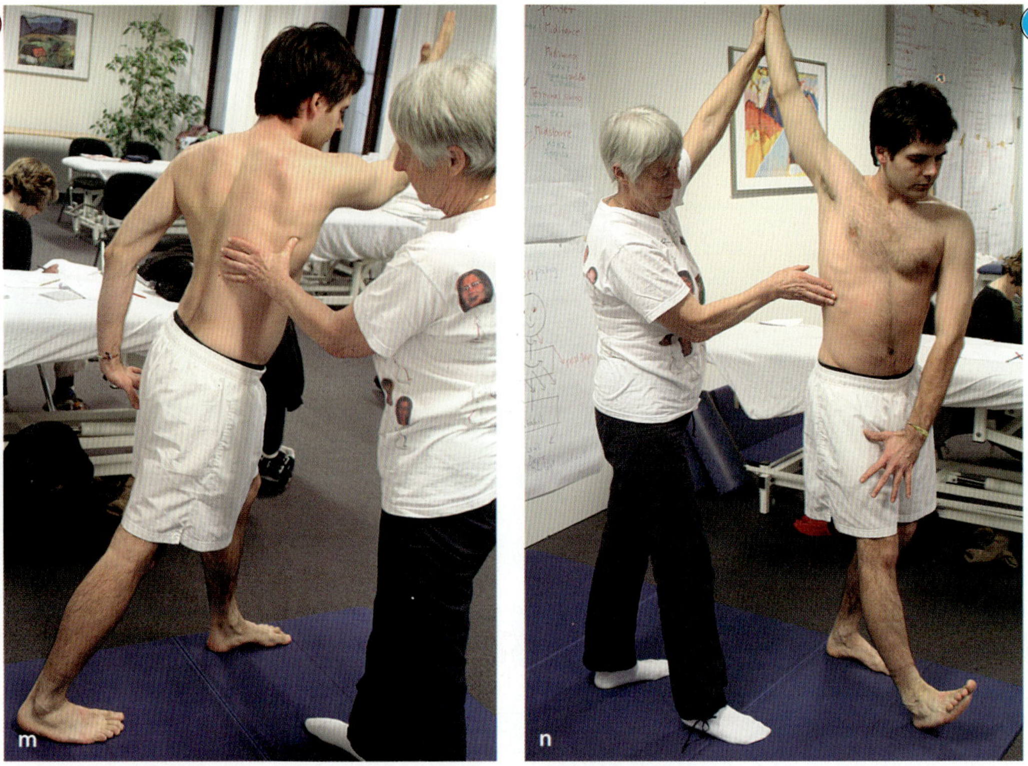

그림 15.1m,n. 여러 자세에서 스프린터와 스케이터 패턴을 이용한 호흡 운동. **m:** 보행: 스프린터 패턴. 등쪽 호흡. **n:** 보행: 스케이터 패턴. 배쪽 호흡

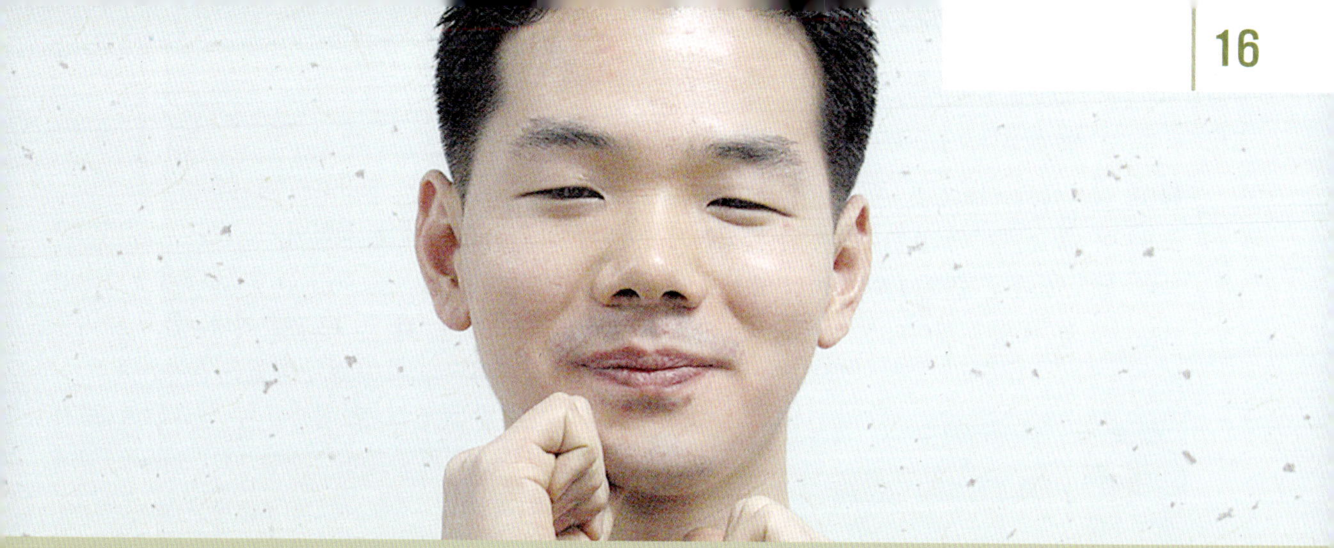

16 얼굴 근육 활성화

▣ 표 16.1에서 여러분은 여러 근육들이 어떻게 스프린터와 스케이터의 협응으로 통합되는지를 알 수 있을 것이다. 근육에 의해 어떤 표정이 일어나는지도 알 수 있을 것이다.

▣ **표 16.1.** 얼굴 근육

스프린터 패턴	스케이터 패턴
눈썹주름근 눈썹을 주름짓는다.	**이마근** 눈썹을 위쪽으로 당긴다.
눈둘레근 눈을 감는다.	**눈꺼풀올림근** 눈을 뜬다.
눈살근 코를 찡그린다.	
입둘레근 입을 오므린다(휘파람 불기 혹은 뽀뽀하기).	**입꼬리당김근과 광대근** 미소를 짓는다.
	위입술올림근과 아랫입술내림근 각각 윗니가 보이고, 아랫니가 보인다.
턱끝근 아랫입술로 윗입술을 덮는다.	
입꼬리내림근 입꼬리를 내림한다.	**입꼬리올림근** 입꼬리를 위로 올림한다.
볼근 뺨을 홀쭉하게 만든다.	
깨물근과 관자근 턱을 올림한다.	**아랫목뿔근과 위목뿔근** 턱을 내림한다.

실행

환자는 누운 자세를 취하며, 스프린터 패턴이나 스케이터 패턴을 강화하기 위해, 양다리에 테라밴드를 착용한다. ▣ 표 16.1에 따라, 한쪽 다리를 벽에다 대고 각각의 표정 근육들을 훈련한다.

환자가 운동에 더 잘 집중할 수 있도록 누운 자세를 취하고, 가정에서 훈련할 때는 거울을 앞에 두고 실시한다.

환자는 누운 자세에서 단일 움직임을 보다 잘 조절할 수 있을 것이다.

16

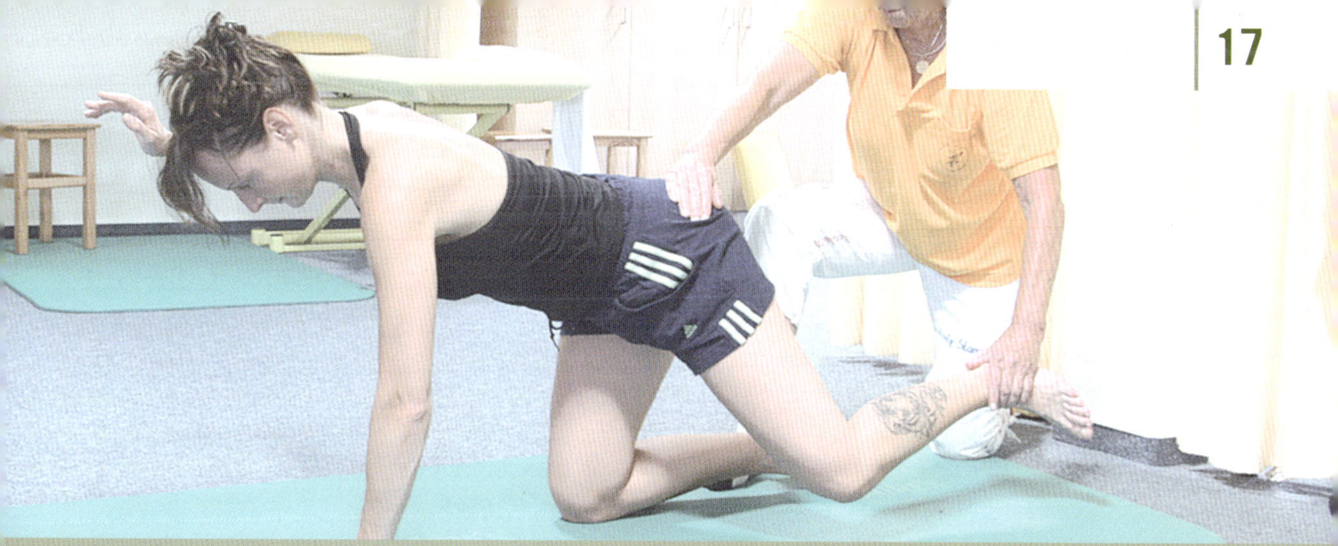

17 PNF 매트 프로그램

나는 지금도 "환자를 매트 위로 데리고 가시오"라는 Maggie Knott의 목소리를 듣는다.

매트 위에서 이루어지는 치료 활동의 큰 장점은 환자에게 안정성에 대한 확신을 주기 때문에, 균형의 문제를 어느 정도 해결할 수 있다. 그래서 환자는 새로운 자세를 취하려는 용기를 갖게 되고, 더 강한 힘과 동적 활동을 하게 된다.

낮은 자세에서 높은 자세로의 전환도 매트 위에서 하기 쉽다. 머리 조절은 물론, 구르기도 신경학 질환자(편마비, 다발성 경화증, 머리 손상, 파킨스병, 뇌성마비)에게 매우 중요하다. 그리고 몸통 근육의 훈련도 매우 중요하다.

요점

Maggie Knott는 강한 몸통을 가진 사람이 약한 팔다리를 보상해 줄 수 있다고 했다.

여러분은 나중의 보행을 위해 네발서기 자세에서 치료를 시작해야 한다. Maggie는 자세를 바꿀 때 패턴들이 운동에 유용한 많은 예를 우리에게 제공했다. 스프린터/스케이터 개념에서도, 매트 활동은 매우 중요하다. 매트 위에서 일상생활활동(ADL)을 훈련할 수 있다.

균형의 문제를 가진 환자는 매트 위에서 훈련해야 하는데, 그 이유는 넘어짐에 대한 두려움을 환자들이 덜 가지기 때문이다. 자세 전환에 대한 Maggie의 패턴과는 반대로, 나는 오직 구두지시만을 제공하고, "시도와 실패"한 환자에게 최상의 운동 방법을 찾도록 주문한다. 운동학습은 즉각 통합되고, 내가 도울 수 있는 것은 그리 많지 않다. 매트 위의 치료는 치료사에게도 많은 장점이 있는데, 그 이유는 치료사가 자신의 팔과 다리로 환자에게 저항을 주거나 안정된 신체 자세를 유지하면서 움직임을 조절할 수 있기 때문이다. 또 다른 이점은 거의 대부분 몸통 패턴부터 시작하기 때문에, 치료사의 체력 소모가 큰 긴 지렛대의 팔다리 패턴을 사용하지 않아도 된다는 점이다.

17.1 PNF 매트 프로그램의 개요

◘ 그림 17.1은 아동의 운동발달에 상응하는 자세와 움직임을 나타내고 있다.

내 경험에 의하면, 네발기기를 하지 않은 유아는 종종 나중에 협응을 잘 하지 못하거나 복합 스포츠 활동을 배우는 데 있어 심각한 문제를 가지는 것 같다. 이것은 나의 추측이며 많은 연구들이 필요한 것 같다.

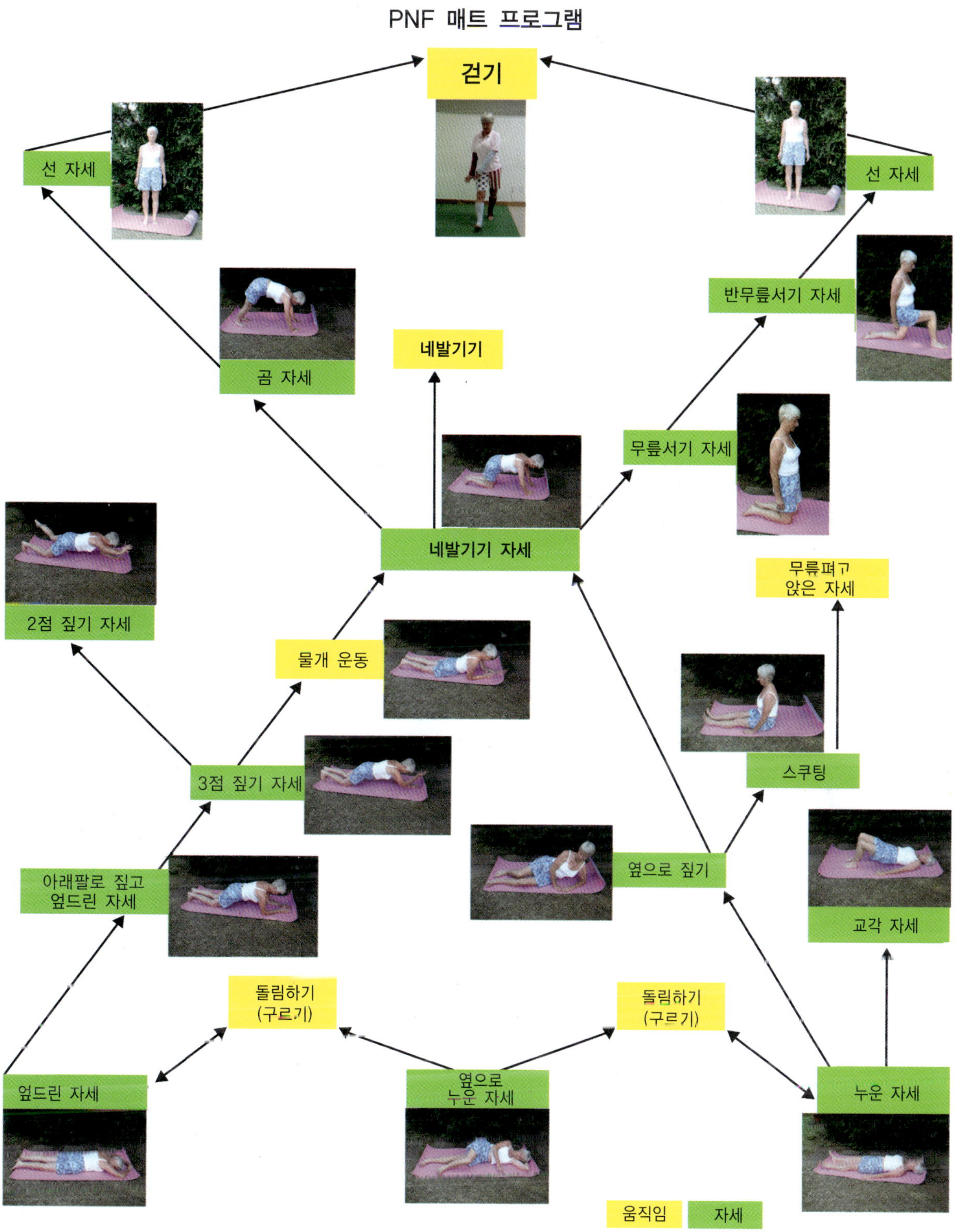

그림 17.1. PNF 매트 프로그램.

17.2 매트 위에서의 구르기

매트 위에서의 구르기는 PNF의 전형적인 치료 방법이다. Maggie Knott는 몸통 훈련으로써 구르기 패턴을 이용했고, 대단위 굽힘 패턴이나 대단위 폄 패턴의 끝지점에서 구르기를 시작했다. PNF 패턴의 구르기 활동은 아동발달의 초기 단계를 제외하고는, 대단위 굽힘이나 대단위 폄의 활동이 바람직하지 않다. 이것은 중력의 작용도 무시했고, 오로지 구심성 근육 활동을 요구했다.

이런 패턴의 활동은 환자나 스포츠 선수에게 허리 통증을 유발시킬 수 있고, 또 치료사에게도 너무 강한 활동이다. 그 이유는 바로 팔다리의 긴 지렛대를 사용하기 때문이다.

스프린터/스케이터 패턴을 이용한 **새로운 구르기 활동**은 보행과 관련된 몸통 훈련의 목표를 가지고 개발되었다.

한 다리는 벽에 고정하고(입각기 다리), 유각기 다리를 이용해 구르기를 시작한다. 이런 동작은 중력 때문에 구심성 활동과 원심성 활동이 교대로 일어난다. 이것은 몸통, 목 및 팔다리에 대한 기능적인 훈련이다.

구르기(rolling)는 골반의 앞쪽 올림을 통해 허리뼈를 안정화시키는 방법이다. 배빗근은 구심성 활동과 원심성 활동을 하게 되며, 보행에서처럼 훈련이 가능하다.

구르기는 모든 몸통 문제에 효과적이다. 강한 몸통이 목 근육의 작용에 꼭 필요하기 때문에, 목 문제에도 구르기가 좋은 결과를 갖는다. 이런 구르기 패턴은 입각기 다리도 강화할 수 있다 (▪ 그림 17.2와 17.3).

몸통 돌리기는 아동발달의 초기 단계에서 나타나며, 심한 손상을 당한 환자(머리 손상, 편마비, 다발성 경화증)의 기본적 치료방법으로도 매우 유용하다.

PNF 기법은 이런 노력을 지지해 준다.

입각기 다리 위로의 구르기– 누운 자세에서 옆으로 누운 자세로의 구르기, 그리고 옆으로 누운 자세에서 누운 자세로의 구르기

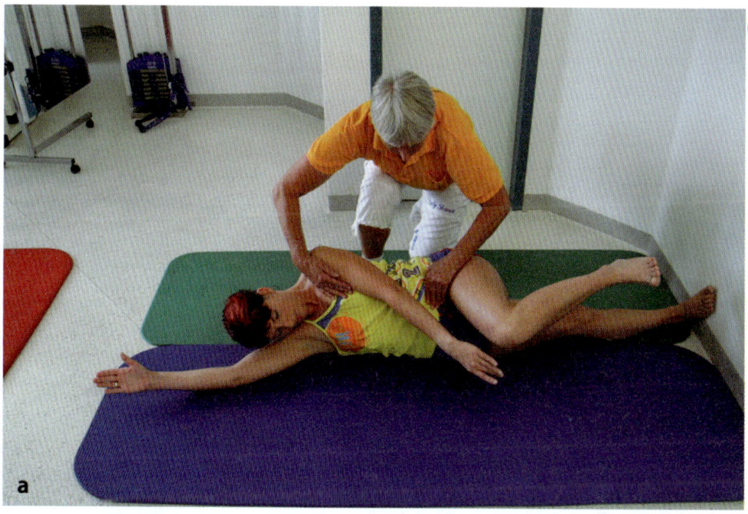

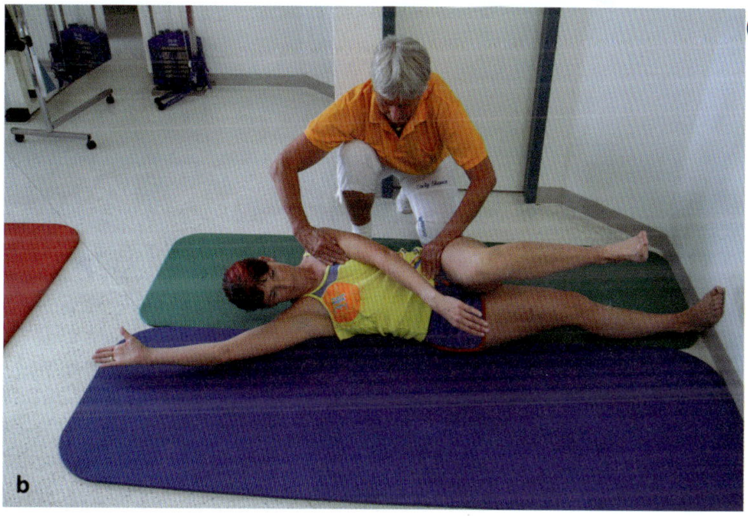

그림 17.2a,b. 누운 자세에서 옆으로 누운 자세로, 그리고 옆으로 누운 자세에서 누운 자세로의 구르기. a: 턱을 당긴 후, 구르세요. b: 다시 되돌아 오세요.

표 17.1. 누운 자세에서 옆으로 누운 자세로의 구르기, 그리고 옆으로 누운 자세에서 누운 자세로의 구르기

구두명령	턱을 당기고 돌아 누우세요! 그리고 다시 천천히 원래 자세로 되돌아 오세요!	
기법	등장성 복합, 초기 스트레칭, 반복 스트레칭, 율동적 개시	
패턴	어깨뼈: 앞쪽 내림 골반: 앞쪽 올림	구심성 수축
	어깨뼈: 앞쪽 내림 골반: 앞쪽 올림	원심성 수축

옆으로 누운 자세에서 엎드린 자세로의 구르기, 그리고 엎드린 자세에서 옆으로 누운 자세로의 구르기

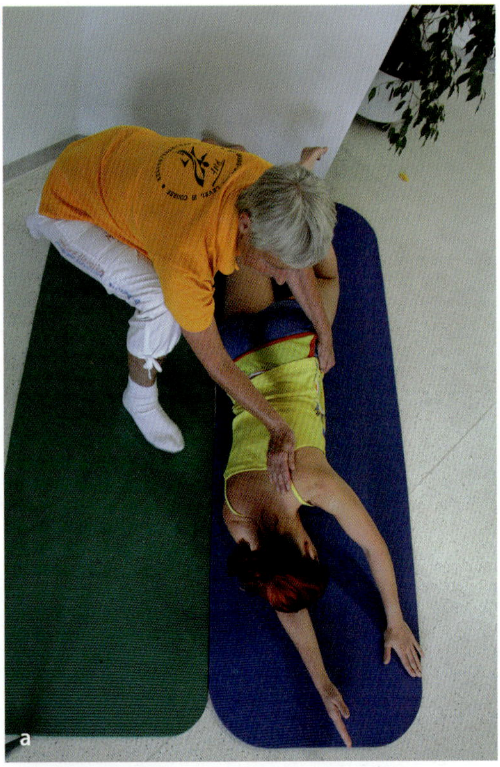

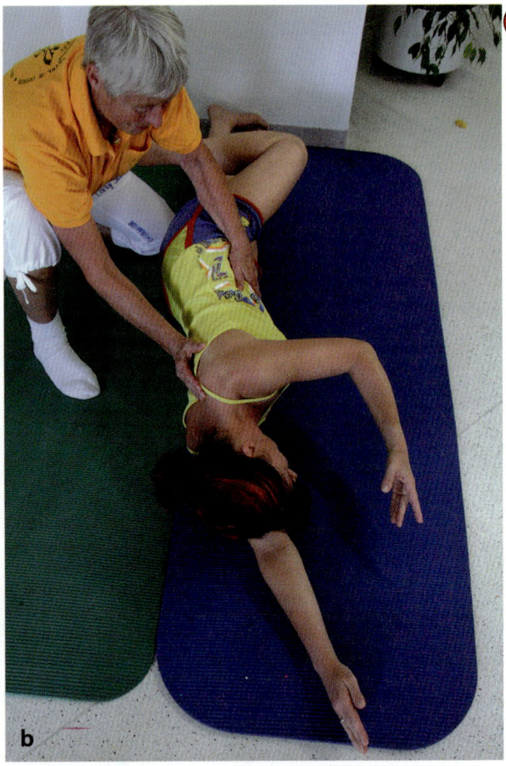

그림 17.3a,b. 옆으로 누운 자세에서 엎드린 자세로의 구르기, 그리고 엎드린 자세에서 옆으로 누운 자세로의 구르기. **a**: 천천히 엎드린 자세로 돌고 다리를 내려 놓는다. **b**: 무릎을 배 밑으로 당기고 원래 자세로 되돌아 온다.

표 17.2. 옆으로 누운 자세에서 엎드린 자세로의 구르기, 그리고 엎드린 자세에서 옆으로 누운 자세로의 구르기

구두명령	천천히 엎드린 자세로 돌고 다리를 내려 놓으세요! 무릎을 배 밑으로 당기고, 원래 자세로 되돌아 오세요!	
기법	등장성 복합, 초기 스트레칭	
패턴	어깨뼈: 뒤쪽 내림 골반: 앞쪽 올림	원심성 수축
	어깨뼈: 뒤쪽 내림 앞쪽 올림	구심성 수축

17.3 네발기기

네발기기(crawling)의 전제 조건은 안정된 몸통과 머리를 조절을 할 수 있는 능력과 팔과 다리의 체중부하 능력이다.

보행과는 달리, 네발기기는 체중을 팔이 더 많이 지지하게 되고, 몸통의 안정성이 더 쉽게 유지된다. 네발기기는 균형 문제를 가진 환자에게 좋은 동작이다.

보행과 마찬가지로, 네발기기도 아래와 같은 여러 단계를 가진다(◘ 그림 17.4a-h).

자세: 네발 자세

1. 스케이터 패턴으로 시작한다.
   - 유각기 팔은 굽힘 벌림-가쪽 돌림으로 움직인다(구심성 활동).
   - 동시에 반대쪽 유각기 다리는 굽힘-벌림-안쪽 돌림으로 움직인다.
2. 스프린터 패턴으로 진행
   - 운동 폭은 모음에 의해 좁아진다. 유각기 팔은 굽힘-모음-가쪽 돌림으로 움직이고, 유각기 다리는 굽힘-모음-가쪽 돌림으로 움직인다(구심성 활동).
   - 이제 양쪽 유각기 팔과 유각기 다리가 바뀌게 되어, 체중을 지지하게 된다(입각기 상태에 놓이게 된다). 이때의 근육 활동은 원심성 활동이다.

치료사는 개별적으로 각 단계들을 조절할 수 있다. 그는 몸통과 발의 핵심지점을 조절한다.

네발기기의 기능적 가치

- 긴 목폄근을 강화시킨다.
- 머리 조절에 도움을 준다.
- 몸통 안정화에 도움을 준다.
- 팔과 다리가 체중부하하는 데 도움을 준다.
- 팔이음뼈와 다리이음뼈의 안정성에 도움을 준다.

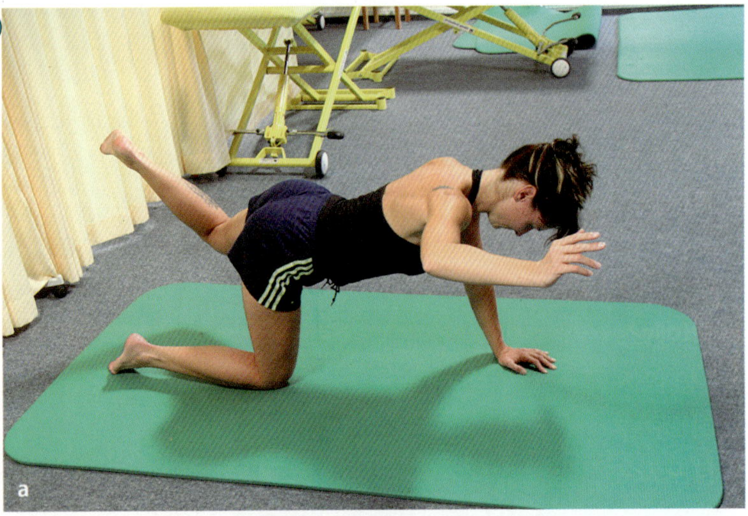

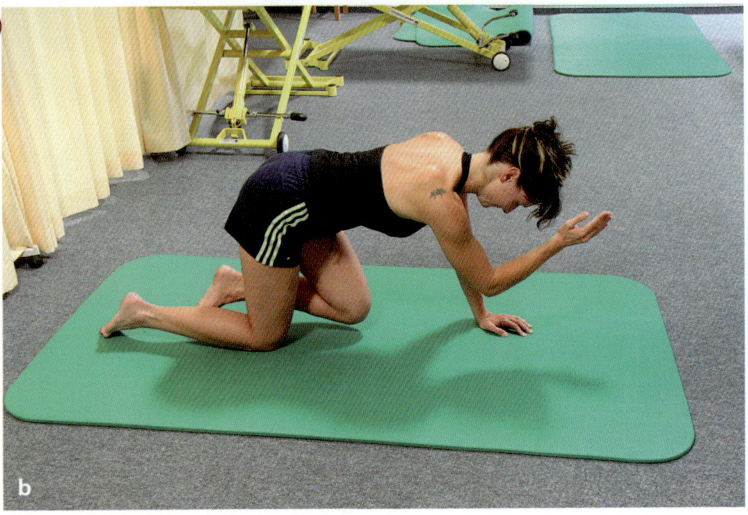

그림 17.4a,b. 네발기기.
a: 스케이터 패턴.
b: 스프린터 패턴

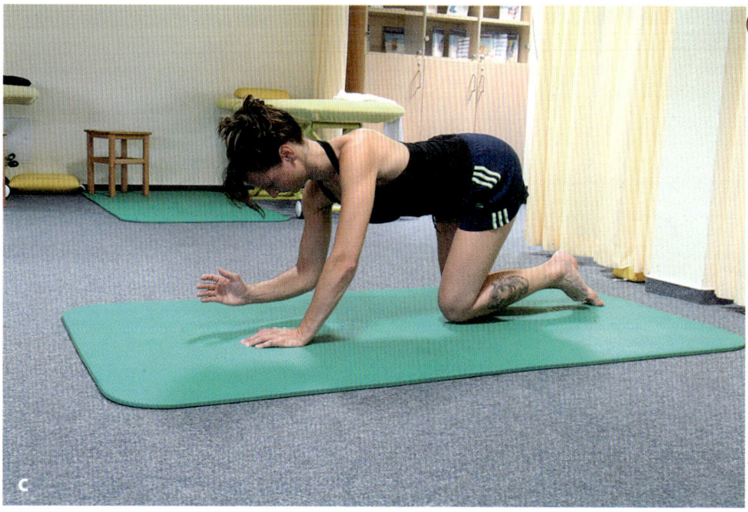

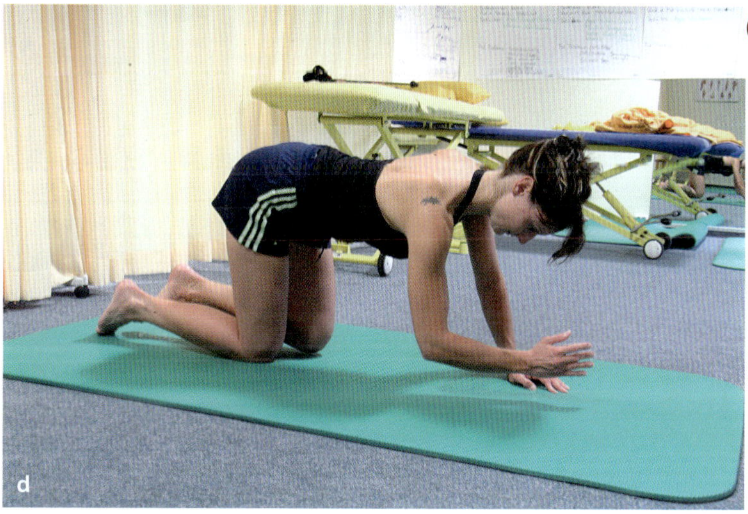

■ **그림 17.4c,d.** 네발기기.
c: 스프린터 패턴: 팔을 지면에 원심성으로 내려 놓는다.
d: 스프린터 패턴

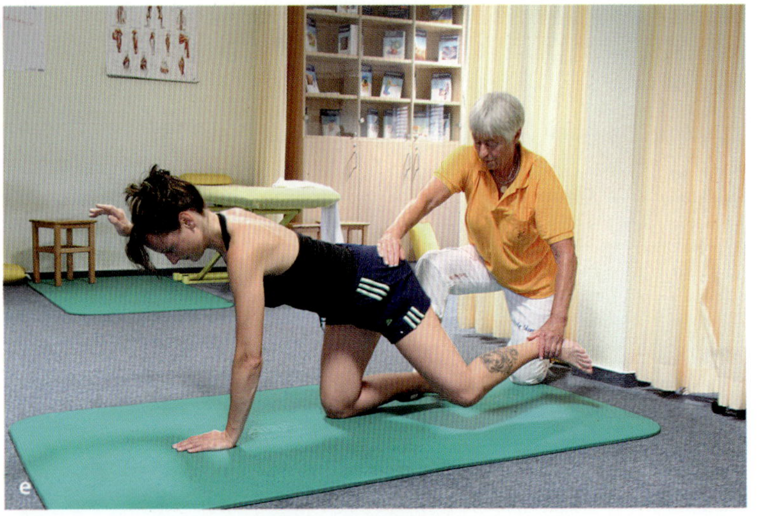

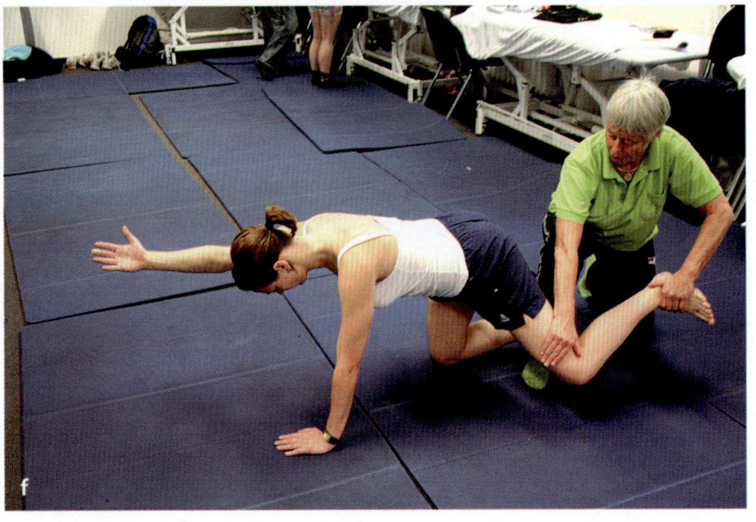

그림 17.4e,f. 네발기기.
e: 스케이터 패턴: 구심성 활동.
f: 스케이터 패턴: 구심성 활동

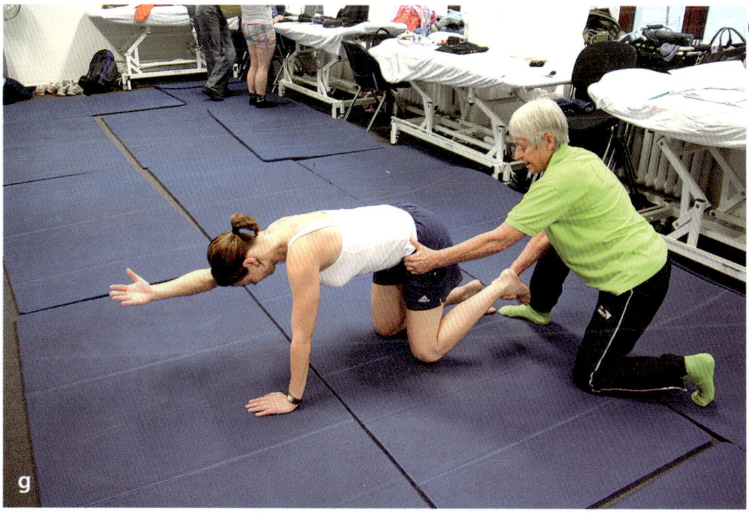
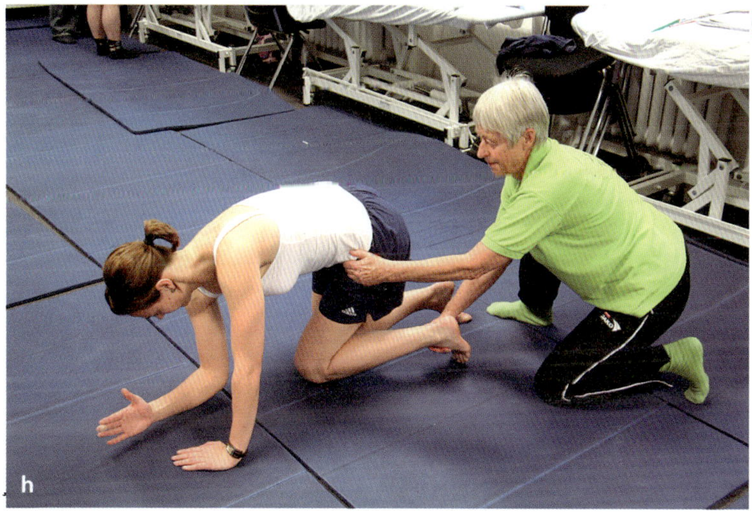

그림 17.4g,h. 네발기기.
g: 스프린터 패턴: 구심성 활동.
h: 스프린터 패턴: 원심성 활동

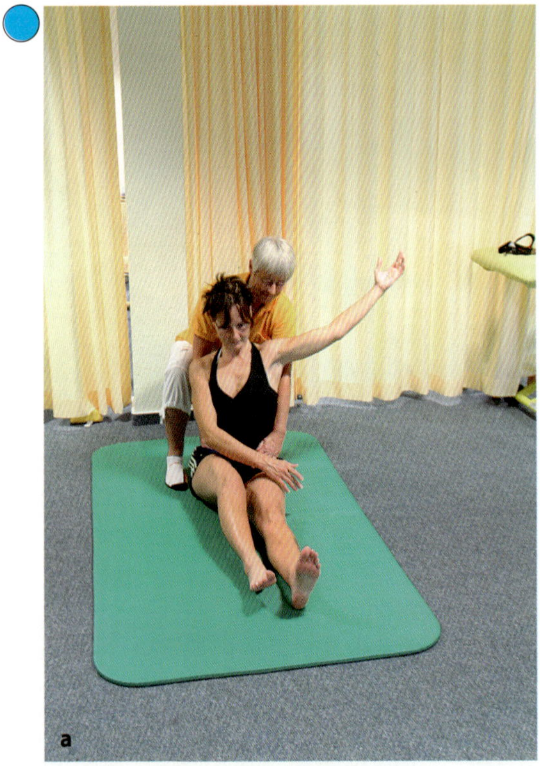

17.4 스쿠팅(Scooting)

다리를 뻗고 앉아서 앞으로 몸을 움직이는 이 동작은 장애 때문에 휠체어에 앉아 있는 모든 환자들에게 중요한 활동이다. 휠체어에 앉아서 이 동작을 앞으로 혹은 뒤로 연습한다. 스쿠팅은 허리 통증 환자가 허리뼈를 가동시킬 수 있는 좋은 동작이다.

실행

스케이터 패턴은 뒤쪽 방향의 스쿠팅(골반의 뒤쪽 올림)에 유용하고, 스프린터 패턴은 앞쪽 스쿠팅(골반의 앞쪽 올림)에 유용하다. 치료사는 환자 뒤에서 반무릎 서기를 한다. 환자는 스프린터 패턴과 스케이터 패턴에 따라 자신의 팔을 이용한다.

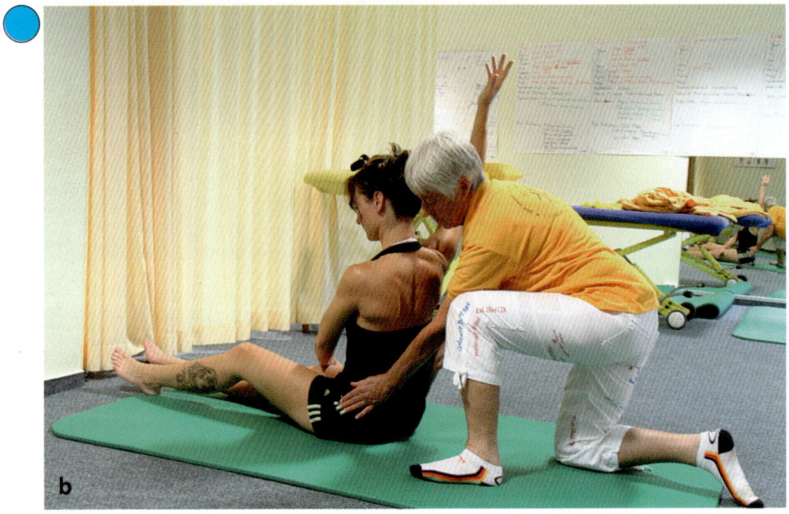

그림 17.5a,b. 스쿠팅.
a: 스케이터 패턴: 앞쪽 내림–전진.
b: 스프린터 패턴: 뒤쪽 내림–후진.

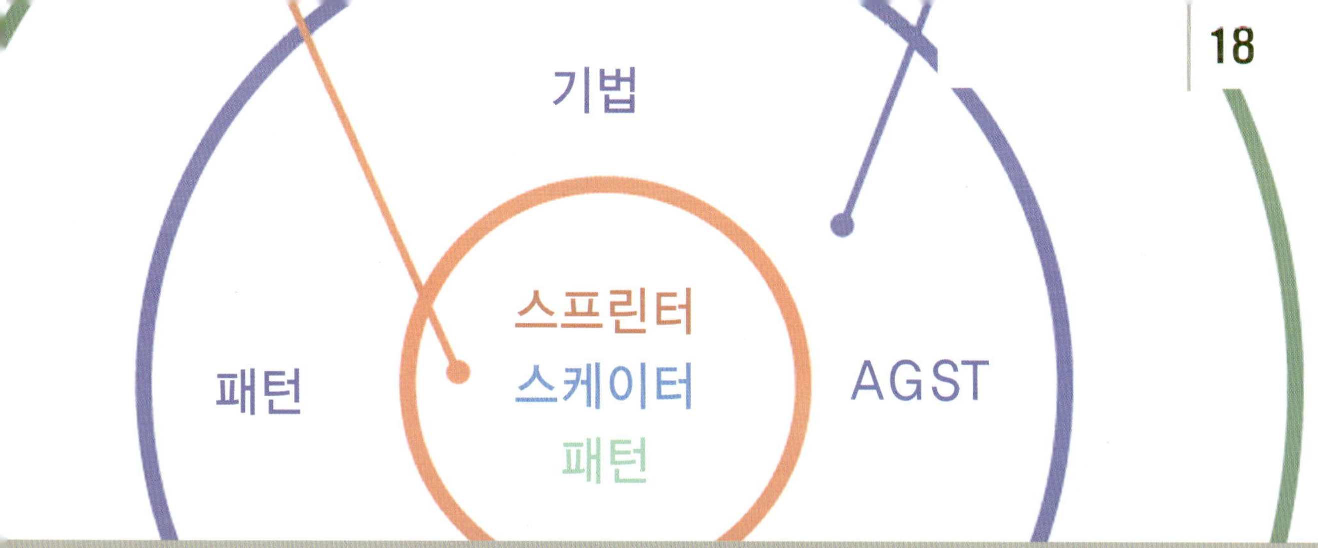

18 환자를 위한 치료계획

환자 문제 확인

환자에 대한 진단적 소견은 환자의 주요 문제를 명시하는 데 이용된다.

사전 검사

환자의 문제를 확인하기 위해, 치료 전에 사용되는 간단한 검사다(예를 들어, 한발 서기 혹은 어깨 관절의 가동범위 등)

스프린터/스케이터 패턴에서의 촉진

환자 손상의 원인을 찾기 위해, 스프린터와 스케이터의 핵심지점을 편안하 자세에서 체크한다.

필요한 질문

- 스프린터/스케이터 패턴을 할 때, 어느 부위가 가장 어려운지, 혹은 양쪽 모두가 어려운지 물어본다.
- 어떤 운동조절 단계(안정성, 안정성 위의 가동성 등)가 환자에게 필요한지?
- PNF 기법이 이런 문제를 치료하는 데 유용한지?
- 어떤 자세가 유용한지?

환자 치료

- 기능훈련은 운동학습, 율동적인 숙련성을 통합한다. 트레이닝이 포함된다.
- 가정 프로그램은 치료를 효과적으로 만들어 주어야 하고, 환자의 독립성을 이끌어내야 한다.

재검사

재검사는 치료 이후에 수행되며, 치료의 효과를 보여줄 수 있다(■ 그림 18.1).

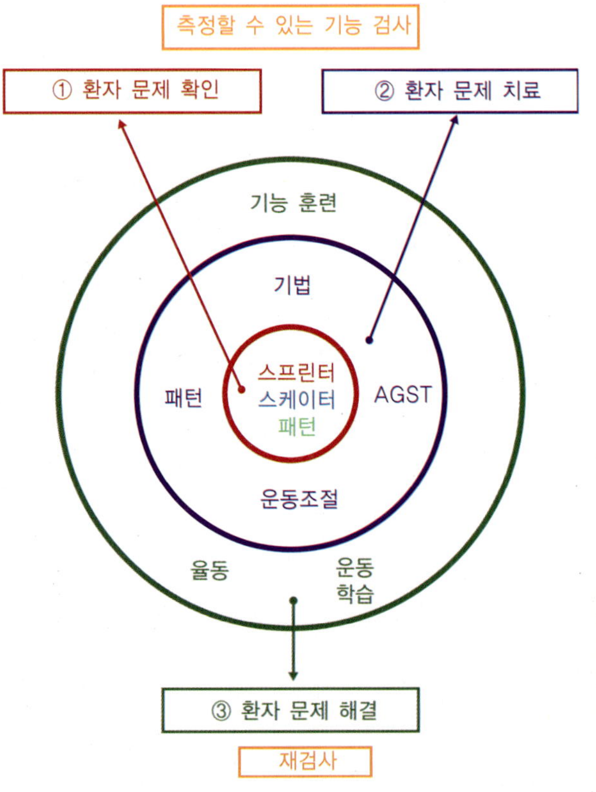

■ **그림 18.1** 치료계획 도표

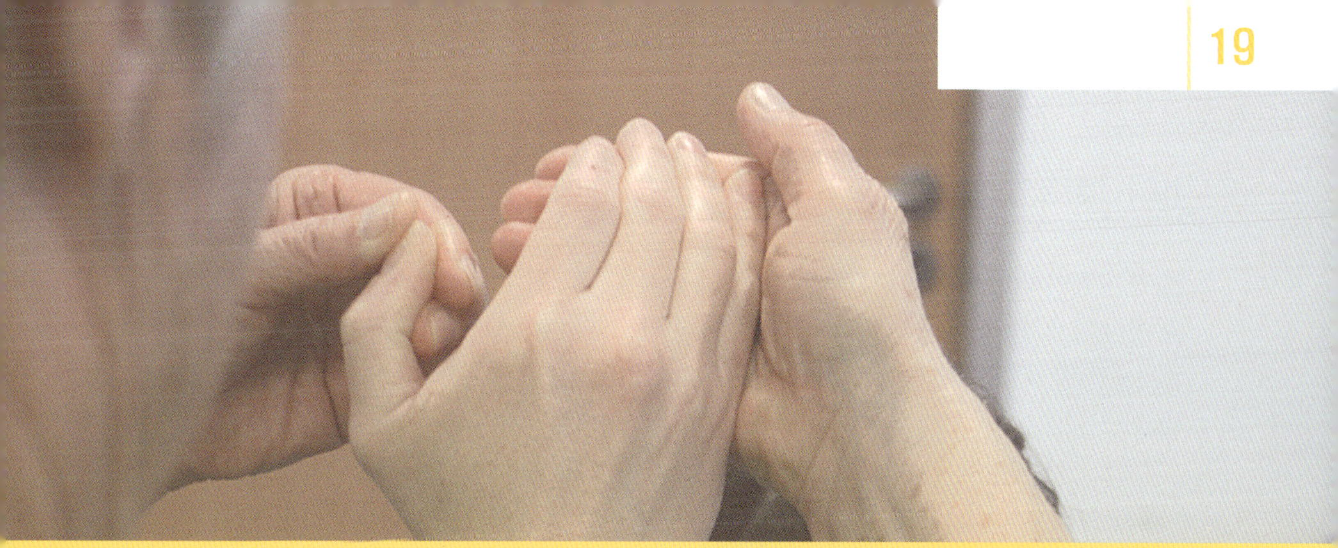

19 환자의 문제점

19.1 치료의 개요

본 장은 환자의 문제점들에 대해 운동조절의 단계와 여러 자세, PNF 기법, 보행단계와 관련된 환자들의 문제점 및 과제와 숙련성 등을 다룬다(■ 표 19.1).

그림들은 치료사와 환자에게 치료를 기억할 수 있도록 도움을 준다. 이상적인 많은 치료방법들이 여러 단락에서 나타나거나 다른 단락에 첨가될 수 있다. 그러나 각각의 환자 문제에 대한 그림들은 충분히 많은 편이다. 치료사들이 스프린터 패턴과 스케이터 패턴으로 오랫동안 치료하면 할수록, 그런 치료 방법들이 얼마나 창의적인지를 깨닫게 될 것이다. 본 장이 완벽하지는 않지만, 스프린터/스케이터 패턴을 이용하는 치료가 얼마나 효율적인지를 보여주는 적절한 레드 라인(red line)이 될 것이다(■ 그림 19.1~19.15).

표 19.1. 환자 문제점의 개요

환자 문제점	운동조절 단계	자세	기법	보행 단계	과제와 숙련성
불안정한 몸통 (▶19.2.1)	안정성	옆으로 누운 자세, 교각 자세, 앉은 자세, 네발 자세, 곰 서기 자세 초핑: 교각 자세, 네발 자세, 곰 서기 자세	등장성 복합 율동적 안정화(초핑) 몸통 안정성을 위한 동적 반전	모든 보행 단계	모든 자세에서 테라밴드를 이용함. 초핑: 네발 자세, 교각 자세, 곰 서기 자세
몸통 돌림의 결함 (▶19.2.2)	안정성 위의 가동성	누운 자세, 옆으로 누운 자세, 앉은 자세, 선 자세, 구르기, 초핑, 리프팅, 호흡	등장성 복합, 초기 스트레칭, 반복 스트레칭	이중지지기, 달리기 단계	테라밴드를 이용한 구르기, 초핑, 리프팅
등뼈의 결함 (▶19.2.3)	안정성 위의 가동성	리프팅: 누운 자세, 옆으로 누운 자세, 엎드린 자세, 앉은 자세, 호흡 스프린터/스케이터	등장성 복합, 초기 스트레칭, 반복 스트레칭	달리기 단계 (양쪽 유각기)	리프팅, 우주선 운동
몸통 옆면의 단축/통증(▶19.2.4)	안정성, 안정성 위의 가동성	모든 자세 구르기, 초핑, 리프팅, 호흡	등장성 복합, 초기 스트레칭, 반복 스트레칭	입각기 스프린터/스케이터 이중지지기, 초핑	구르기, 선 자세에서의 초핑, 앉은 자세에서의 리프팅, 호흡
엉덩관절/무릎관절 폄/굽힘 결함 (▶19.2.5)	안정성, 안정성 위의 가동성 통제된 가동성	누운 자세: 굽힘을 위한 치료대에 발 고정. 폄을 위해 벽에 발 고정, 반서기 자세, 네발 자세	수축-이완, 유지-이완, 안정화 반전, 율동적 안정화, 등장성 복합	중간유각기, 중간입각기, 초기유각기, 초기입각기	엉덩관절/무릎관절의 굽힘 스프린터 패턴, 계단 위에서의 폄, 선 자세에서의 초핑
입각기 다리의 체중 부하 결함(▶19.2.6)	안정성, 통제된 가동성	누운 자세, 옆으로 누운 자세, 교각 자세, 네발 자세, 앉은 자세, 반앉은 자세, 곰 서기 자세, 선 자세, 선 자세와 보행의 초핑	안정화 반전, 율동적안정화, 등장성 복합	선 자세에서의 스프린터/스케이터 초핑	한발 서기, 초핑에서 서기-앉기-서기
뒤굽이무릎 (▶19.2.7)	안정성, 통제된 가동성	누운 자세, 교각 자세, 네발 자세, 앉은 자세, 반앉은 자세, 선 자세 및 보행	안정화 반전, 율동적 안정화, 등장성 복합	중간입각기, 종말입각기, 초기접지기, 부하반응기, 초기입각기	보행시 궁둥뼈결절 조절과 한발 서기
불안정한 발목관절 (▶19.2.8)	안정성, 통제된 가동성	누운 자세, 교각 자세, 앉은 자세, 반앉은 자세, 선 자세, 보행, 선 자세에서의 초핑(발꿈치 들기)	안정화 반전, 율동적 안정화, 등장성 복합	초기입각기, 중간입각기, 종말입각기 (발꿈치 들기)	불안정한 표면 위에서의 입각기 다리 훈련

19

표 19.1. 환자 문제점의 개요(계속)

환자 문제점	운동조절 단계	자세	기법	보행 단계	과제와 숙련성
발등굽힘근의 약증 (▶19.2.9)	안정성 위의 가동성	누운 자세(유각기를 위해) 초핑: 누운 자세와 선 자세(초기접지기)	등장성 복합, 초기 스트레칭, 반복 스트레칭	구심성: 중간유각기, 초기유각기, 초기접지기 원심성: 종말유각기, 부하반응기	테라밴드를 이용하여 모서리에서 선 자세, 보행의 초기접지기
엄지발가락 가쪽 휨증 (▶19.2.10) **어깨관절 폄**(19.3)	스케이터: 가동성 스프린터: 안정성	누운 자세, 반앉은 자세, 선 자세	초기 스트레칭, 안정화 반전, 율동적 안정화	스케이터: 엄지의 모음 스프린터: 입각기 다리의 똑바른 자세에서 체중부하	반앉은 자세, 선 자세, 일자 걷기
팔꿉관절 굽힘/폄 (▶19.3.2)	안정성 위의 가동성 안정성 통제된 가동성	엎드린 자세, 앉은 자세, 엎드린 자세, 앉은 자세, 곰 서기 자세, 네발 자세	수축–이완 유지–이완 안정화 반전 율동적 안정화 등장성 복합	팔꿉관절 굽힘: 유각기 팔 스프린터 패턴 스프린터/스케이터: 체중부하 팔	여러 자세에서 통제된 가동성
손가락과 엄지손가락 (▶19.3.3)	안정성 위의 가동성	앉은 자세	초기 스트레칭 등장성 복합	스케이터에서 엄지는 맞섬함 스프린터에서 엄지는 모음과 벌림함	스프린터와 스케이터 패턴에서 앉은 자세
목뼈(▶19.3.4)	가동성 고정 안정성 안정성 위의 가동성	누운 자세, 옆으로 누운 자세, 엎드린 자세, 앉은 자세, 선 자세, 구르기	수축–이완 유지–이완 율동적 안정화 등장성 복합	목 굽힘: 중간입각기 쪽으로 목 폄: 초기유각기 쪽으로	앉은 자세에서 궁둥뼈 결절 사용. 목의 굽힘을 위해 보행 시 턱에 저항을 줌. 목의 폄, 턱 당김 및 구르기를 위해 보행 시 뒤쪽에 저항을 줌.
턱관절(▶19.3.5)	안정성 위의 가동성	누운 자세, 거울 앞에 선 자세	수축–이완 등장성 복합	스프린터: 입 다물기 스케이터: 입 열기	거울 앞에서 조절

19.2 그림으로 보는 치료

19.2.1 몸통의 불안정

운동조절 단계	안정성
자세	옆으로 누운 자세. 앉은 자세, 네발 자세, 곰 서기 자세 초핑: 팔꿈치로 엎드린 자세, 교각 자세, 네발 자세, 곰 자세
기법	안정화 반전, 율동적 안정화(초핑), 동적 반전(몸통 안정성)
보행 단계	모든 단계
과제와 숙련성	모든 자세에서 테라밴드를 이용함 초핑: 네발 자세, 교각 자세 및 곰 서기 자세

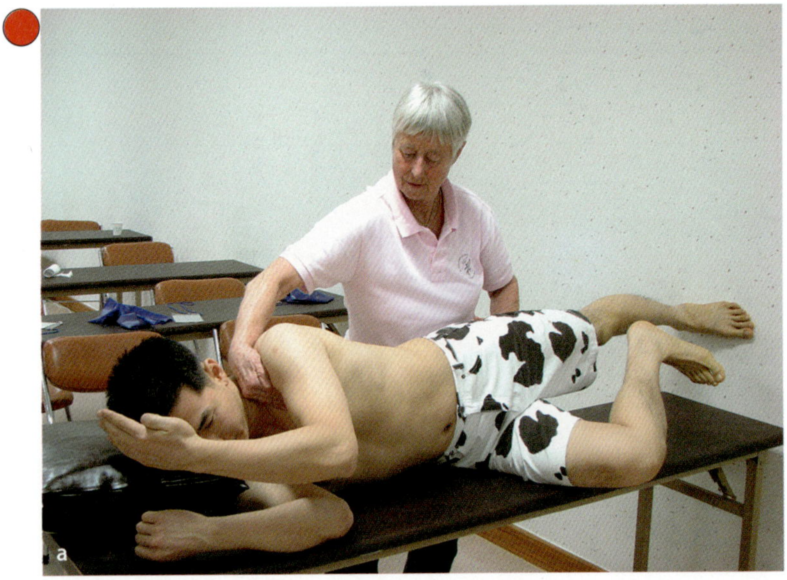

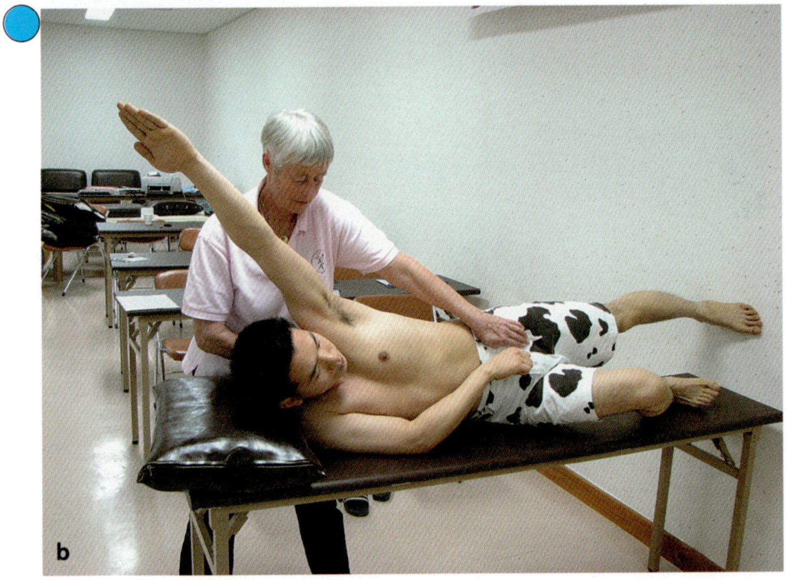

그림 19.1a–b. 몸통의 불안정. **a**: 안정화 반전. 스프린터 패턴 중간입각기: 위쪽 다리. **b**: 스케이터 패턴으로 전환, 초기입각기: 위쪽 다리

■ **그림 19.1c–d.** 몸통의 불안정. c: 안정화 반전. 스프린터 패턴 중간유각기: 위쪽 다리. d: 스케이터 패턴으로 전환. 초기유각기: 위쪽 다리

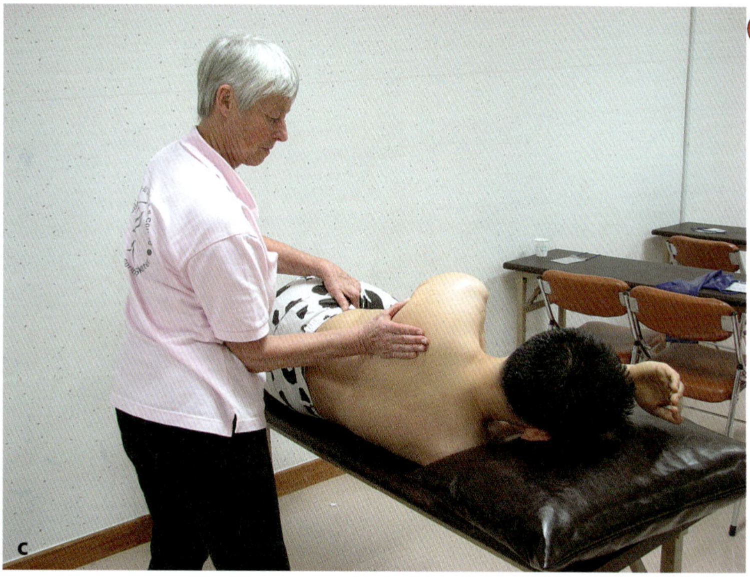

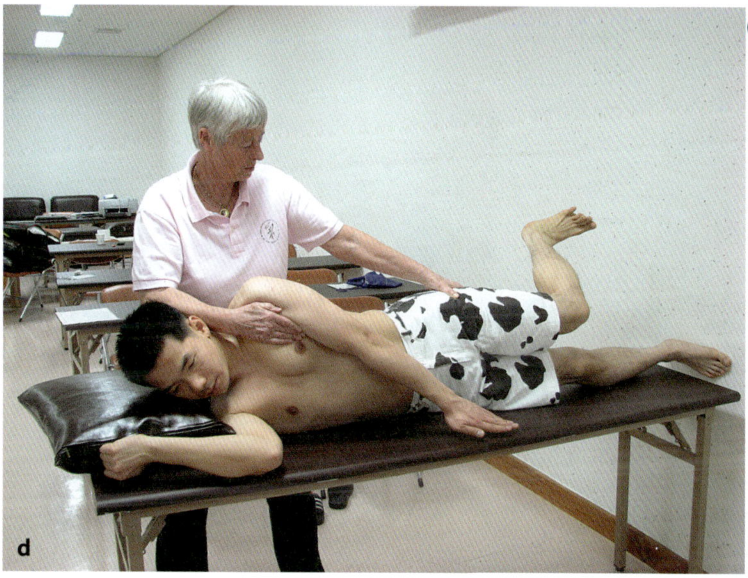

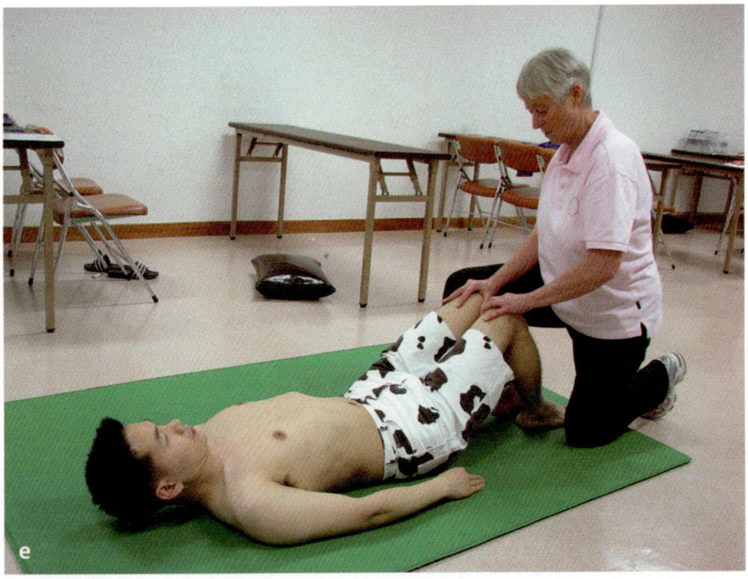

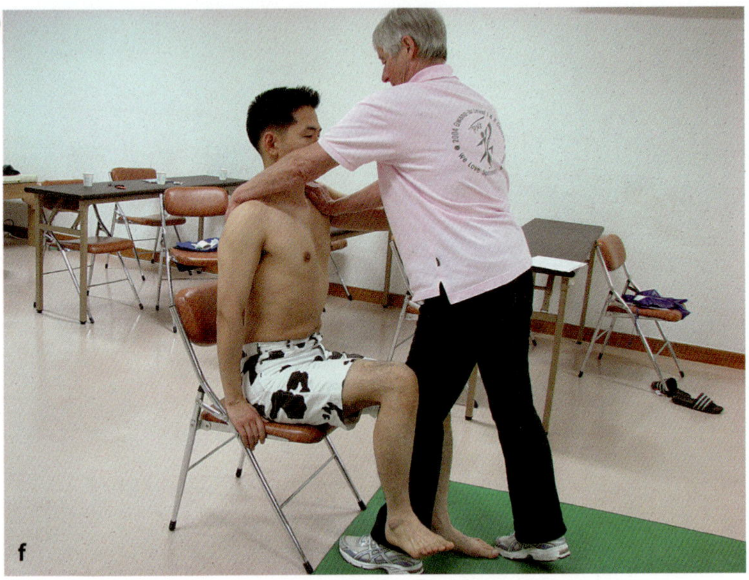

그림 19.1e–f. 몸통의 불안정. **e:** 초핑(교각 자세). 양다리: 초기 입각기, 종말입각기. 어깨관절: 앞쪽 내림과 뒤쪽 내림, **f:** 앉은 자세: 안전화 반전: 스프린터 패턴

그림 19.1g-h. 몸통의 불안정. **g**: 앉은 자세, 안정화 반전(스케이터). 스프린터와 스케이터 사이의 동적 반전. **h**: 모든 자세: 안정화 반전 스프린터/스케이터 패턴

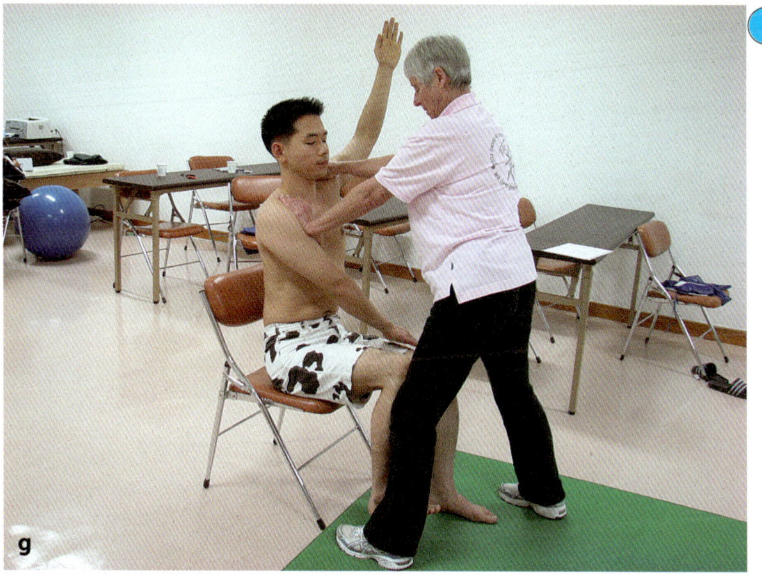

g

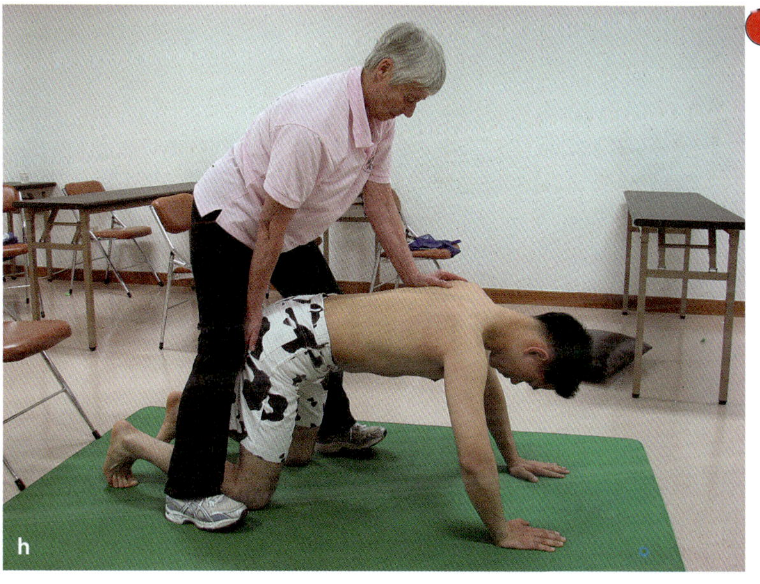

h

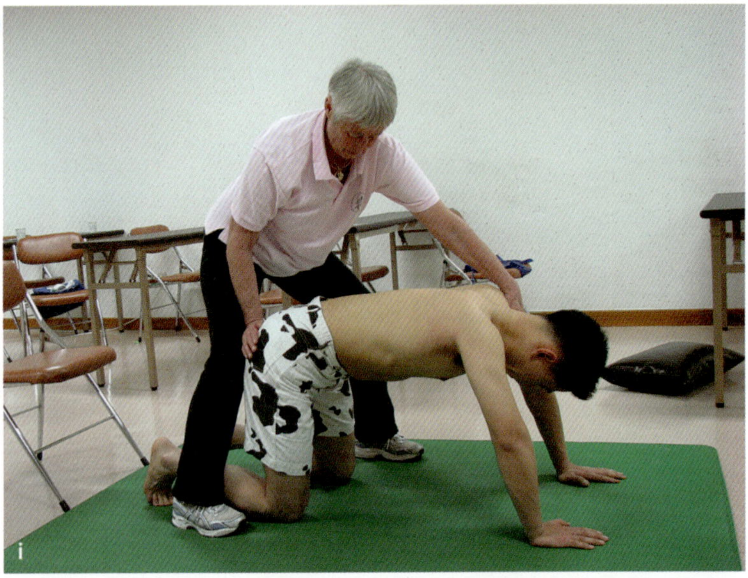

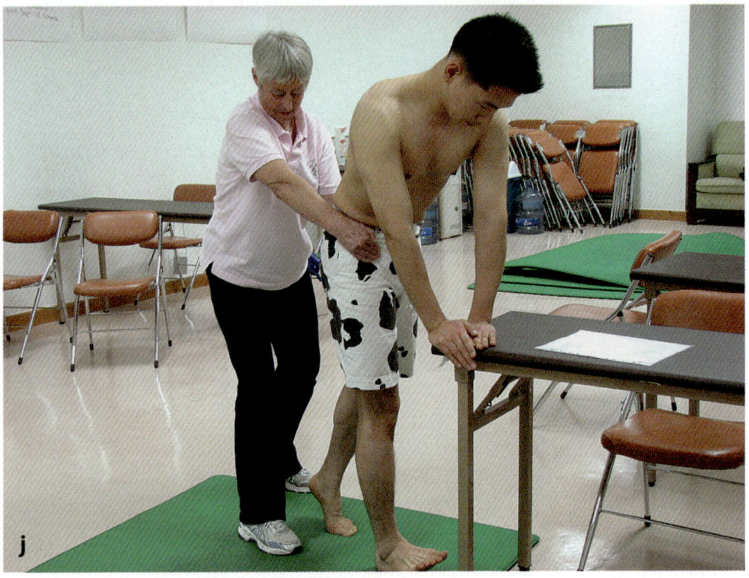

그림 19.1i–j. 몸통의 불안정. I: 네발 자세. j: 초핑: 골반에 대한 율동적 안정화

19.2.2 몸통 돌림의 결합

운동조절 단계	안정성 위의 가동성
자세	누운 자세, 옆으로 누운 자세. 앉은 자세, 선 자세, 구르기(늘어난 쪽으로 호흡). 초핑, 리프팅
기법	등장성 복합, 초기 스트레칭, 반복 스트레칭
보행 단계	양다리 입각기, 이중지지기, 달리기 단계
과제와 숙련성	구르기, 초핑과 리프팅: 테라밴드 사용

그림 19.2a–b. 몸통 돌림의 결합. a: 구르기. b: 초핑

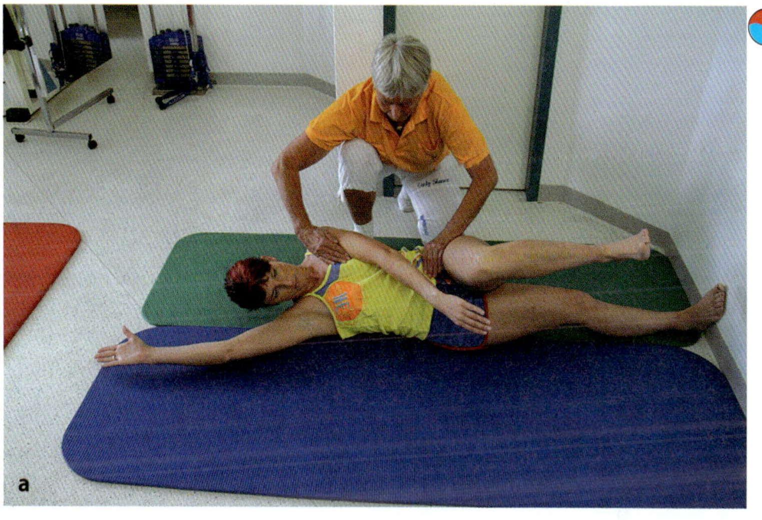

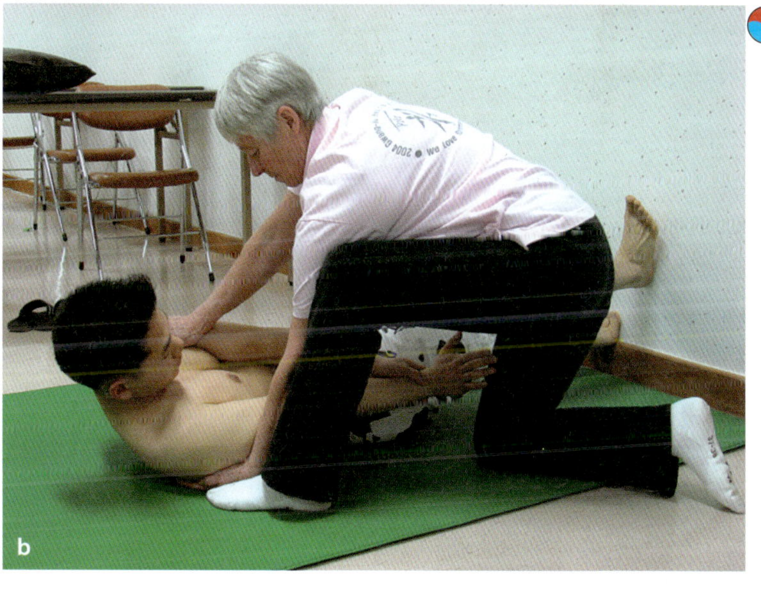

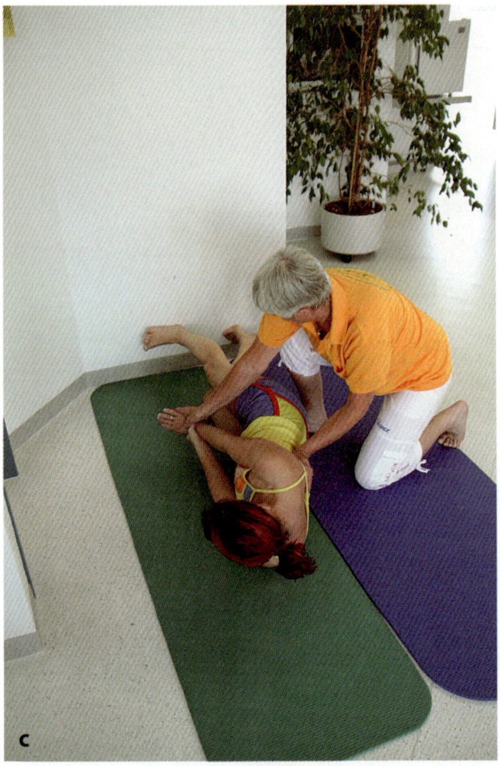

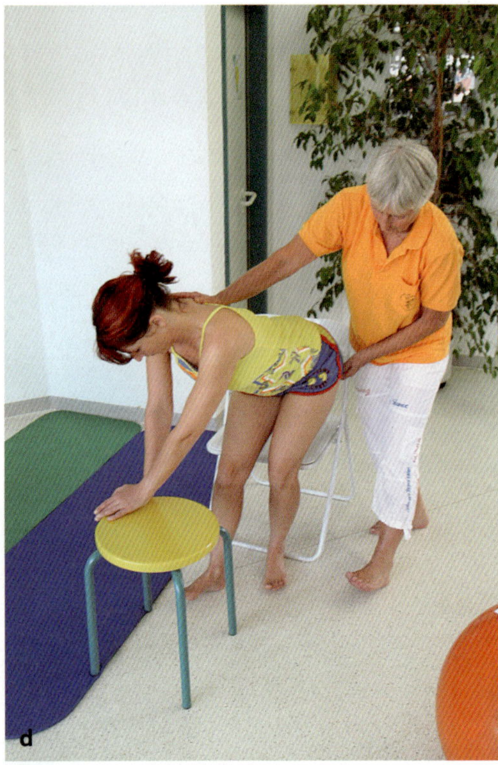

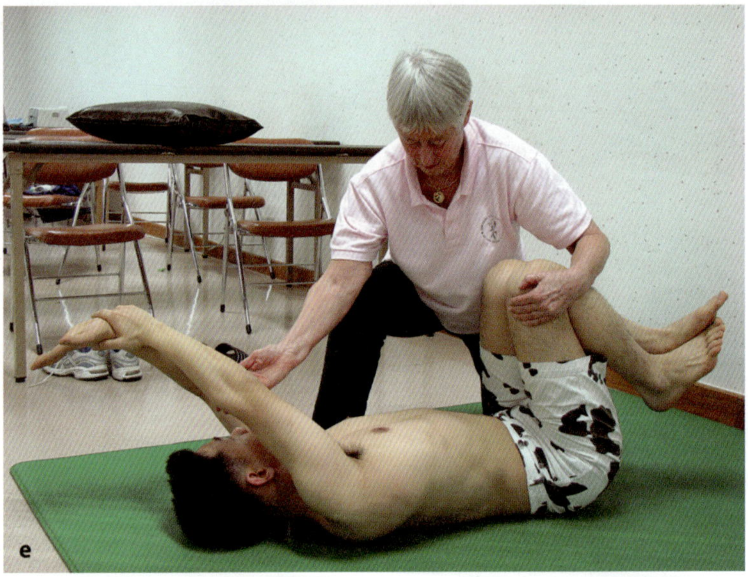

그림 19.2c–e. 몸통 돌림의 결함. **c**: 초핑: 중력을 거슬리고 옆으로 눕기(구심성 활동), **d**: 초핑: 곰 서기 자세에서 앉은 자세로 전환(원심성 활동). **e**: 리프팅

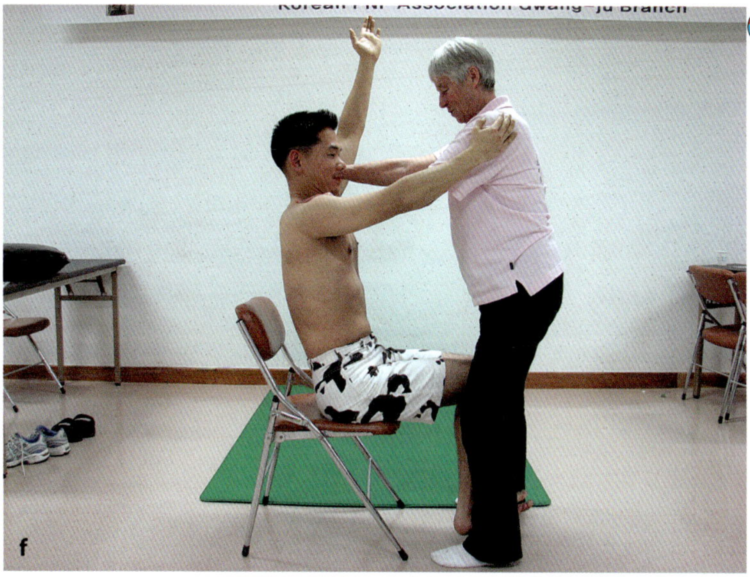

그림 19.2f. 몸통 돌림의 결합.
f: 리프팅

19.2.3 등뼈의 결함

운동조절 단계	안정성 위의 가동성
자세	리프팅, 누운 자세. 옆으로 누운 자세, 앉은 자세, 늘어난 쪽으로의 호흡
기법	등장성 복합, 초기 스트레칭, 반복 스트레칭
보행 단계	달리기 단계, 양쪽 다리 유각기
과제와 숙련성	리프팅, 우주선 운동, 호흡

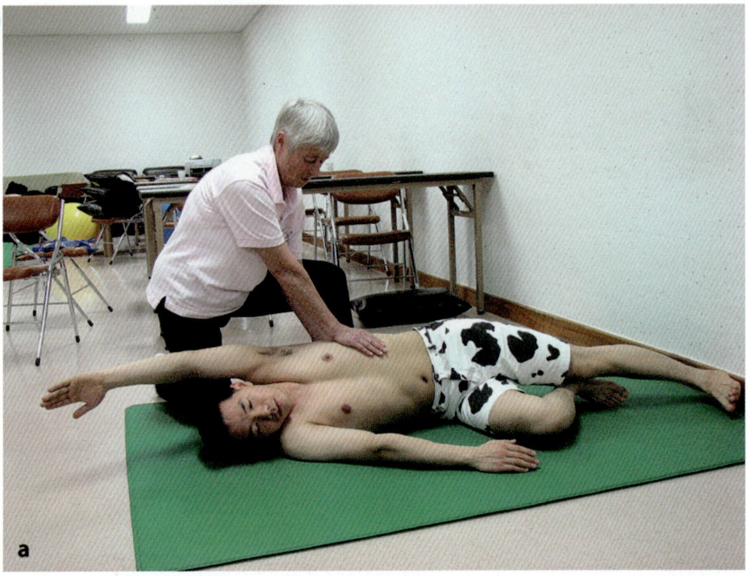

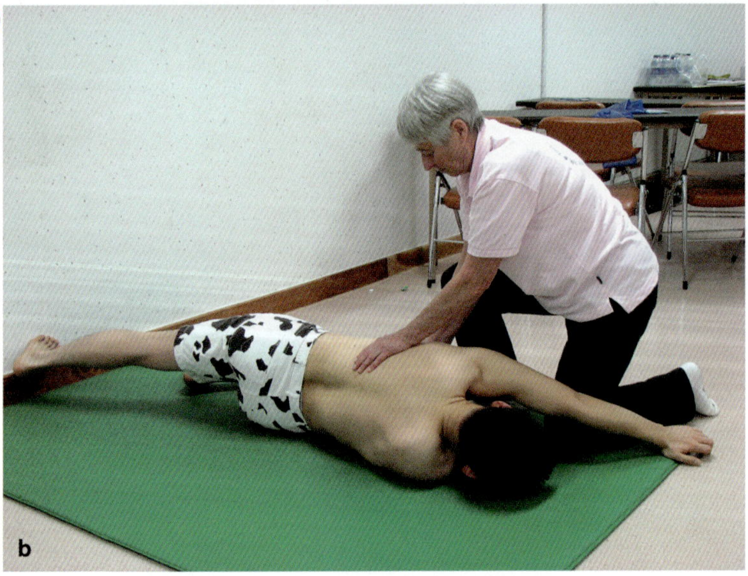

그림 19.3a-b. 등뼈의 결함.
a: 호흡-스케이터.
b: 호흡-스프린터

그림 19.3c–e. 등뼈의 결합. c: 누운 자세에서 리프팅. d: 옆으로 누운 자세에서 리프팅. e: 누운 자세에서 리프팅: 올바른 골반 패턴 관찰

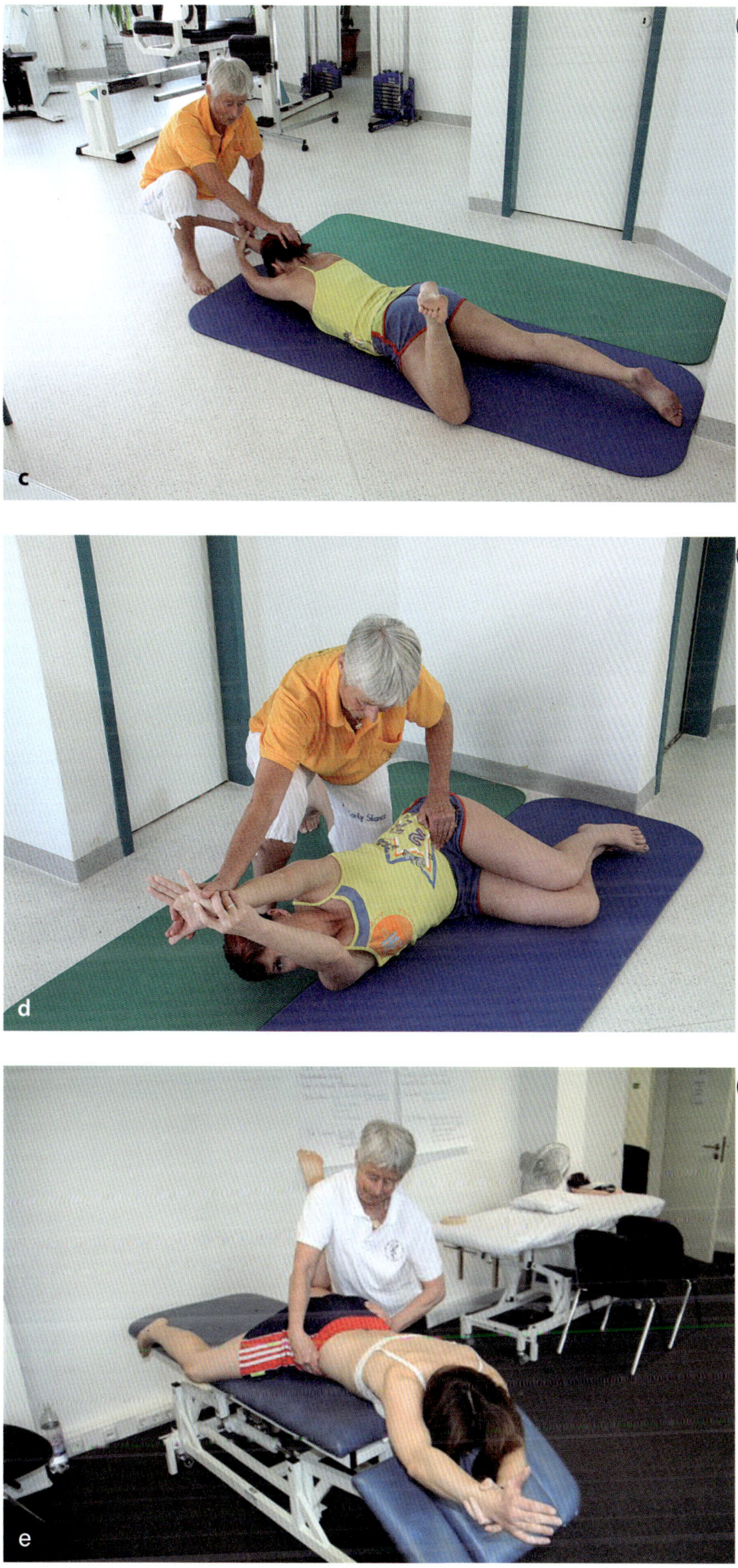

19.2.4 몸통 옆면의 단축

운동조절 단계	안정성, 안정성 위의 가동성
자세	모든 자세, 초핑, 리프팅, 구르기, 늘어난 쪽에서 호흡하기
기법	안정화 반전, 초기 스트레칭, 반복 스트레칭
보행 단계	입각기 다리 스프린터/스케이터, 이중지지기, 달리기 단계
과제와 숙련성	구르기, 곰 서기 자세에서 초핑, 앉은 자세에서 리프팅, 호흡 운동

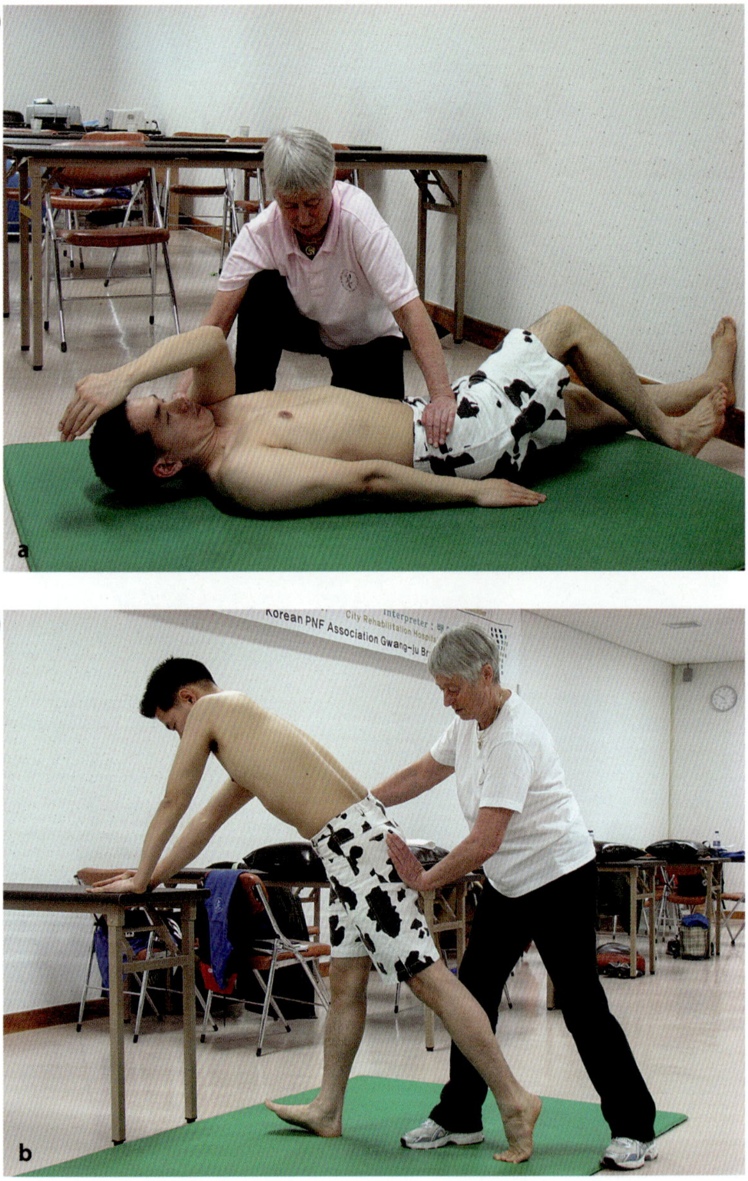

그림 19.4a–b. 몸통 옆면의 단축. **a**: 몸통 늘리기: 스프린터–입각기 다리, **b**: 초핑(몸통 늘리기): 종말입각기

■ **그림 19.4c-d.** 몸통 옆면의 단축. c: 앉은 자세에서 리프팅. d: 누운 자세(스프린터)에서 호흡 운동, 왼쪽을 늘림

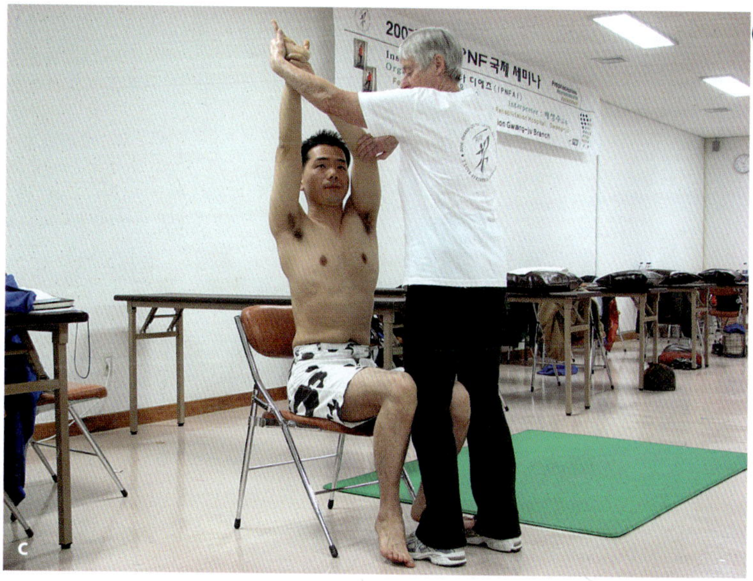

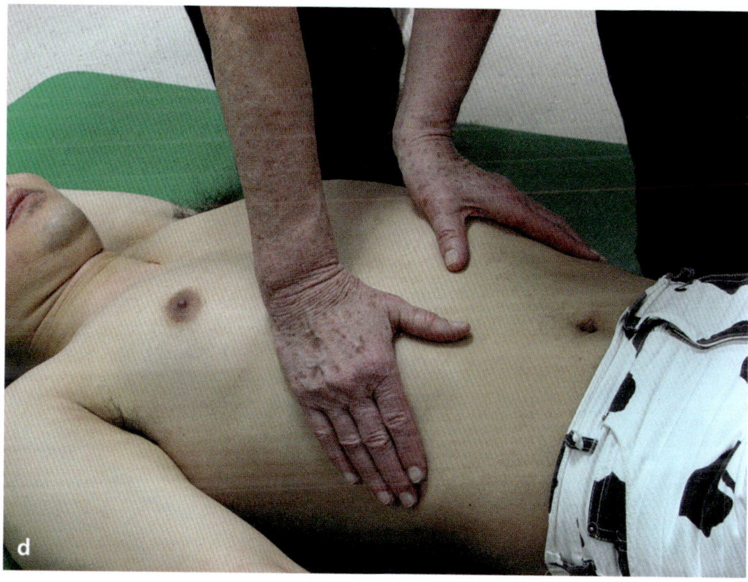

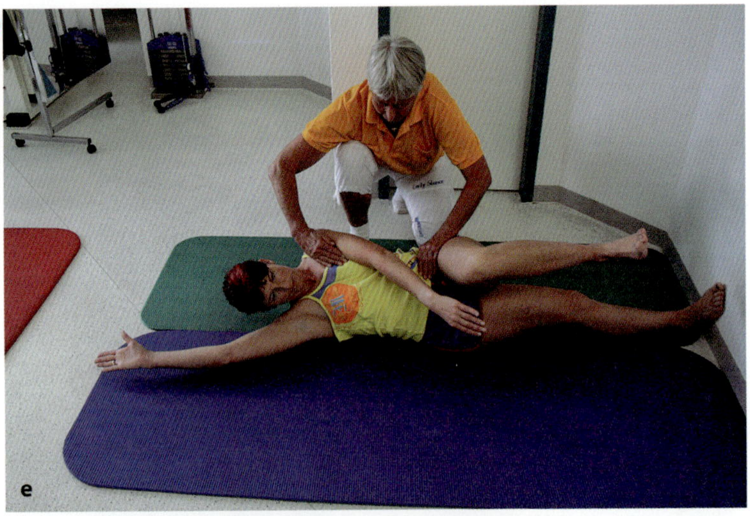

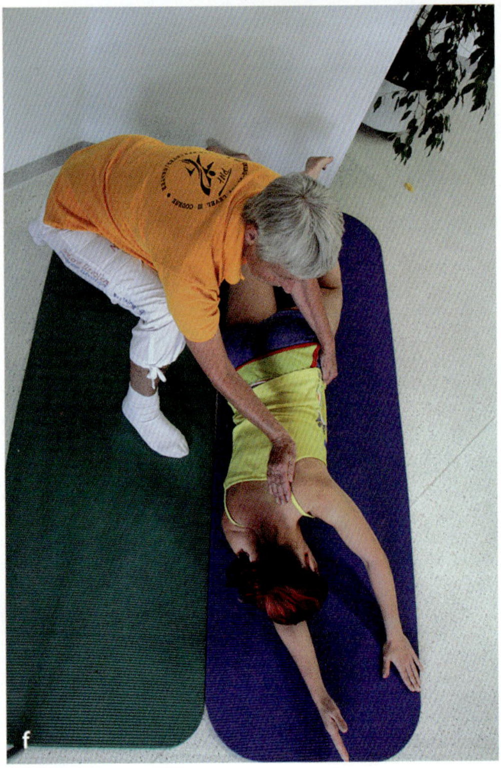

그림 19.4e–f. 몸통 옆면의 단축. **e:** 누운 자세에서 옆으로 누운 자세로 구르기. 아래쪽이 길어진다. **f:** 옆으로 누운 자세에서 엎드린 자세로 구르기: 원심성 활동을 하고 다시 구심성 활동을 함.

19.2.5 엉덩관절/무릎관절의 폄/굽힘 감소

운동조절 단계	1. 안정성 위의 가동성 2. 안정성 3. 통제된 가동성
자세	1. 누운 자세: 발꿈치 고정 2. 입각기 다리를 벽에 고정 3. 반앉은 자세, 네발 자세 및 무릎 서기
기법	1. 수축-이완 혹은 유지-이완 2. 안정화 반전, 율동적 안정화 3. 등장성 복합
보행 단계	1. 엉덩관절: 중간유각기, 무릎관절: 중간유각기와 초기유각기 2. 양다리 입각기
과제와 숙련성	스프린터에서 엉덩관절 굽힘, 계단 보행에서 엉덩관절 폄, 선 자세에서 초핑, 뒤로 걷기, 무릎 치료(다음 단락 참조)

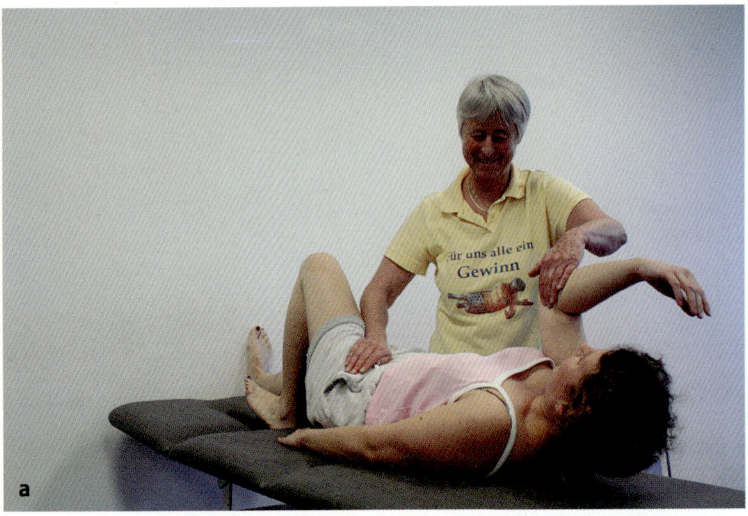

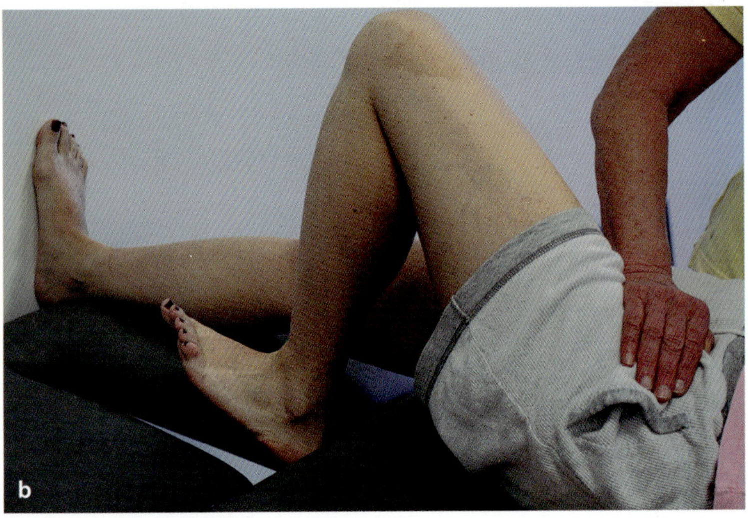

그림 19.5a–b. 엉덩관절/무릎관절의 폄/굽힘 감소. **a**: 스프린터: 엉덩관절과 무릎관절을 위한 수축–이완 기법. **b**: 엉덩허리근과 반힘줄모양근의 이완

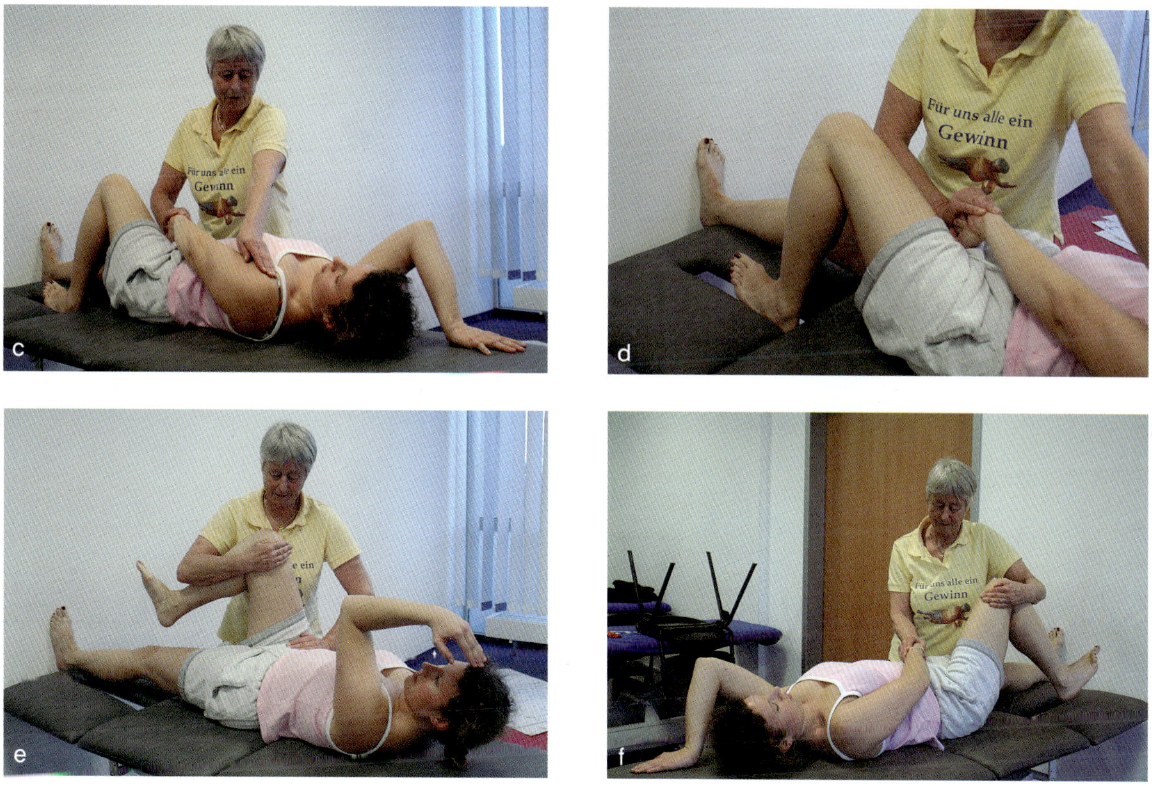

그림 19.5c-f. 엉덩관절/무릎관절의 폄/굽힘 감소. c: 스케이터: 무릎관절을 위한 수축-이완 기법. d: 넙다리두갈래근을 위한 이완. e: 중간입각기를 위한 입각기 다리 훈련. f: 초기입각기

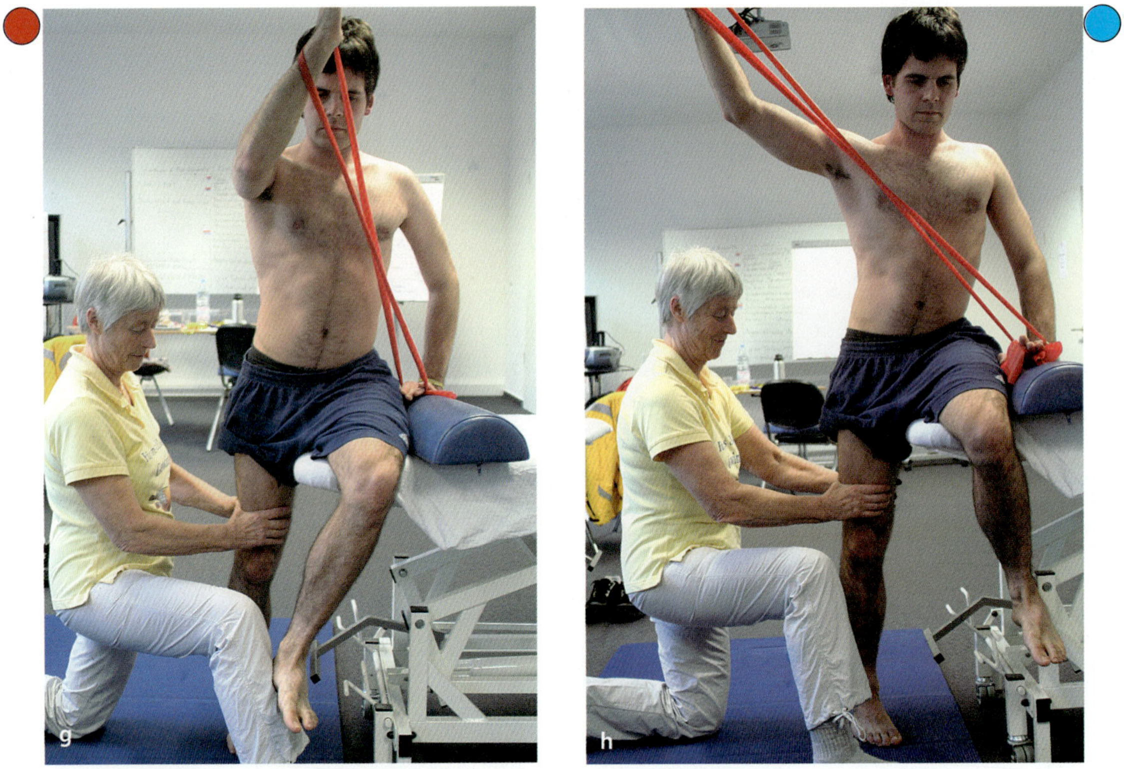

그림 19.5g,h. 엉덩관절/무릎관절의 폄/굽힘 감소. **g**: 중간입각기를 위한 스프린터에서의 통제된 가동성. **h**: 초기입각기를 위한 스케이터에서의 통제된 가동성

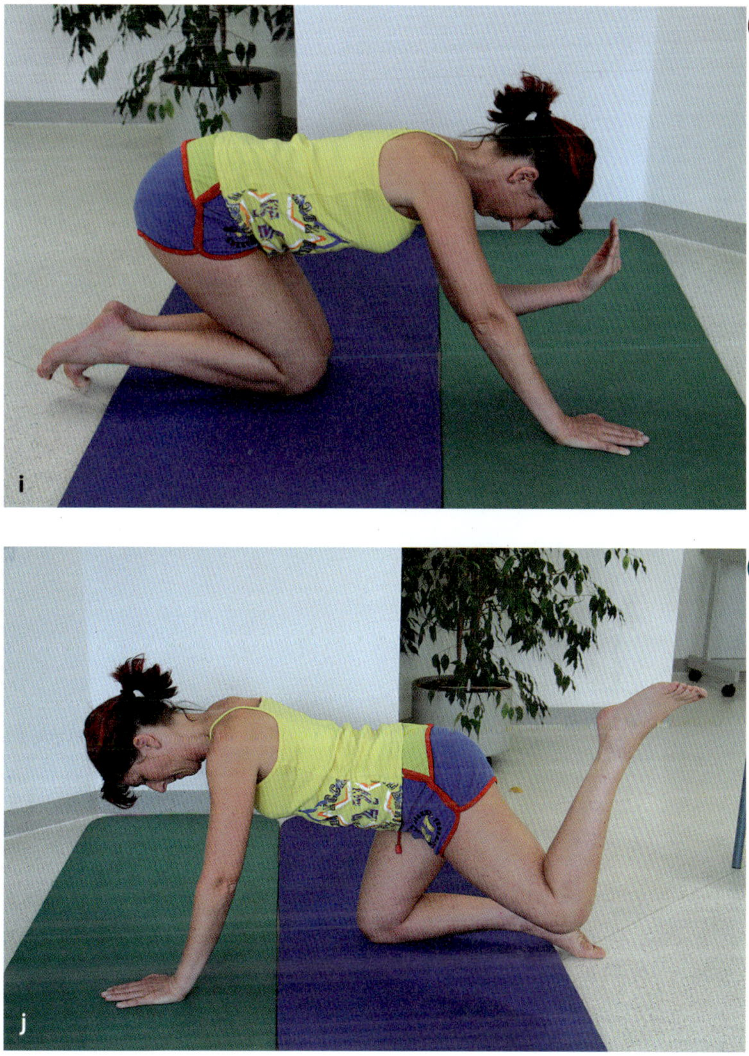

그림 19.5i-j. 엉덩관절/무릎관절의 폄/굽힘 감소. I: 왼쪽 다리 중간입각기를 위한 스프린터에서의 통제된 가동성. j: 오른쪽 다리 초기입각기를 위한 스케이터에서의 통제된 가동성

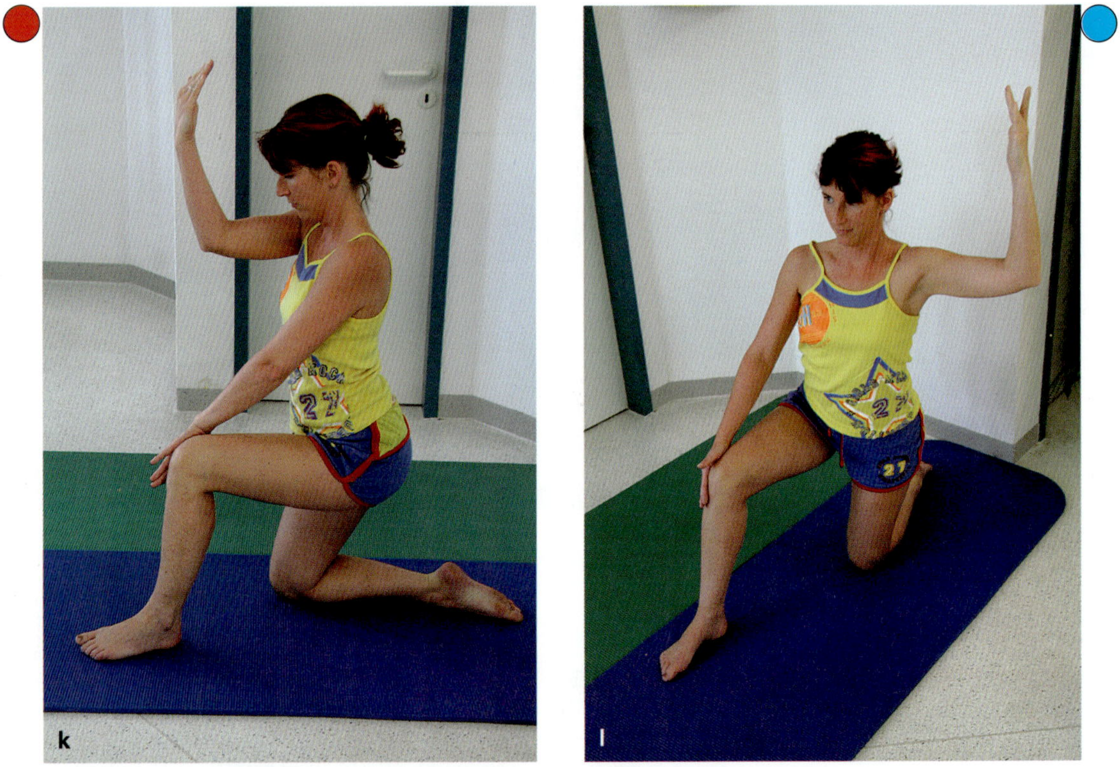

그림 19.5k-l. 엉덩관절/무릎관절의 폄/굽힘 감소. **k**: 오른쪽 무릎을 위한 스프린터에서의 통제된 가동성. **l**: 왼쪽 무릎을 위한 스케이터에서의 통제된 가동성

19.2.6 입각기 다리의 체중부하

운동조절 단계	1. 안정성
	2. 통제된 가동성(19.2.5)
자세	한발 서기. 구르기, 선 자세와 보행에서의 초핑
기법	1. 안정화 반전, 율동적 안정화
	2. 등장성 복합
보행 단계	양쪽 다리 입각기: 스프린터/스케이터, 초핑
과제와 숙련성	한발 서기, 초핑: 선 자세에서 앉은 자세로 전환, 다시 반대로 전환

그림 19.6a–b. 입각기 다리의 체중부하. **a**: 스프린터: 교각 자세에서 한발 서기. **b**: 스프린터: 곰 서기 자세

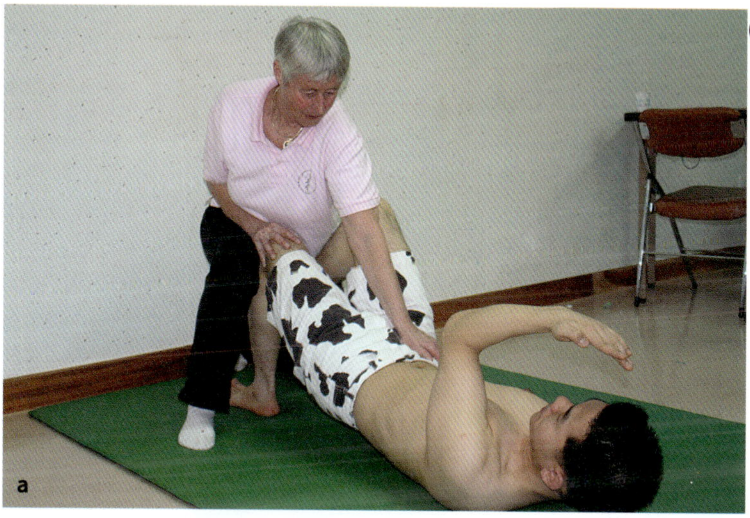

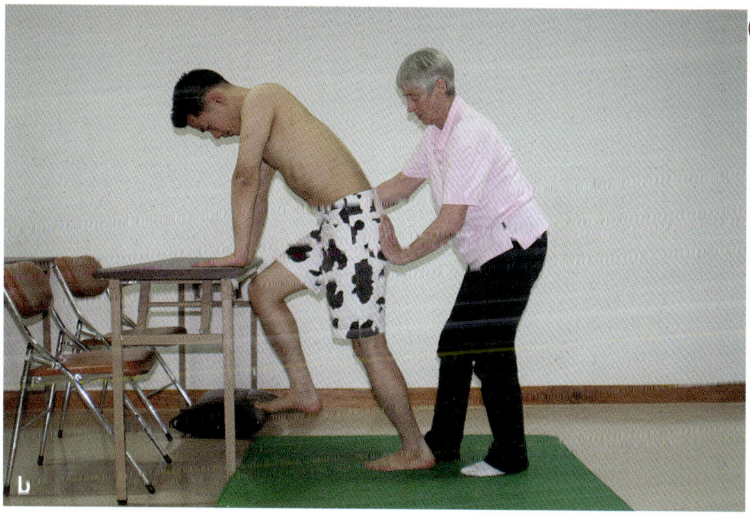

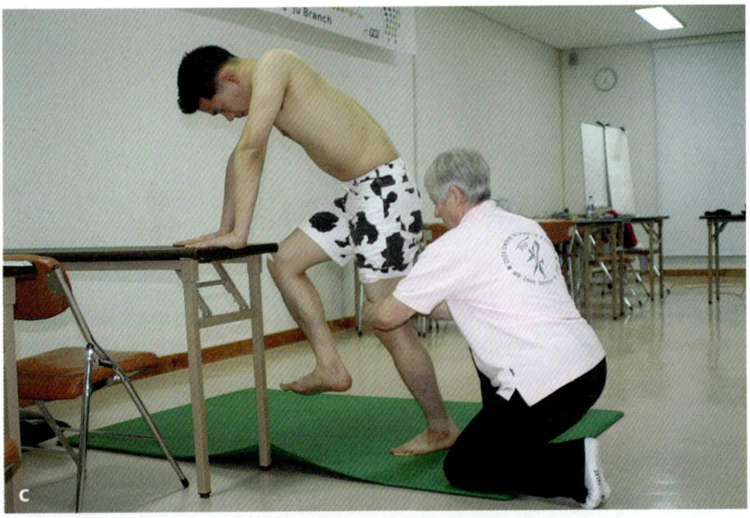

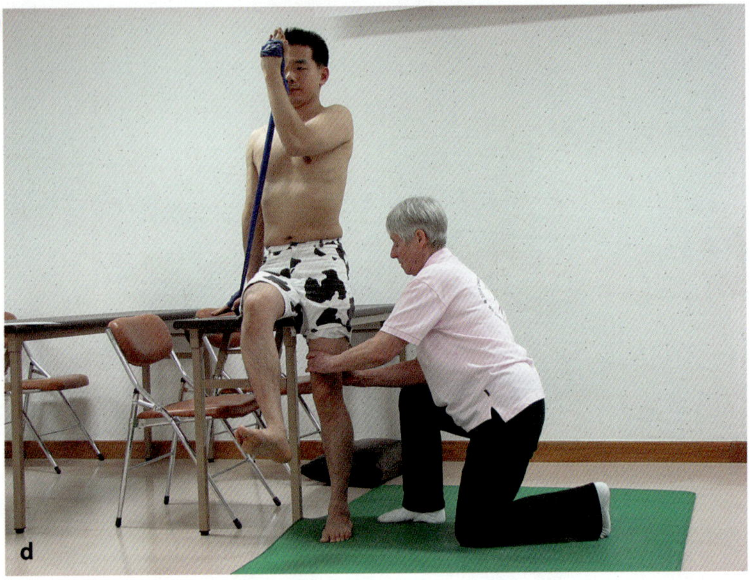

그림 19.6c–d. 입각기 다리의 체중부하. **c:** 곰 자세에서의 율동적 안정화. 스프린터에서 스케이터로의 전환. **d:** 반앉은 자세에서의 율동적 안정화. 스프린터에서 스케이터로의 전환

19.2.7 뒤굽이무릎

운동조절 단계	1. 안정성
	2. 통제된 가동성
자세	1. 누운 자세, 교각 자세, 곰 서기 자세, 보행
	2. 교각 자세, 네발 자세, 반앉은 자세, 곰 서기 자세, 선 자세, 보행
기법	1. 안정화 반전, 율동적 안정화
	2. 등장성 복합
보행 단계	중간입각기-종말입각기, 초기입각기-부하반응기
과제와 숙련성	한발 서기와 보행에서 테라밴드 조절, 교각 자세, 통제된 가동성을 위한 네발 자세

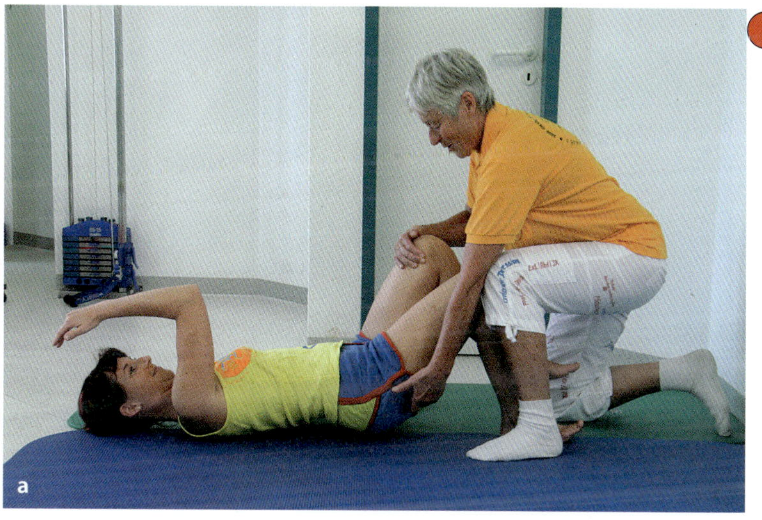

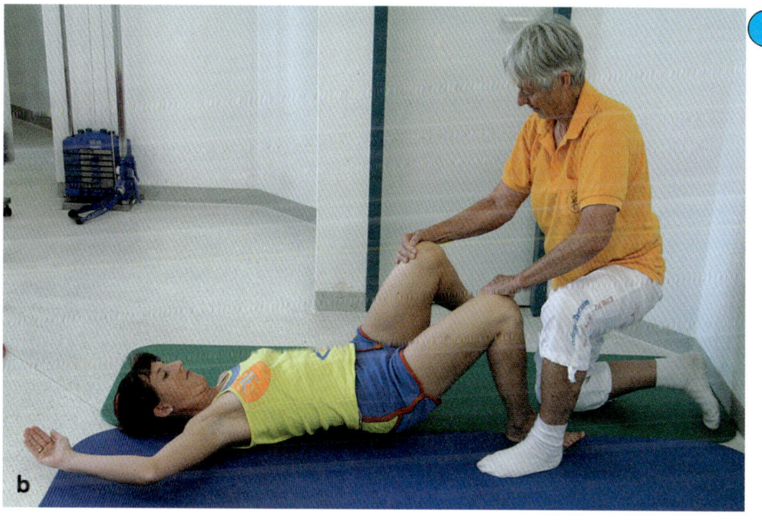

그림 19.7a-b. 뒤굽이무릎.
a: 교각 자세에서 궁둥뼈결절을 가쪽 발목쪽으로 당긴다. 통제된 가동성,
b: 교각 자세: 스케이터- 초기입각기, 궁둥뼈결절을 안쪽 발목쪽으로 당긴다.

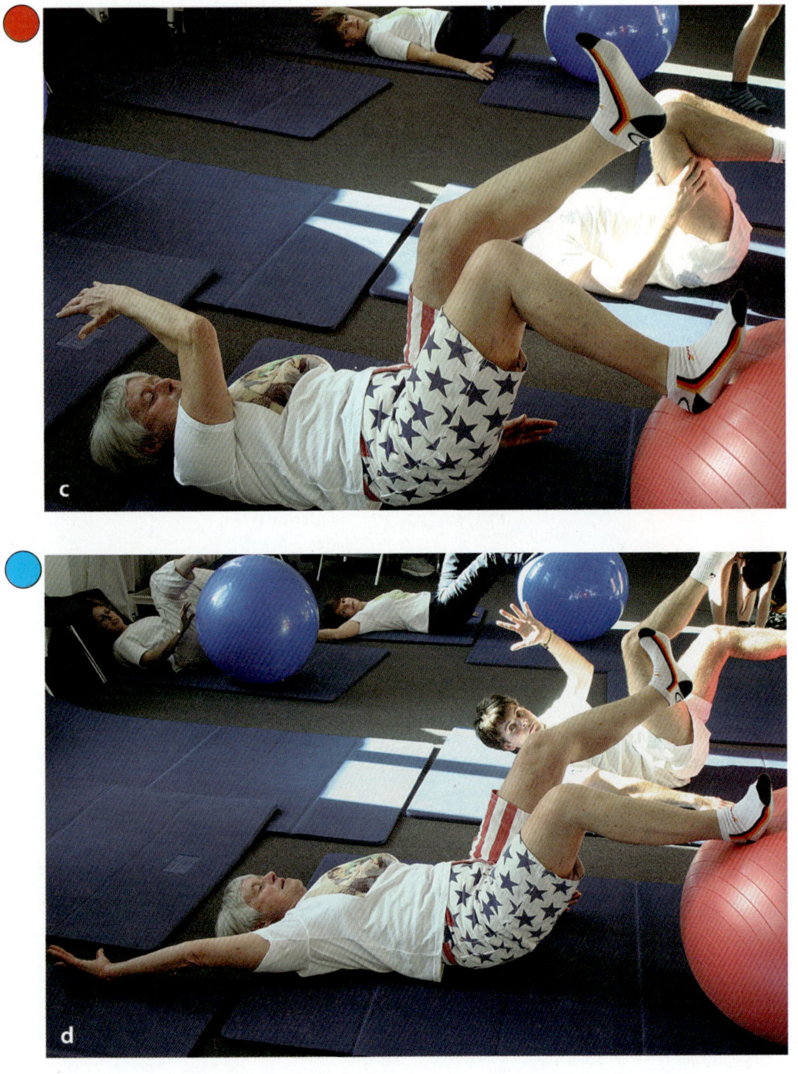

■ **그림 19.7c–d.** 뒤굽이무릎. **c**: 스프린터: 발꿈치를 가쪽 궁둥뼈결절쪽으로 당긴다. **d**: 스케이터: 발꿈치를 안쪽 궁둥뼈결절쪽으로 당긴다.

19.2.8 불안정한 발목관절

운동조절 단계	안정성, 통제된 가동성
자세	누운 자세. 교각 자세, 앉은 자세, 반앉은 자세, 선 자세, 보행, 곰 서기 자세에서의 초핑(엄지발가락 위로 구르기)
기법	안정화 반전, 율동적 안정화, 등장성 복합
보행 단계	초기입각기, 중간입각기, 종말입각기(발꿈치 들기)
과제와 숙련성	불안정한 표면 위에서 한발 서기

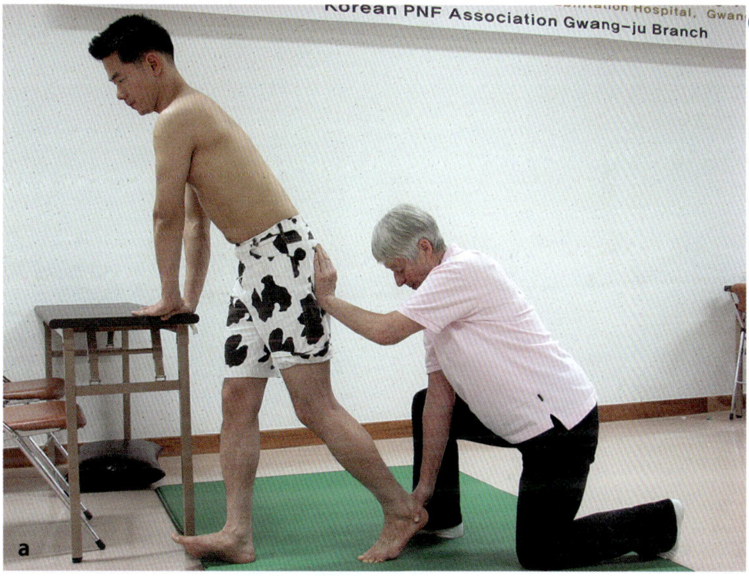

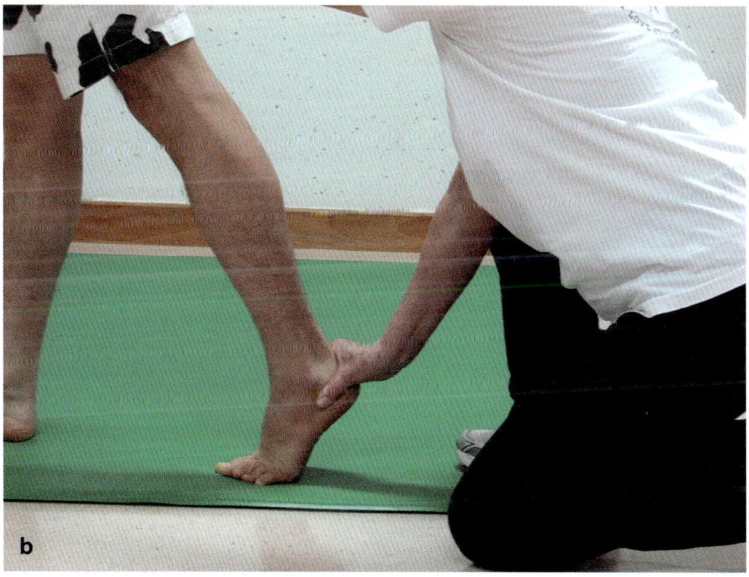

그림 19.8a–b. 불안정한 발목관절. a: 초핑(종말입각기): 통제된 가동성. b: 등장성 복합

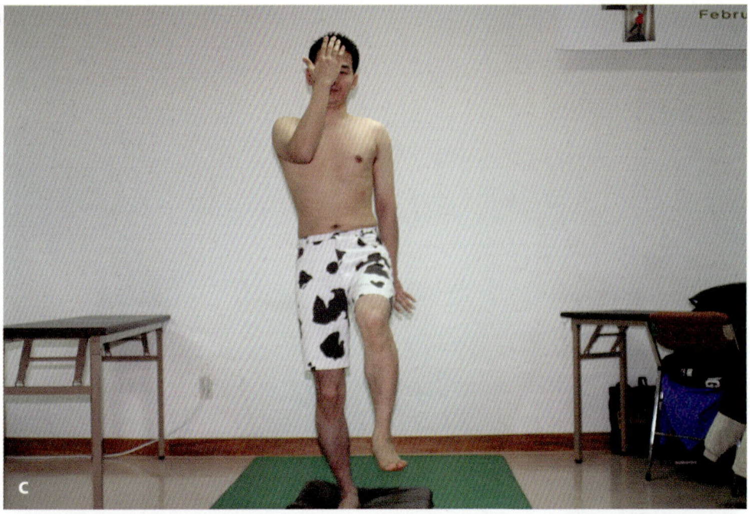

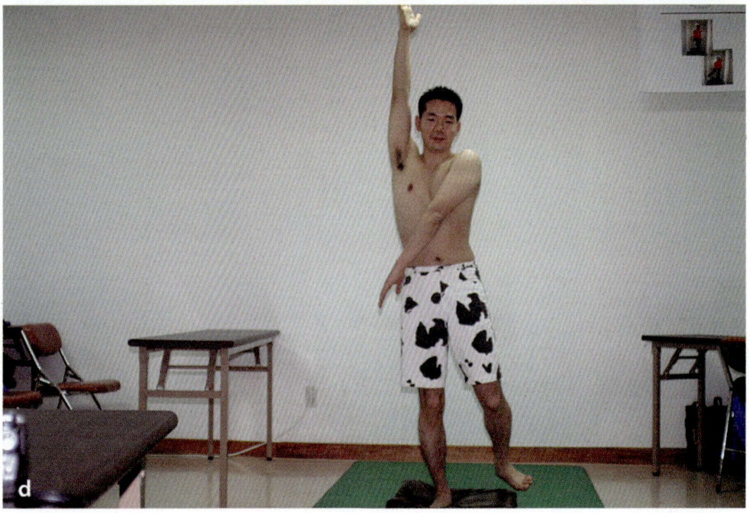

그림 19.8c-d. 불안정한 발목 관절. c: 불안정한 표면: 스프린터 패턴. d: 스케이터 패턴

19.2.9 발등굽힘근의 약증

운동조절 단계	안정성 위의 가동성
자세	굽힘근 사슬을 위한 누운 자세(중간유각기와 초기유각기), 폄근 사슬을 위한 초핑(초기접지기–부하반응기) 초핑: 팔꿈치로 엎드린 자세, 교각 자세, 네발 자세, 곰 자세
기법	등장성 복합, 초기 스트레칭, 반복 스트레칭
보행 단계	구심성 활동: 중간유각기–뒤침, 초기유각기–엎침, 초기접지기–뒤침 원심성 활동: 종말유각기–뒤침, 부하반응기–뒤침
과제와 숙련성	치료대 가장자리 위에 걸터 서기, 초핑(초기접지기)

그림 19.9a–b. 발등굽힘근의 약증. **a**: 뒤침을 위한 스프린터(중간유각기). **b**: 엎침을 위한 스케이터(초기유각기)

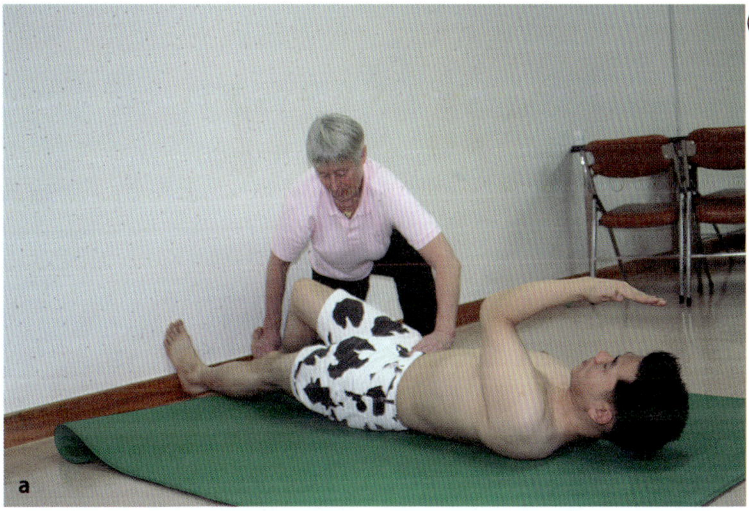

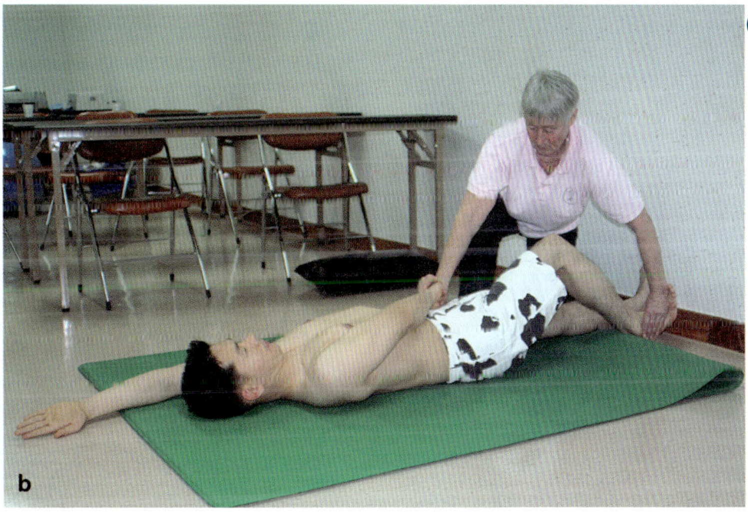

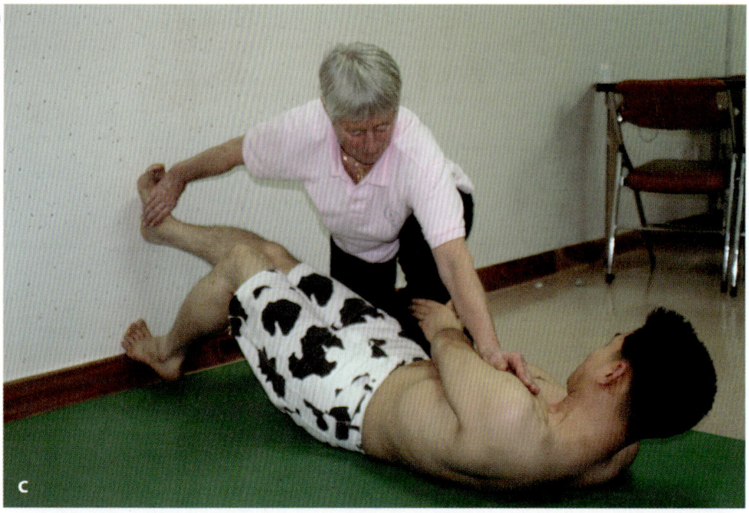

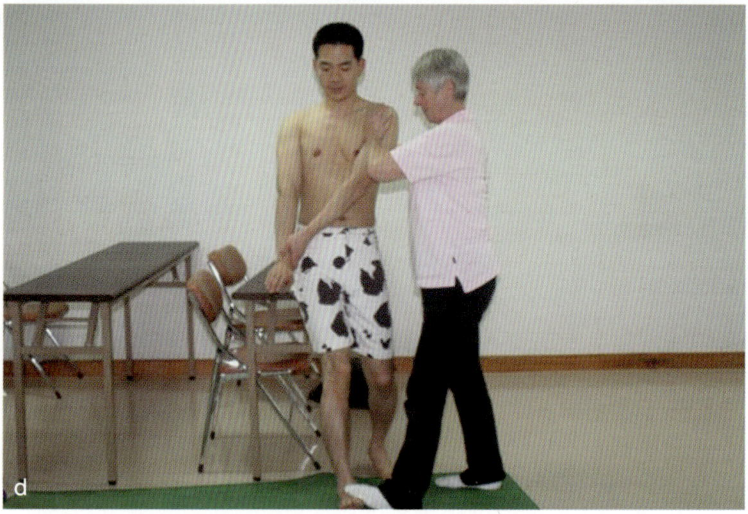

그림 19.9c-d. 발등굽힘근의 약증. **c**: 초핑(초기접지기)-뒤침. **d**: 초핑(초기접지기)-뒤침, 선 자세, 기법: 등장성 복합

■ **그림 19.9e-f.** 발등굽힘근의 약증. **e**: 왼쪽 초기접지기를 위한 오른쪽 노쪽 밀기. **f**: 선 자세에서 초핑(노쪽 밀기).

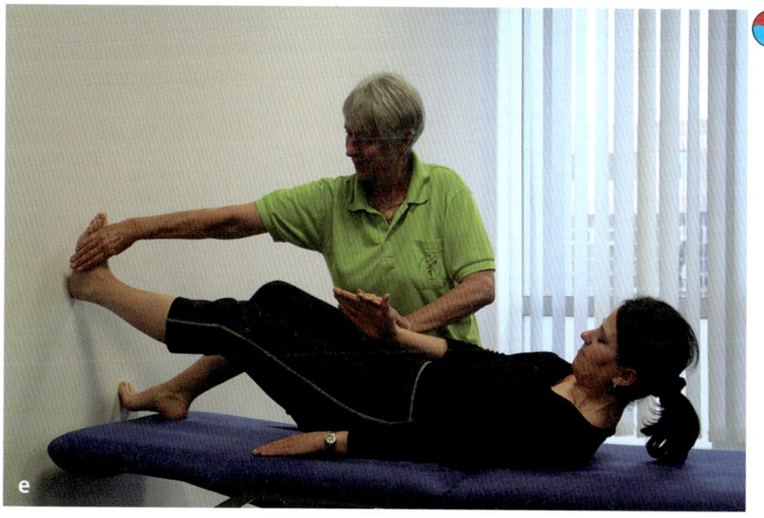

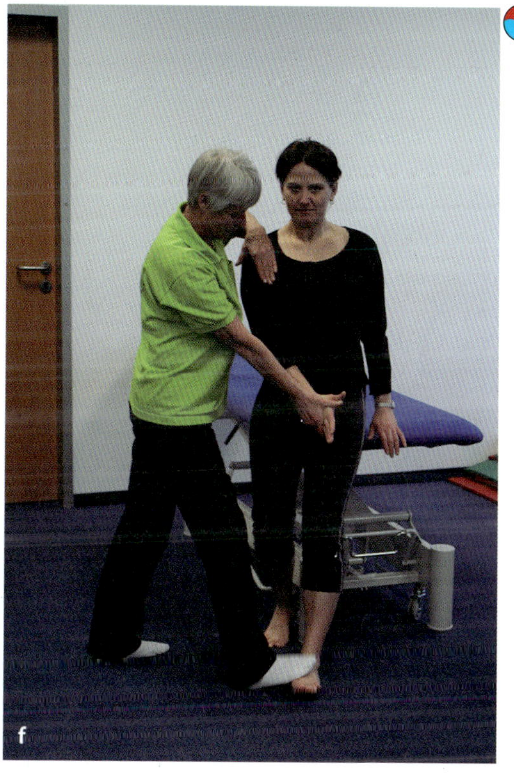

19.2.10 엄지발가락 가쪽 휨증

운동조절 단계	1. 안정성 위의 가동성 2. 안정성
자세	누운 자세. 반서기 자세, 선 자세
기법	1. 초기 스트레칭 2. 안정화 반전, 율동적 안정화
보행 단계	초기입각기(스케이터), 중간입각기(스프린터)
과제와 숙련성	반앉은 자세와 선 자세, 일자 걷기

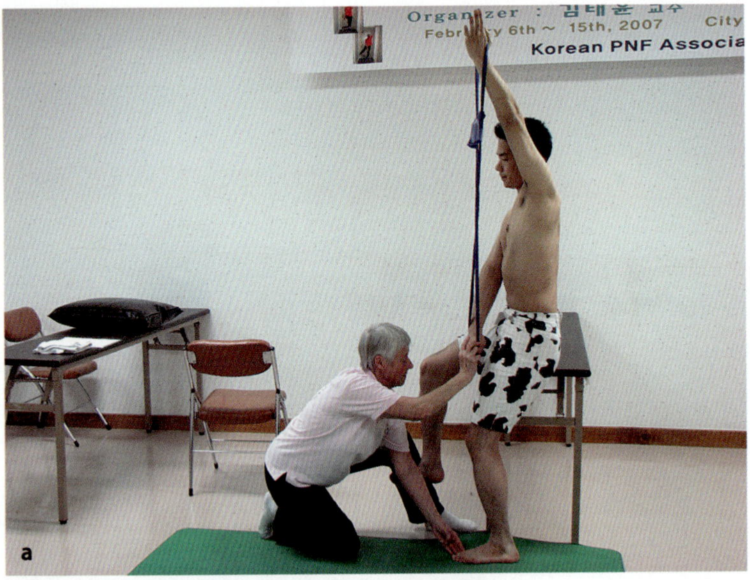

a

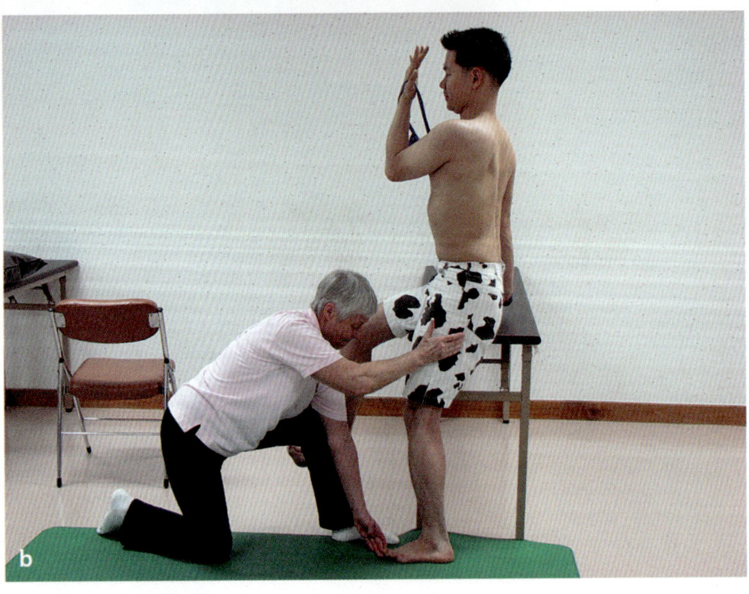

b

그림 19.10a–b. 엄지발가락 가쪽 휨증(Hallux valgus). **a**: 스케이터: 초기 자세(엄지발가락의 모음). **b**: 스프린터에서의 체중부하

그림 19.10c-d. 엄지발가락 가쪽 휨증(Hallux valgus). **c:** 스케이터-초기입각기: 엄지발가락의 모음. **d:** 스프린터에서의 체중부하

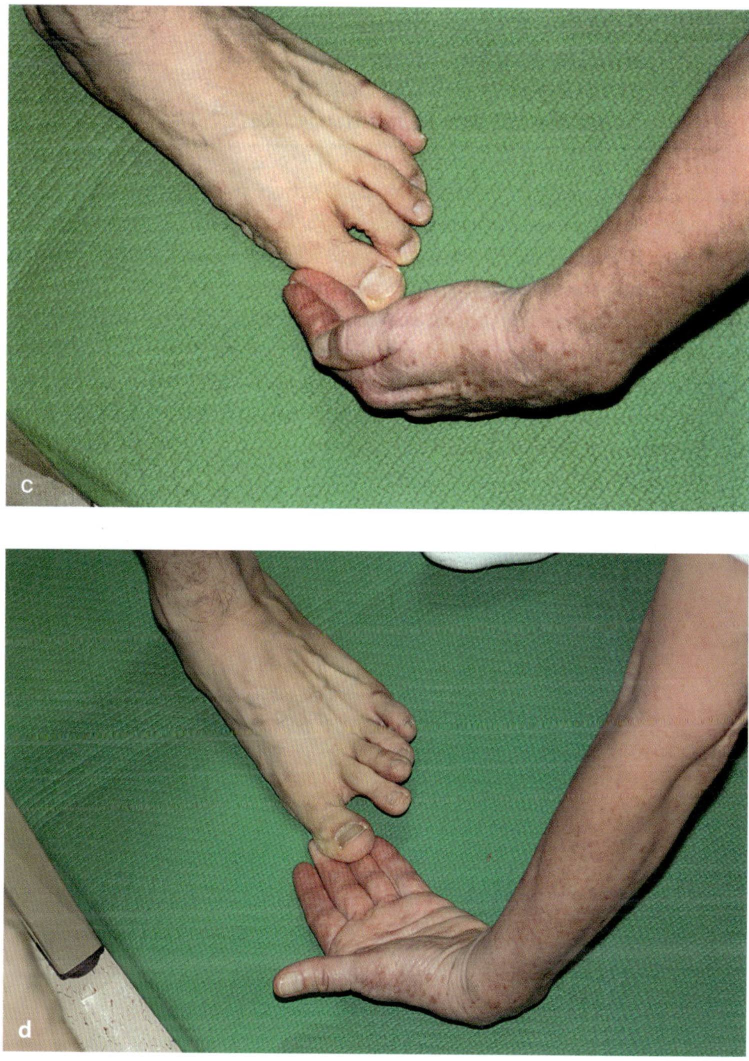

19.3 어깨뼈 아래각에 대한 강조 타이밍을 통한 어깨 치료

어깨관절의 기능은 항상 나를 매료시켰고, 나는 여러 번 어깨로 넘어지는 사고를 당했다. 나는 최근 어깨 손상으로 인해 가시위근 힘줄이 파열되었다. 그러나 근력과 가동범위의 감소는 없었다. 나는 다음 단락에 작성된 훈련 프로그램으로 훈련을 해 왔고, 많은 나의 환자들도 이런 프로그램을 사용했다(▣ 표 19.2).

안정성

어깨관절의 안정성은 팔과 어깨관절의 모든 운동에 기초가 된다. 어깨뼈 아래각은 마름근과 앞톱니근에 의해 가슴우리에 고정된다. 이들 근육은 구심성 활동과 원심성 활동을 함께 한다. 환자들은 구심성 활동을 쉽게 수행할 수 있다(아동발달단계에서 처럼, 구심성 활동이 원심성 활동보다 먼저 일어난다). 스프린터/스케이터 패턴에서 구심성 활동은 팔의 체중부하를 이끌어낸다(손이나 팔꿈치로 고정한다).

통제된 가동성

통제된 가동성을 수행할 때, 환자들은 어깨뼈 아래각에 대한 원심성 활동(마름근과 앞톱니근)을 배운다. 어깨관절의 운동은 어깨뼈 내림 패턴이지만 가동범위는 증가된다. 이것은 열린사슬에서의 가동성과 비교해볼 때, 닫힌사슬에서의 가동성을 더 좋게 해 준다.

트랙 위에서의 움직임

환자는 이제 중력의 도움 없이 안정성을 제공하기 위해 지면에 고정시켜 자신의 팔을 주어진 방향대로 움직일 수 있다. 환자를 위한 구두지시: "바닥을 청소하시오".

1. 이것은 스프린터 패턴으로 수행된다: 팔을 앞쪽으로 움직일 때, 환자는 다른 팔다리의 스프린터 패턴을 사용한다. 즉, 입각기 다리 쪽인 앞으로 움직이고, 유각기 다리인 뒤쪽으로 움직인다.
2. 이런 상황에서, 환자는 스프린터/스케이터 패턴으로 활성화된 방사의 도움으로 통증이 움직일 수 있다.

열린사슬에서의 가동성

이제 환자는 중력을 이겨내고 자유롭게 자신의 어깨/팔을 움직일 수 있을 것이다.

1. 맥주 가게에서 이루어지는 맥주 들고 걷기는 스프린터 패턴에서 쉽게 수행된다. 가동 팔은 입각기 다리 위에서 토대를 갖고, 다른 팔로 테이블을 지탱한다. 그쪽 유각기 다리로 의자를 민다.
2. 자켓을 높은 곳에 걸 때와 같이, 머리 위에서 이루어지는 작업들은 전반적인 스프린터 패턴에서 쉽게 수행된다. 다른 팔은 여러 분의 엉덩뼈능선을 아래로 누른다.

■ 표 19.2. 스프린터/스케이터 패턴으로 어깨 치료

체중부하	운동조절 단계	자세	어깨뼈 아래각에 대한 강조 타이밍(마름근/앞톱니근)		기법	입각기 다리	고정
			근활동	**어깨뼈**			
체중부하 ↓	**안정성** 체중부하 팔 **안정성 위의 가동성** 가동 팔: 반대쪽 유각기 다리: 동측	엎드린 자세, 옆으로 누운 자세, 곰 서기 자세, 앉은 자세	마름근: 구심성 수축 앞톱니근: 구심성 수축	뒤쪽 내림 앞쪽 내림	안정화 반전 율동적 안정화 등장성 복합 동적 반전(가동 팔과 유각기 다리)	반대쪽 다리: 중간입각기, 초기입각기, 초핑(이중지지기)	말단 닫힌사슬
	통제된 가동성 가동범위 증가	네발 자세, 곰 서기 자세 초핑: 네발 자세, 곰 서기 자세 (■ 그림 19.11j)	마름근: 원심성 수축 앞톱니근: 원심성 수축	뒤쪽 내림 앞쪽 내림	등장성 복합	반대쪽 초핑: 이중지지기	말단 닫힌사슬
	트랙 위의 움직임 (스프린터 패턴) 기능: 클리어닝: ■ 그림 19.11,e,f)	엎드린 자세, 옆으로 누운 자세, 네발 자세, 곰 서기 자세, 바닥에 앉은 자세, 구르기	마름근: 구심성 수축 원심성 수축	뒤쪽 내림 앞쪽 올림	등장성 복합	뒤쪽 내림: 반대쪽 앞쪽 올림: 같은쪽	트랙 위의 클리어닝
가동 팔	**스프린터에서 안정성 위의 가동성** 기능: 팔 리프팅 입각기 다리 (■ 그림 19.11g)	앉은 자세 선 자세	마름근: 원심성 구심성	팔 올림: 앞쪽 올림 팔 내림: 뒤쪽 내림	등장성 복합	앞쪽 올림 팔 위로 올림 동측 팔 내림	몸통과 입각기 다리의 안정화 열린사슬

19.3.1 어깨 치료

운동조절 단계	1. 안정성 2. 안정성을 위해 반대쪽의 가동성 3. 통제된 가동성 4. 트랙 위로의 움직임 5. 안정성 위의 가동성
자세	누운 자세, 옆으로 누운 자세. 앉은 자세, 네발 자세, 교각 자세, 문틀 안에 선 자세
기법	1. 안정화 반전, 율동적 안정화 2. 등장성 복합, 유각기 다리와 가동 팔에 대한 동적 반전 3. 등장성 복합 4. 구심성: 어깨의 앞쪽 올림과 뒤쪽 내림 패턴 5. 등장성 복합
보행 단계	스프린터, 스케이터, 초핑
과제와 숙련성	맥주 들기 운동

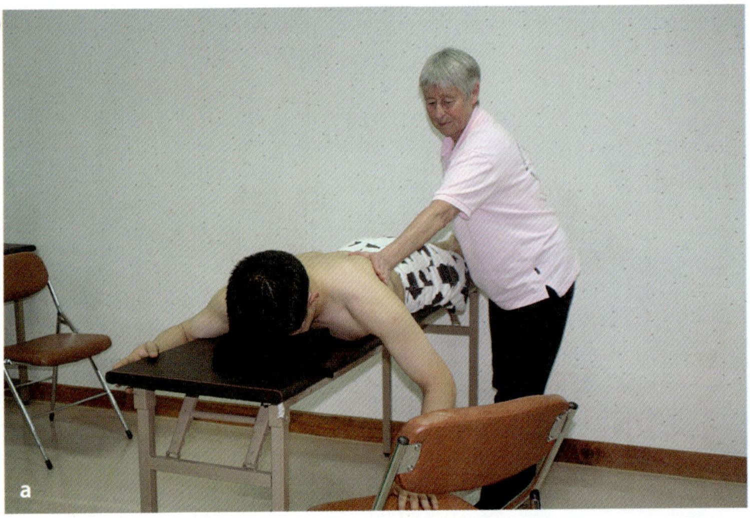

그림 19.11a. 어깨뼈 아래각에 대한 강조 타이밍을 통한 어깨 치료. a: 어깨관절 안정성을 위한 안정화 반전, 어깨뼈 뒤쪽 내림

그림 19.11b-d. 어깨뼈 아래각에 대한 강조 타이밍을 통한 어깨 치료. **b**: 안정화 반전: 왼쪽 체중부하 팔의 앞쪽 내림. **c**: 왼쪽 어깨의 율동적 안정화, 앞쪽 내림과 뒤쪽 내림의 전환. **d**: 왼쪽 어깨의 통제된 가동성, 환자는 발꿈치 위에 앉아서, 가쪽 발목쪽으로 궁둥뼈결절을 돌림한다.

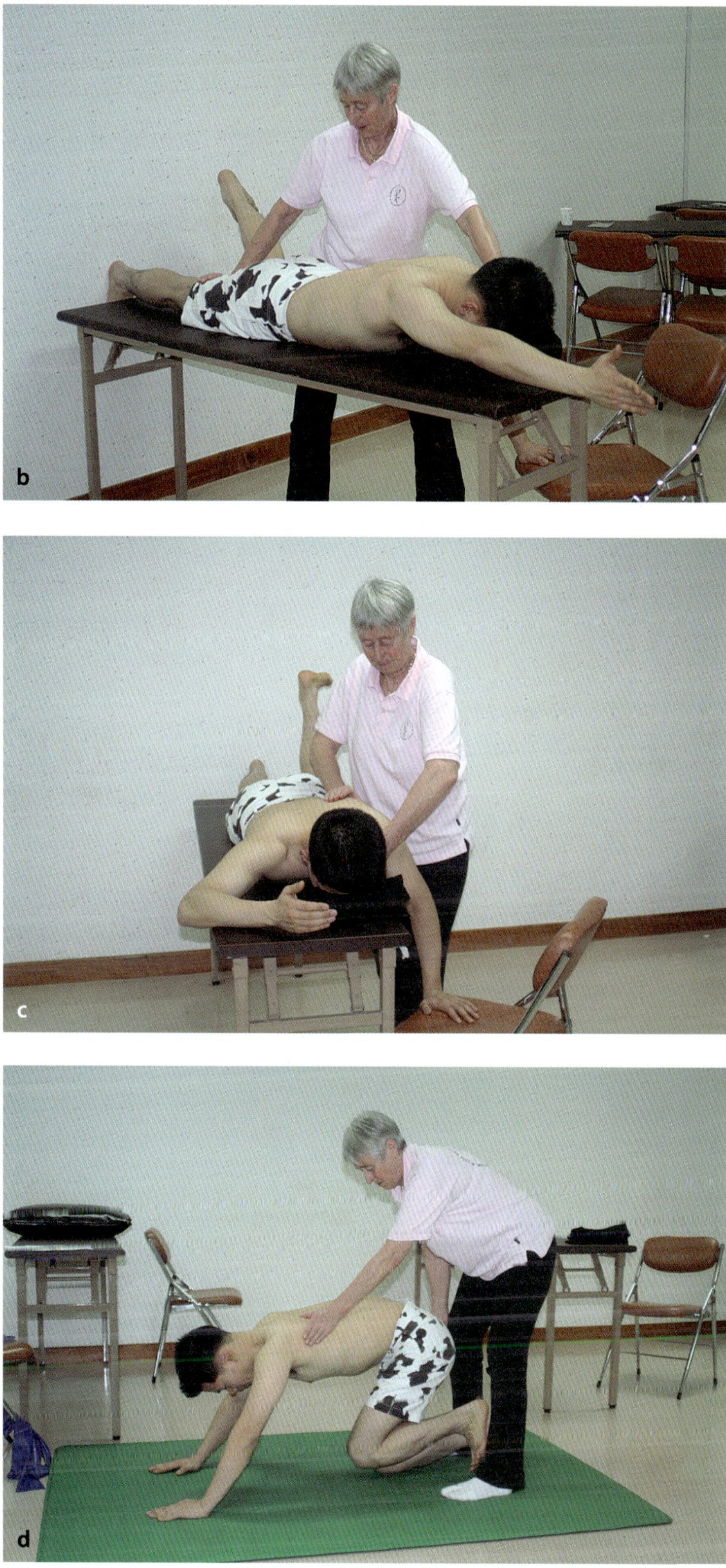

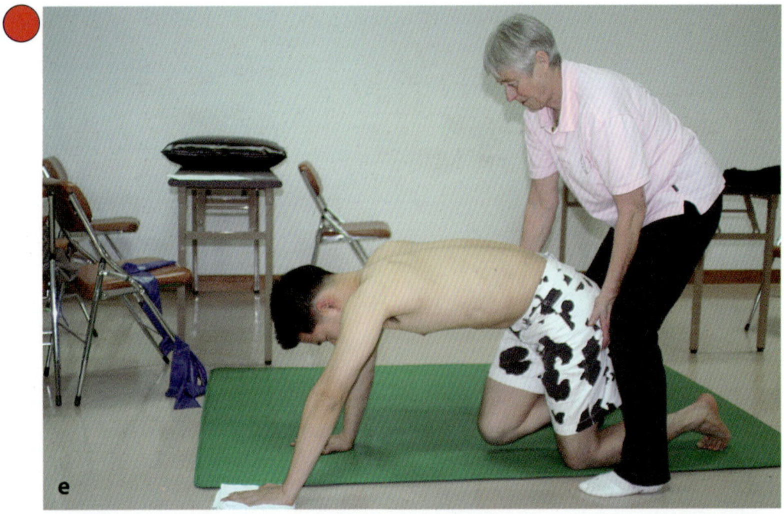

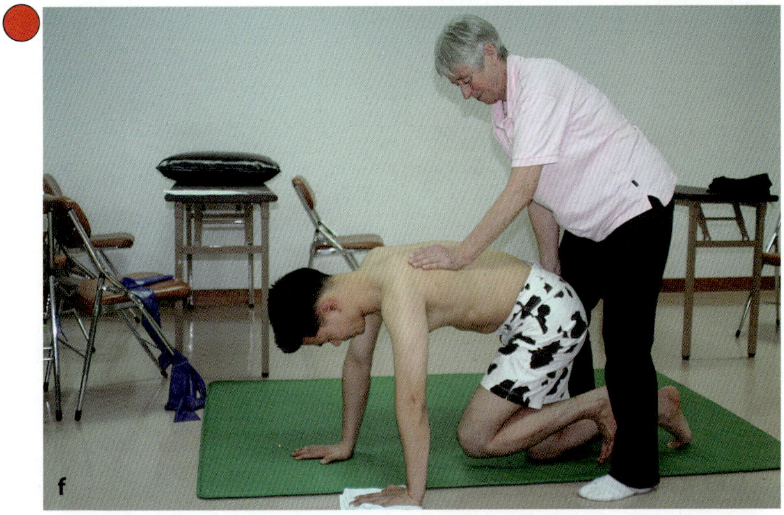

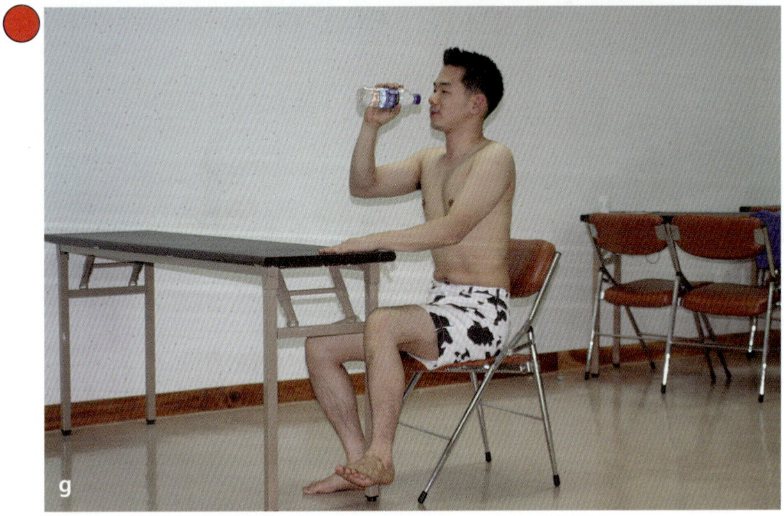

그림 19.11e-g. 어깨뼈 아래각에 대한 강조 타이밍을 통한 어깨 치료. **e**: 트랙 위에서의 움직임. 같은쪽 입각기 다리. 어깨뼈 앞쪽 올림. 스프린터: 팔 앞쪽으로의 구심성 활동. 어깨뼈 아래각(원심성 활동). **f**: 같은 쪽 유각기 다리 뒤로. 스프린터: 어깨뼈 뒤쪽 내림(구심성). **g**: 맥주 들기 운동: 스프린터에서 자유롭게 움직임

그림 19.11h-j. 어깨뼈 아래각에 대한 강조 타이밍을 통한 어깨 치료. **h**: 입각기 다리쪽으로 자켓 걸기 (종말입각기). 스프린터: 오른쪽 팔. **I**: 과제: 트랙 위의 움직임. 폄-벌림-가쪽 돌림을 위해 유각기 다리 내림. 벽에 다리를 접촉시킴으로써 중력 제거. **j**: 굽힘-모음-가쪽 돌림을 위해 입각기 다리 들어올림. 벽에 다리를 접촉시킴으로써 중력 제거

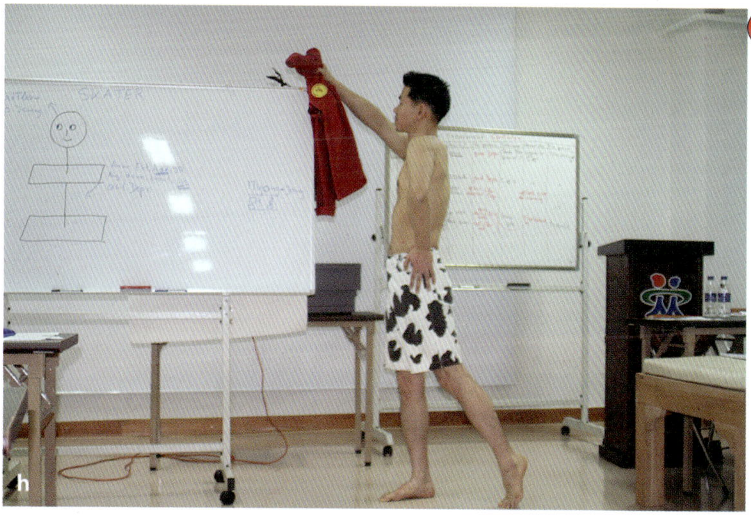

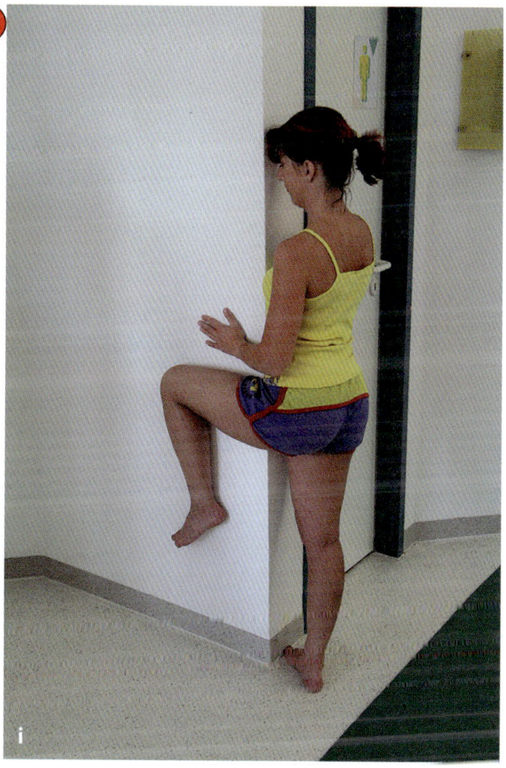

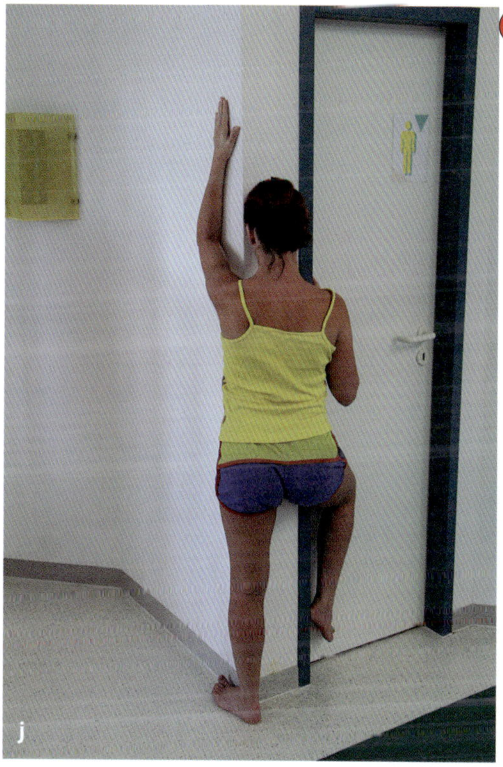

19.4 팔꿈치: 폄/굽힘의 결합

운동조절 단계	1. 안정성 위의 가동성
	2. 안정성
	3. 통제된 가동성
자세	1. 누운 자세. 앉은 자세
	2. 엎드린 자세, 앉은 자세, 곰 서기 자세
	3. 네발 자세, 곰 서기 자세
기법	1. 수축-이완, 유지-이완
	2. 안정화 반전, 율동적 안정화
	3. 등장성 복합
보행 단계	– 굽힘 팔꿈치: 스프린터
	– 폄 팔꿈치: 스프린터와 스케이터
과제와 숙련성	초핑(통제된 가동성), 체중부하 팔을 위한 스프린터와 스케이터

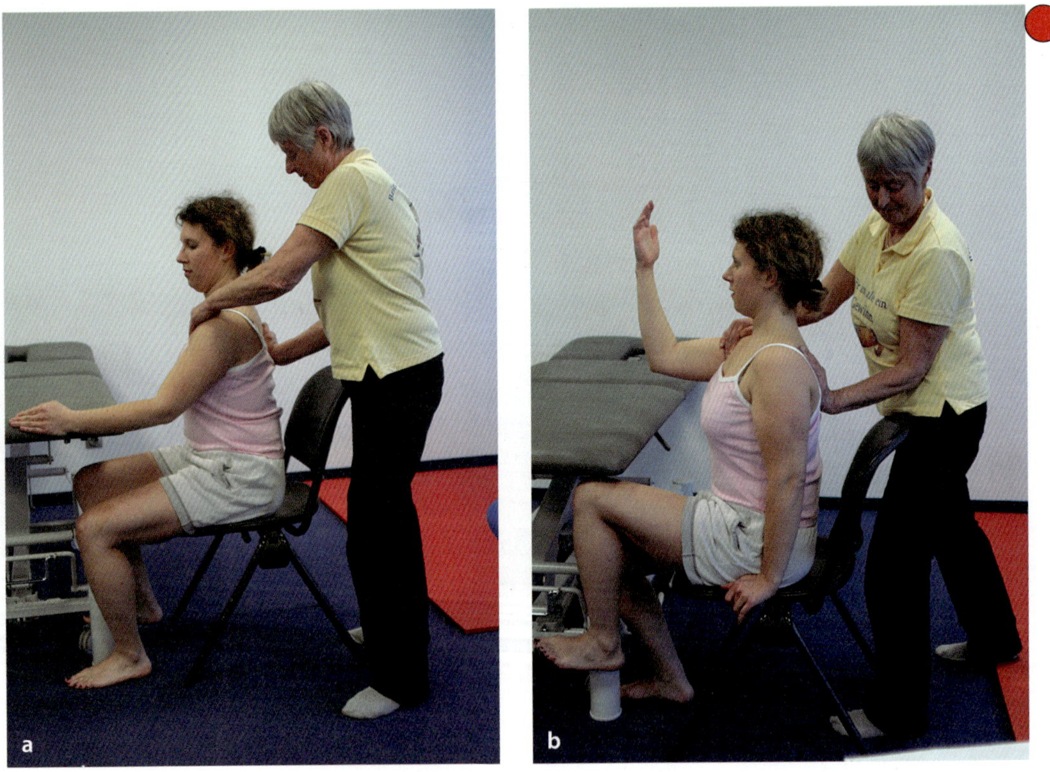

그림 19.12a–b. 팔꿈치: 폄/굽힘의 결합. **a–b**: 왼쪽 팔꿈치: 수축(유지)–이완 **b**: 왼쪽 팔꿈치로 체중부하

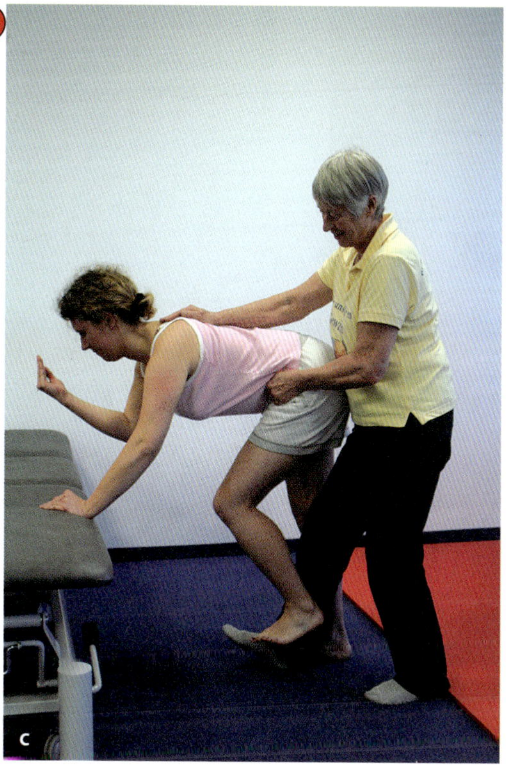

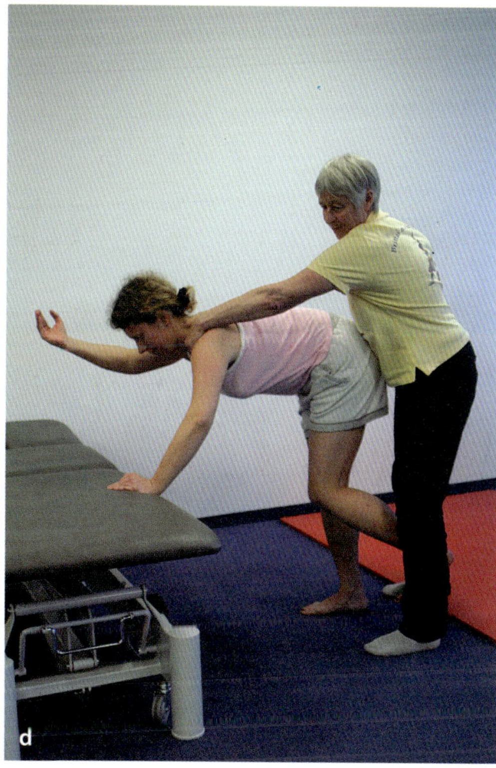

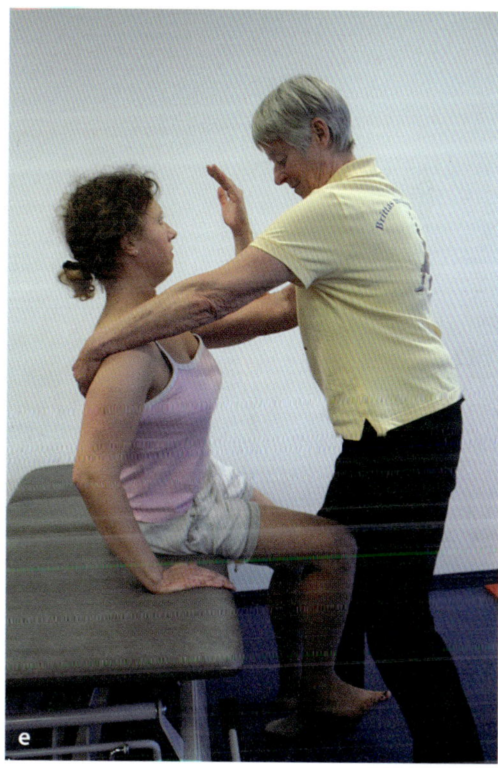

그림 19.12c–e. 팔꿈치: 폄/굽힘의 결합.
c: 스프린터: 체중부하. d: 스케이터: 체중부하.
e: 옆으로 앉은 자세에서 통제된 가동성

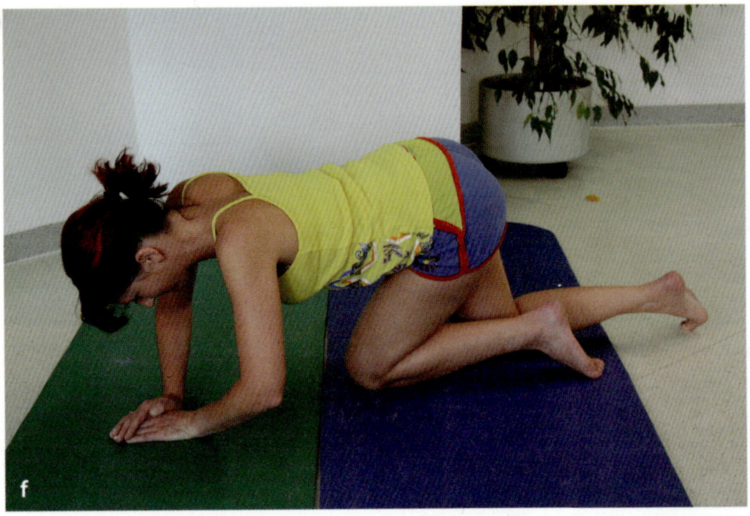

그림 19.12f. 팔꿈치: 폄/굽힘의 결함. f: 네발 자세 초핑: 팔꿈치 굽힘을 위해 앞쪽으로의 체중이동

19.5 손가락과 엄지손가락의 치료

운동조절 단계	안정성 위의 가동성
자세	앉은 자세
기법	초기 스트레칭, 등장성 복합
보행 단계	엄지 맞섬: 스케이터, 팔:굽힘-모음-안쪽 돌림
	엄지 재위치: 스케이터, 팔: 노쪽 밀기
	모음: 스프린터 팔: 굽힘-모음-가쪽 돌림
	벌림: 스프린터 팔:폄-벌림-안쪽 돌림
과제와 숙련성	환자는 단일 움직임 패턴에 대해 스스로 저항을 가한다.

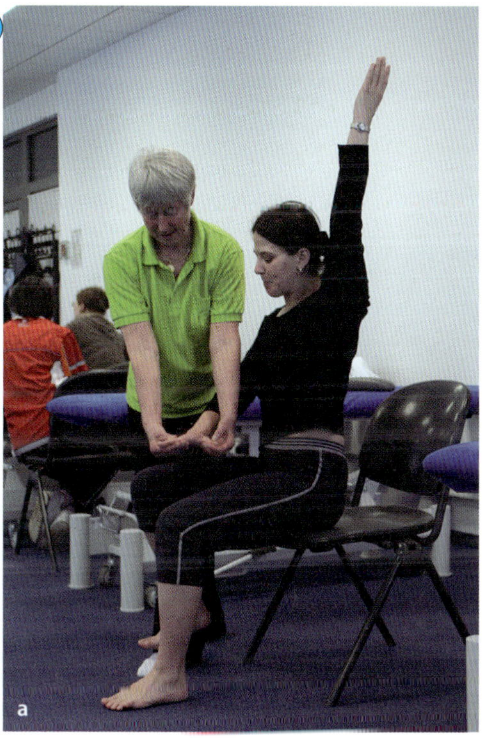

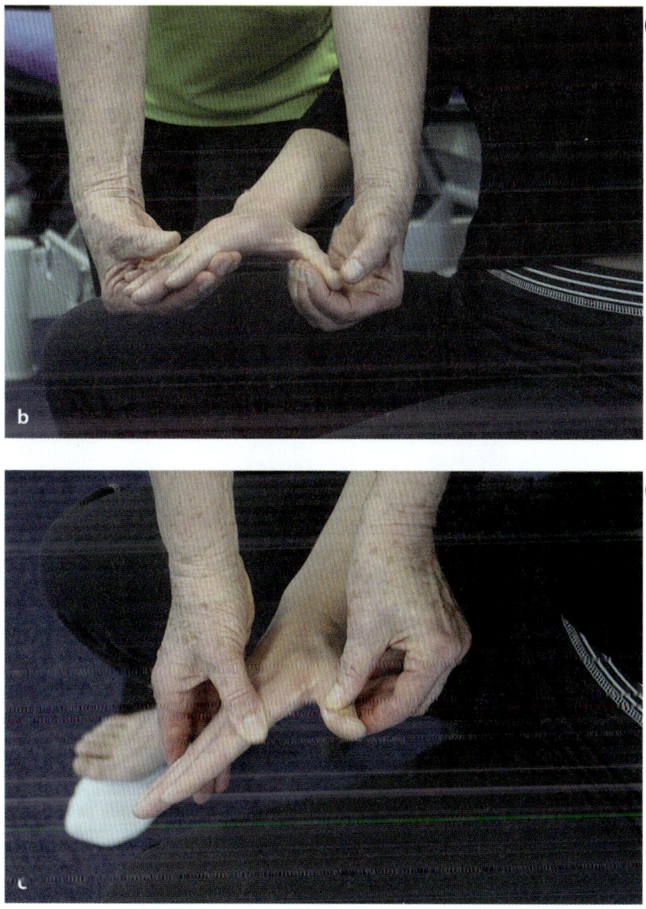

그림 19.13a–c. 손가락과 엄지손가락의 치료. a: 스케이터: 엄지 맞섬, 손가락: 자쪽 굽힘. b: 스케이터: 엄지 맞섬 c: 스케이터: 엄지 재위치, 손가락: 노쪽 폄구

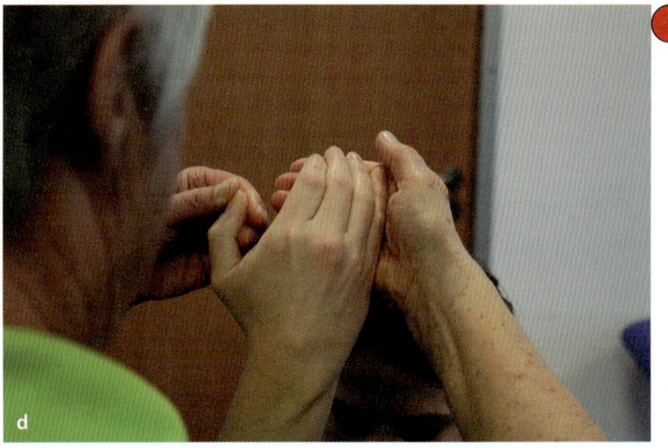

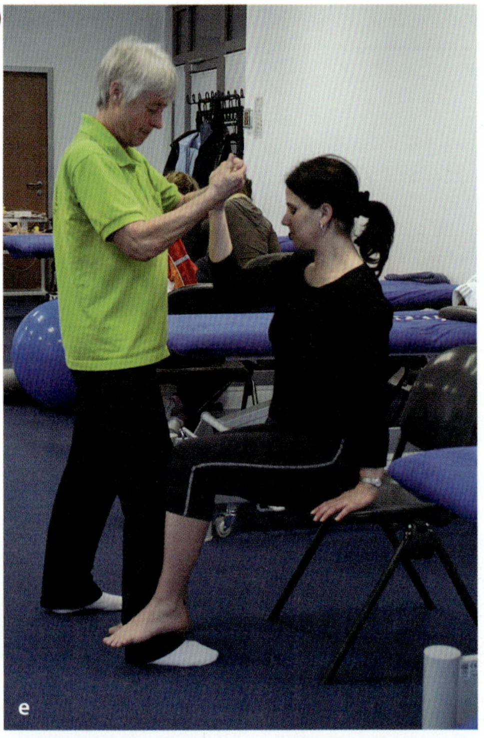

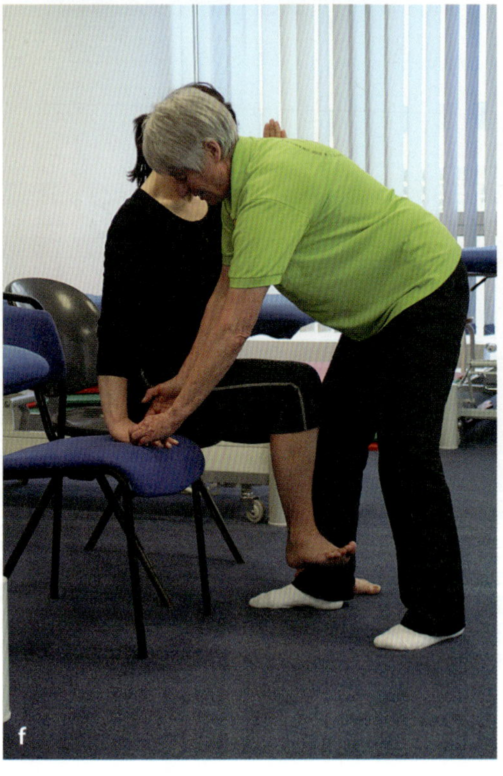

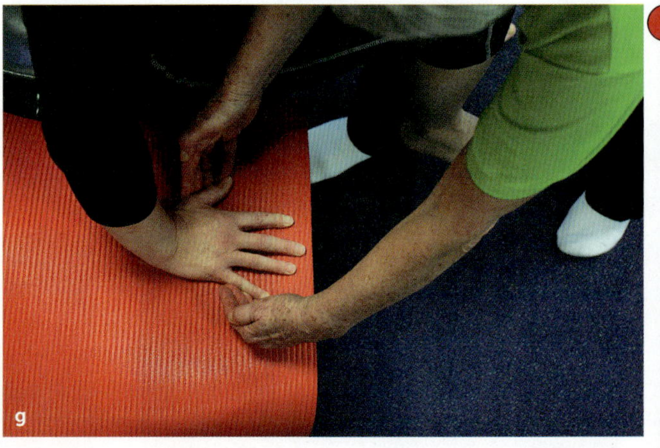

■ **그림 19.13d-g.** 손가락과 엄지손가락의 치료. **d**: 스프린터: 엄지 벌림, 손가락: 자쪽 폄. **e**: 엄지 모음. **f, g**: 스프린터: 엄지 벌림

19.6 목뼈의 문제점

운동조절 단계	1. 안정성 위의 가동성 2. 안정성 3. 통제된 가동성
자세	1. 엎드린 자세, 옆으로 누운 자세, 누운 자세 2. 엎드린 자세, 네발 자세, 앉은 자세, 선 자세, 보행 3. 구르기, 옆으로 누운 자세. 엎드린 자세, 누운 자세
기법	1. 수축-이완, 유지-이완 2. 안정화 반전, 율동적 안정화 3. 등장성 복합
보행 단계	스프린터: 굽힘, 옆굽힘, 중간입각기로의 돌림 스케이터: 폄, 옆굽힘, 초기유각기로의 돌림
과제와 숙련성	앉은 자세에서 양팔로 테라밴드 이용. 보행 시 스프린터를 위해 턱에 저항을 가한다. 스케이터를 위해 목을 폄한다.

그림 19.14a,b. 목뼈의 문제점. a: 스프린터: 앉은 자세에서 율동적 안정화. b: 굽힘, 옆굽힘 및 중간입각기로의 돌림

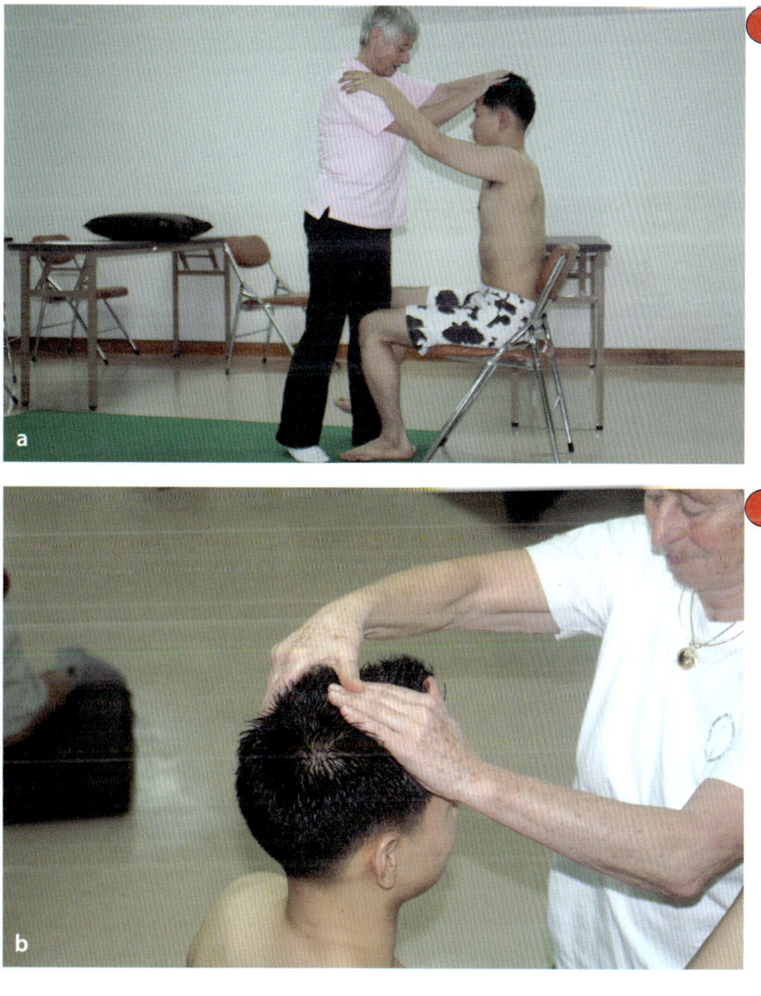

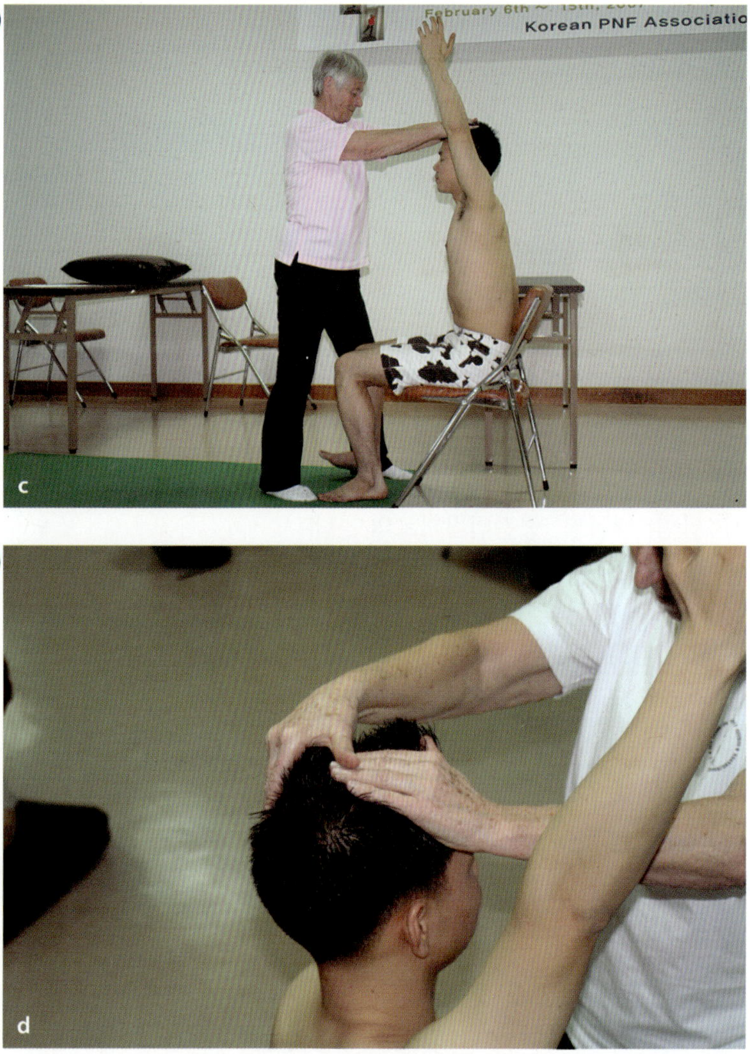

■ **그림 19.14c,d.** 목뼈의 문제점. **c:** 스케이터: 율동적 안정화. **d:** 굽힘, 옆굽힘 및 초기유각기로의 돌림

그림 19.14e,f. 목뼈의 문제점.
e: 구르기: 머리부터 시작. f: 구르기

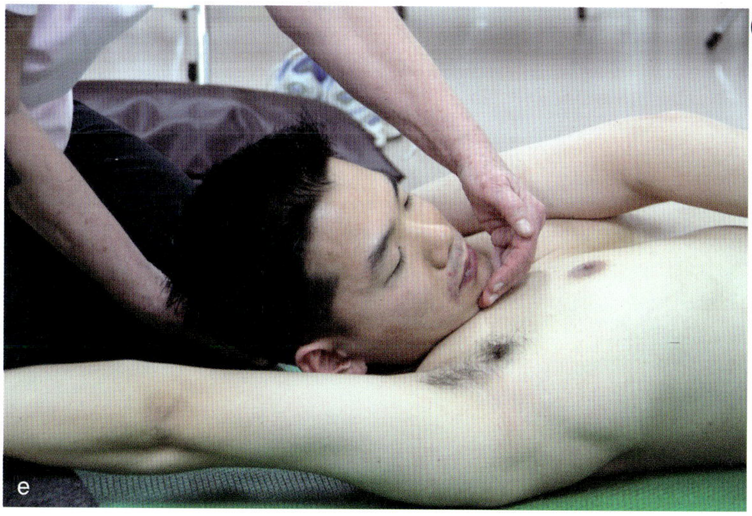

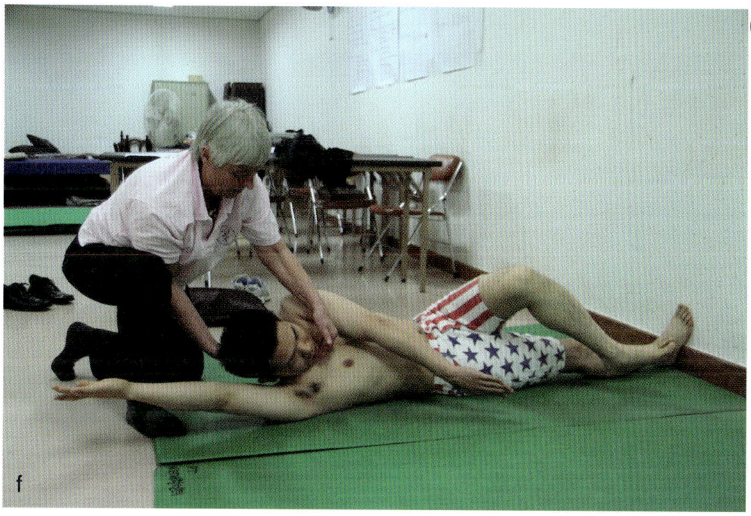

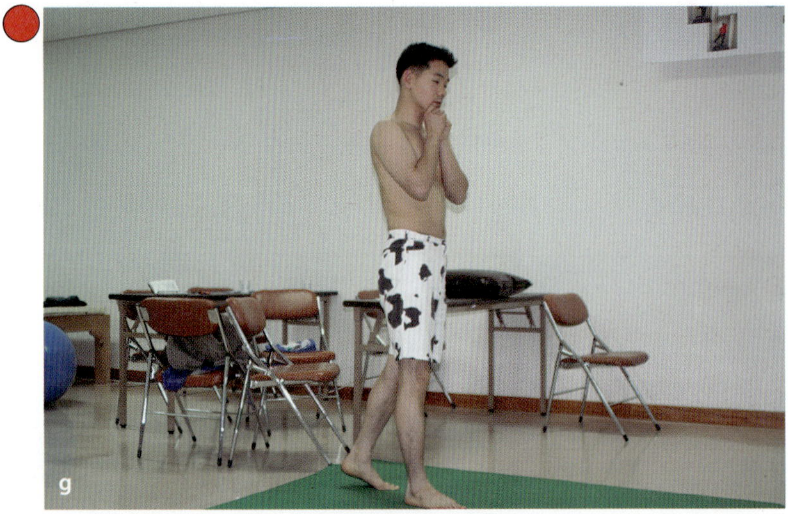

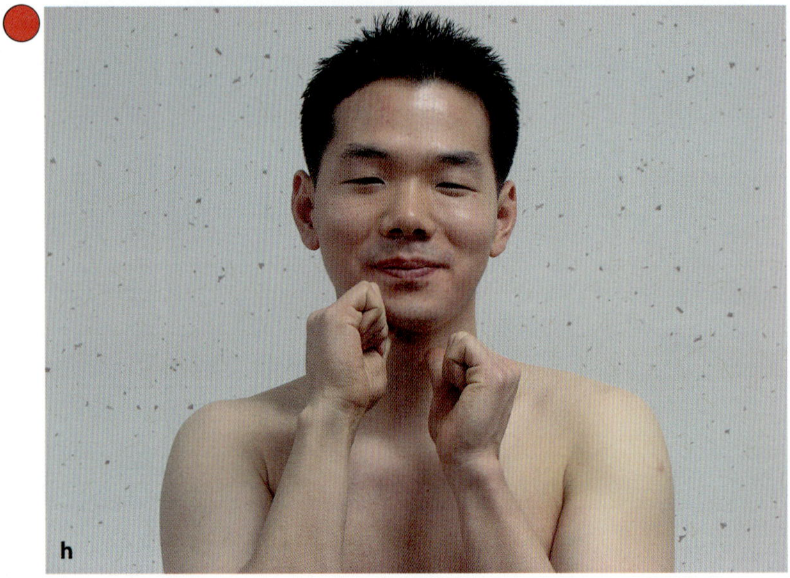

그림 19.14g,h. 목뼈의 문제점. **g:** 스프린터: 보행 과제. **h:** 굽힘, 옆굽힘 중간입각기로의 돌림

그림 19.14i,j. 목뼈의 문제점. I: 스케이터: 보행 과제. j: 폄, 옆굽힘 및 초기유각기로의 돌림

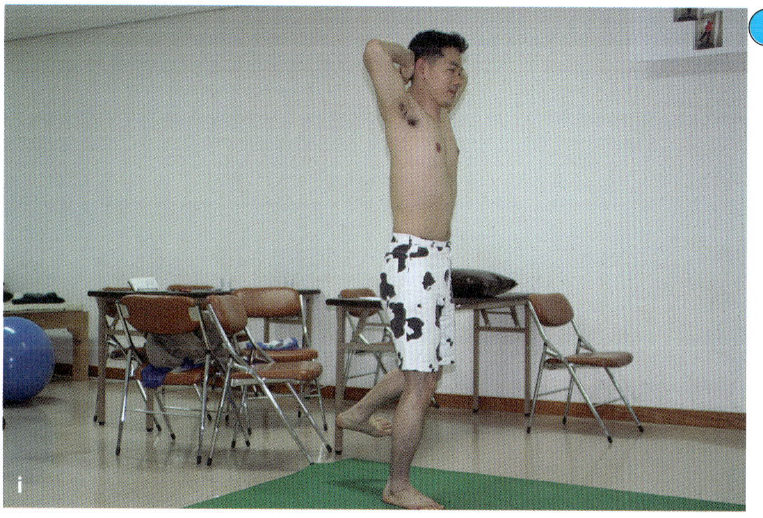

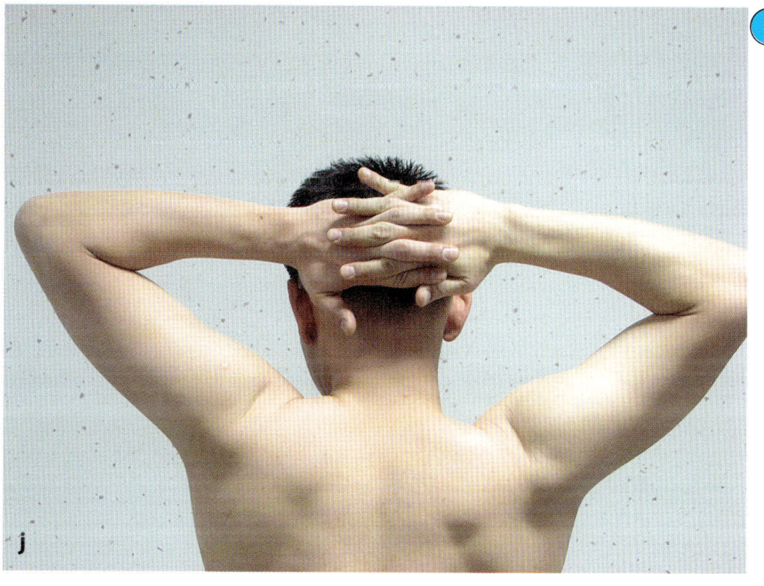

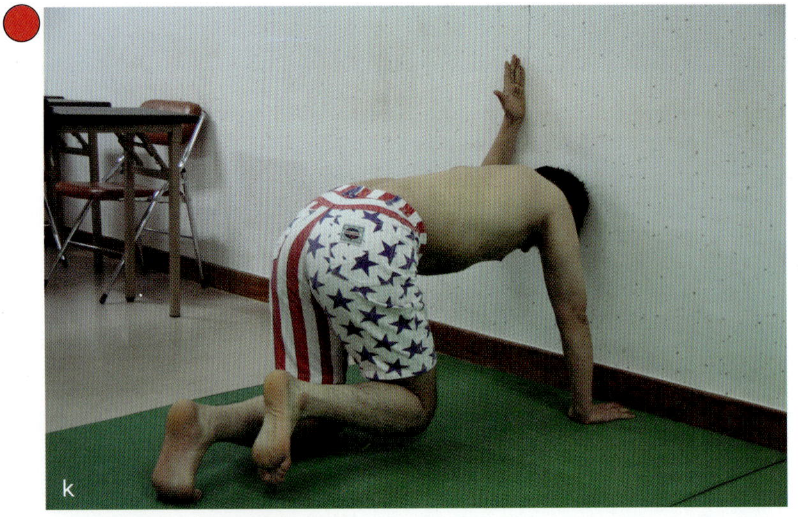

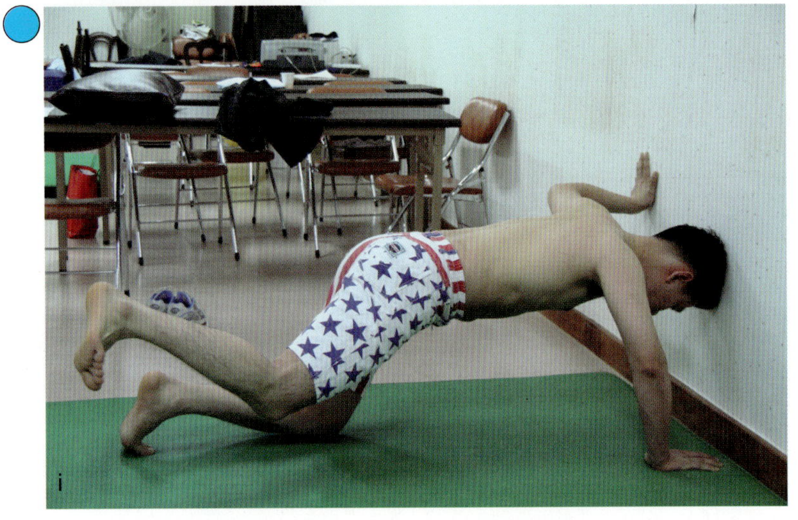

그림 19.14k,l. 목뼈의 문제점.
k: 스프린터: 네발 자세 과제, 목 근육의 압축을 위해 머리를 벽에 고정.
l: 스케이터: 네발 자세 과제, 목 근육의 압축을 위해 머리를 벽에 고정

19.7 턱관절의 문제점

운동조절 단계	안정성 위의 가동성
자세	누운 자세, 거울 앞에서 선 자세
기법	수축-이완, 유지-이완 등장성 복합
보행 단계	중간입각기, 중간유각기, 초기입각기, 초기유각기
과제와 숙련성	거울 앞에서 눕기

그림 19.15a-b. 턱관절의 문제점. a: 스프린터: 입 다물기. b: 스프린터: 입 다물기(구심성), 입 벌리기(원심성)

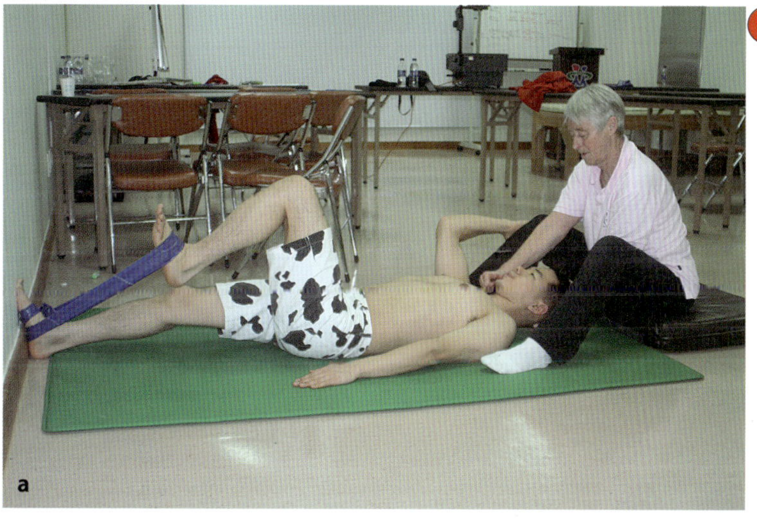

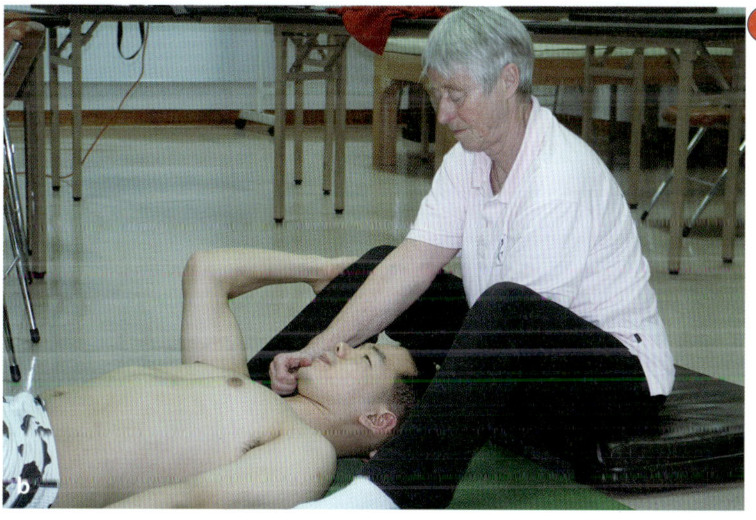

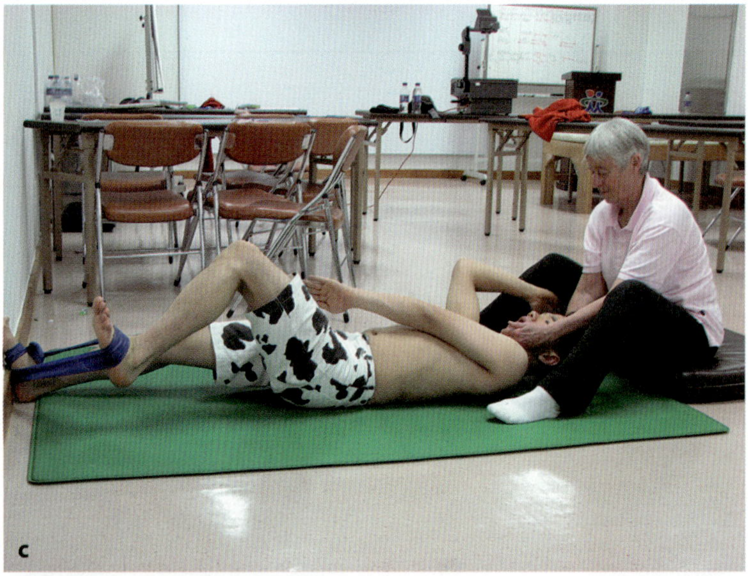

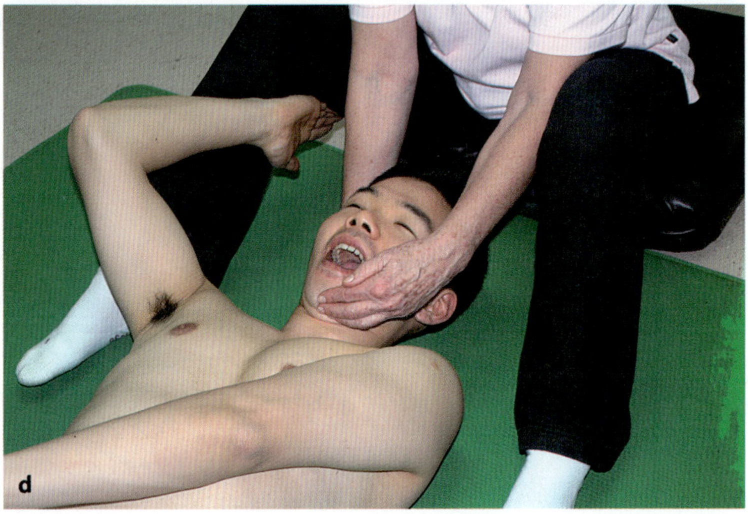

그림 19.15c–d. 턱관절의 문제점. c: 스케이터: 입 벌리기. d: 입 벌리기(구심성), 입 다물기(원심성)

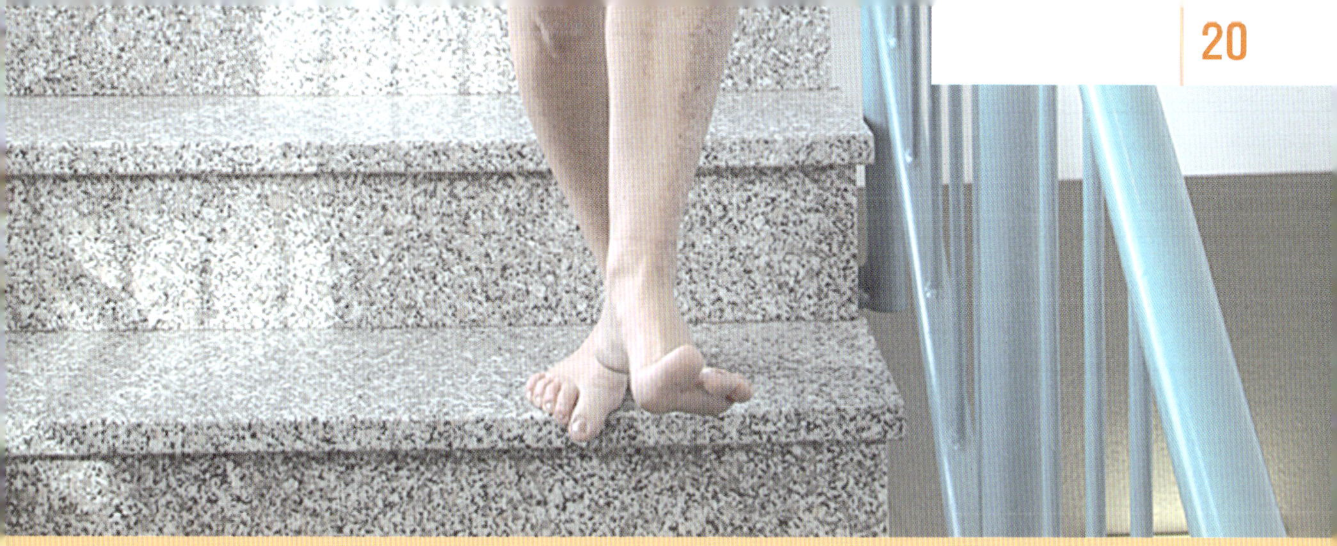

20 가정 프로그램

규칙적인 운동은 새로운 기능적 운동이 자동화되는 새로운 근육사슬을 설정하는 데 있어 필수적이다. 각 치료 회기의 마지막 5분은 **가정 프로그램**을 환자에게 교육시키는 데 투자해야 한다.

테라밴드의 사용은 매우 유용하다. 환자는 구심성으로나 원심성으로 운동을 조절할 수 있다.

그리고 **거울 앞**에서의 운동이 매우 유용하다.

운동 프로그램은 하루에 **여러 번 수행**되어야 이상적인 것이다. 신체 자세는 환자가 자신의 안정성을 유지할 수 있는 능력에 따라 선택되어야 한다.

전략적으로 테라밴드는 환자가 집에서도 운동해야 한다는 생각이 잘 나도록 **편리한 장소**에 설치되어야 한다(예를 들어, 욕실문).

테라밴드는 문을 닫음으로써 **고정되거나** 안정성과 저항을 위해 문틀에 고정되는 것이 좋다.

환자의 가동성과 시간적 여유에 따라, 테라밴드의 사용과 관계없이 **다른 자세를 선택**하도록 권장한다.

스프린터/스케이터 패턴에서의 **운동 프로그램**은 환자의 주된 운동결손에 초점을 맞추고 있고, 운동결손은 모든 운동조절 단계에서 PNF 기법으로 치료된다.

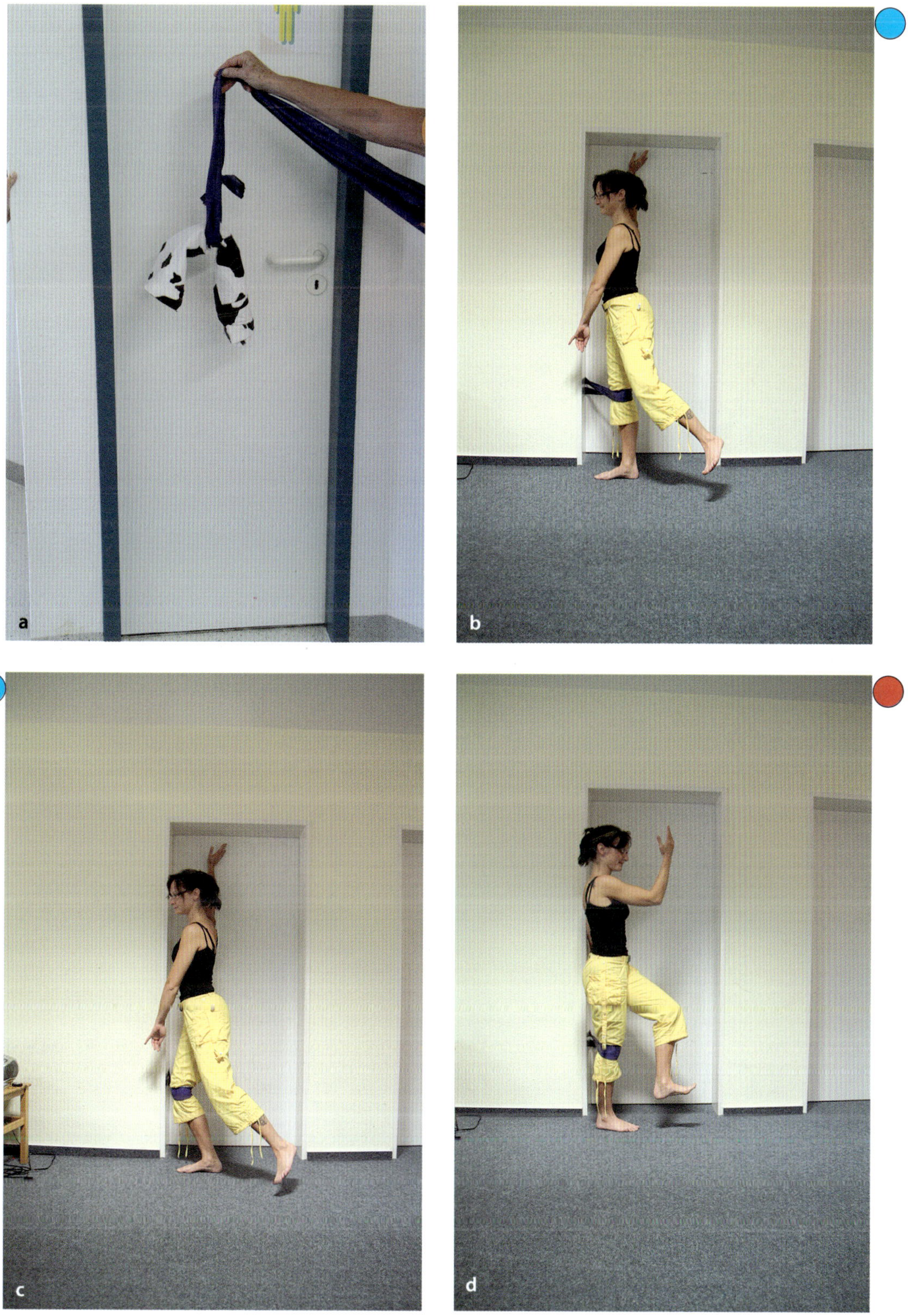

그림 20.1a–d. 가정 프로그램. **a**: 테라밴드 고리 안에 타월을 연결한 후, 적절한 높이에서 닫힌 문에 고정한다. **b**: 스케이터: 초기입각기를 위한 율동적 안정화. **c**: 스케이터: 무릎관절을 위한 통제된 가동성. **d**: 스프린터: 중간입각기를 위한 율동적 안정화

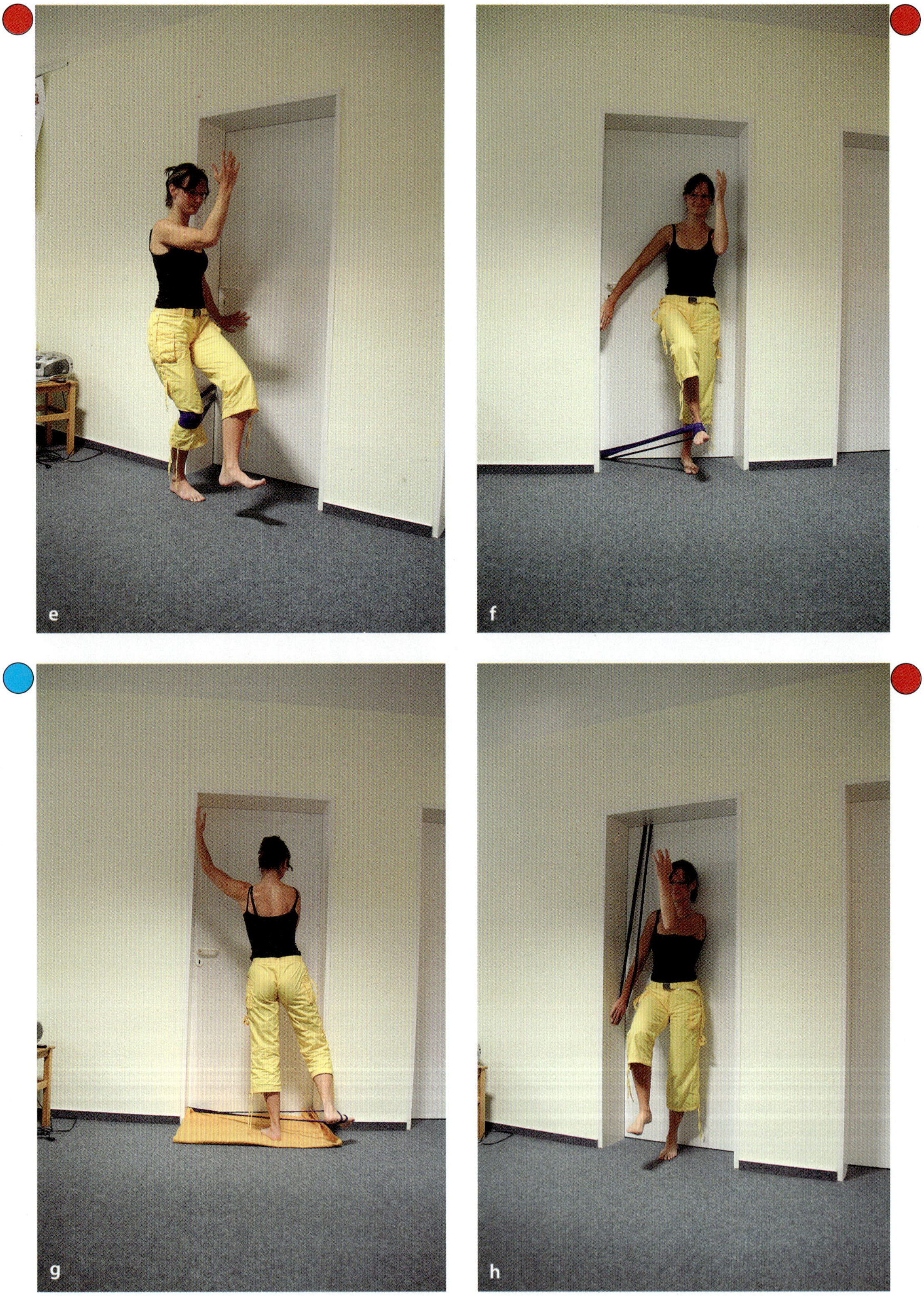

그림 20.1e–h. 가정 프로그램. **e:** 무릎관절을 위한 통제된 가동성. **f:** 몸통 활동을 위한 스프린터: 중간유각기–구심성과 원심성 활동. **g:** 몸통 활동을 위한 스케이터: 초기유각기–구심성과 원심성 활동. **h:** 어깨를 위한 스프린터: 뒤쪽 내림

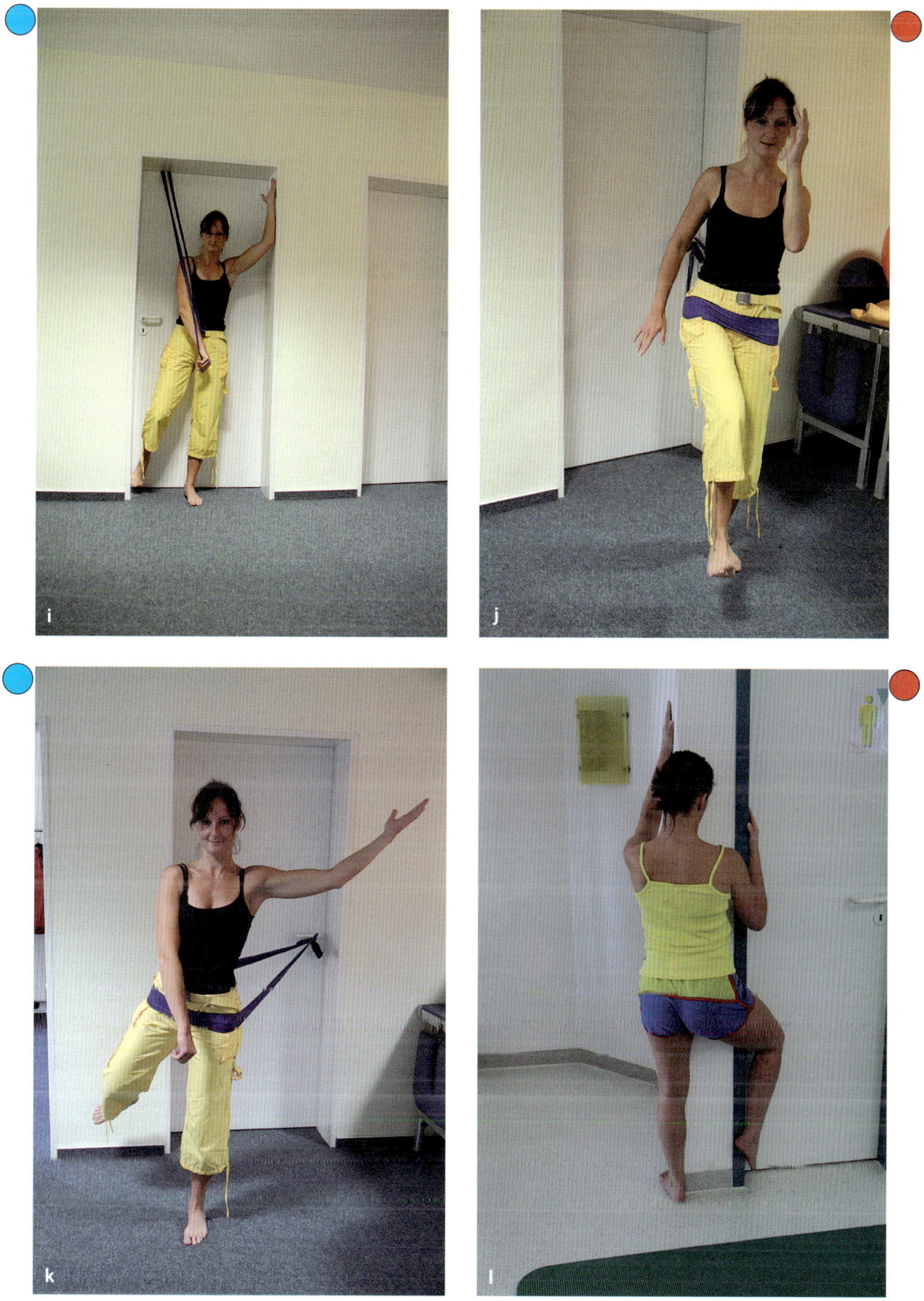

그림 20.1i–l. 가정 프로그램. i: 어깨를 위한 스케이터: 앞쪽 내림. j: 스프린터: 중간입각기, 중간유각기. k: 스케이터: 초기입각기, 초기유각기. l: 스프린터: 문틀에서 왼쪽 올림

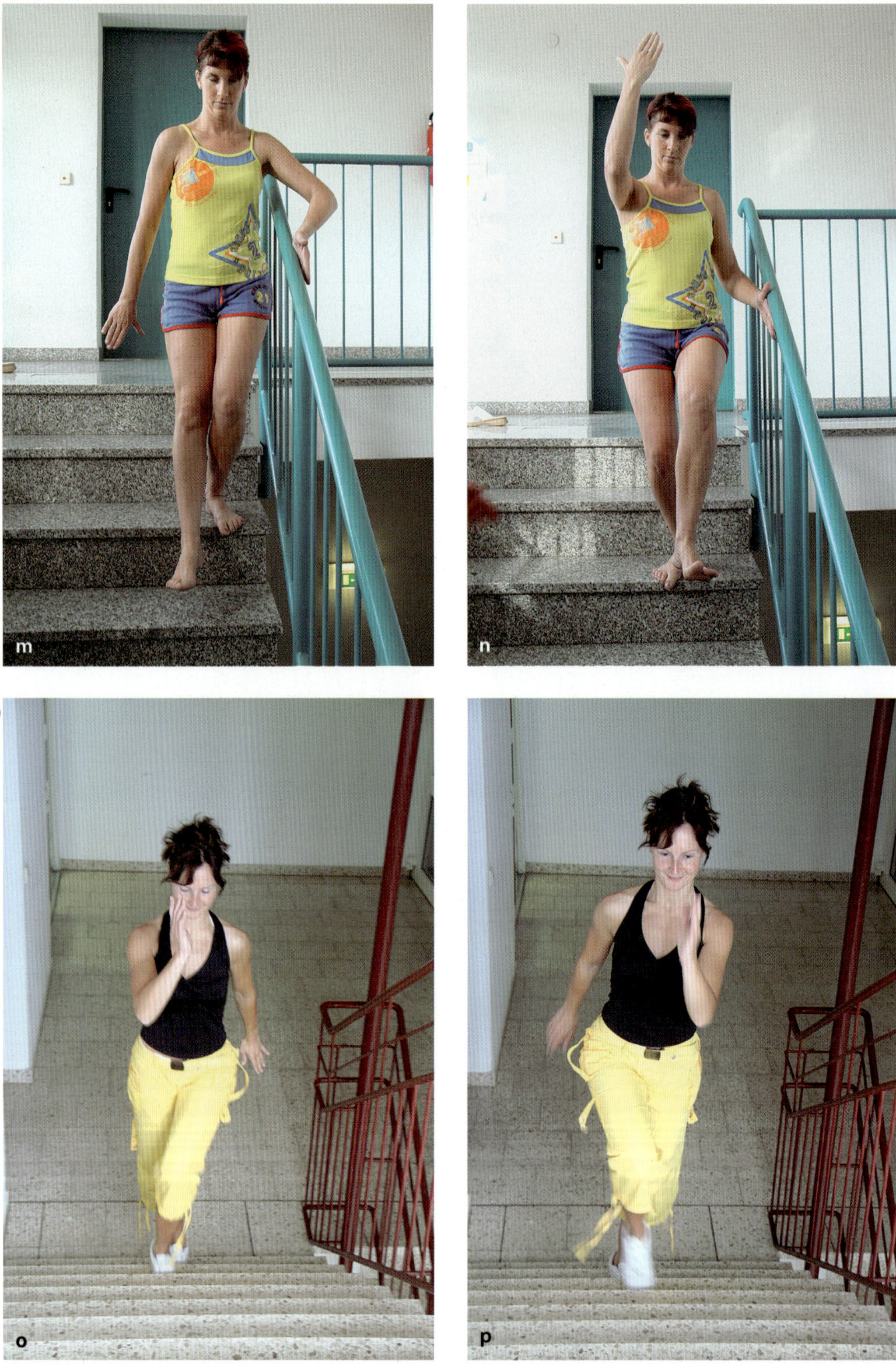

그림 20.1m-p. 가정 프로그램. **m**: 중간입각기(왼발)를 위한 원심성 활동. **n**: 중간입각기(오른발)를 위한 원심성 활동. **o**: 스프린터: 계단 오르기(원심성 활동). **p**: 스프린터: 계단 오르기(구심성 활동)

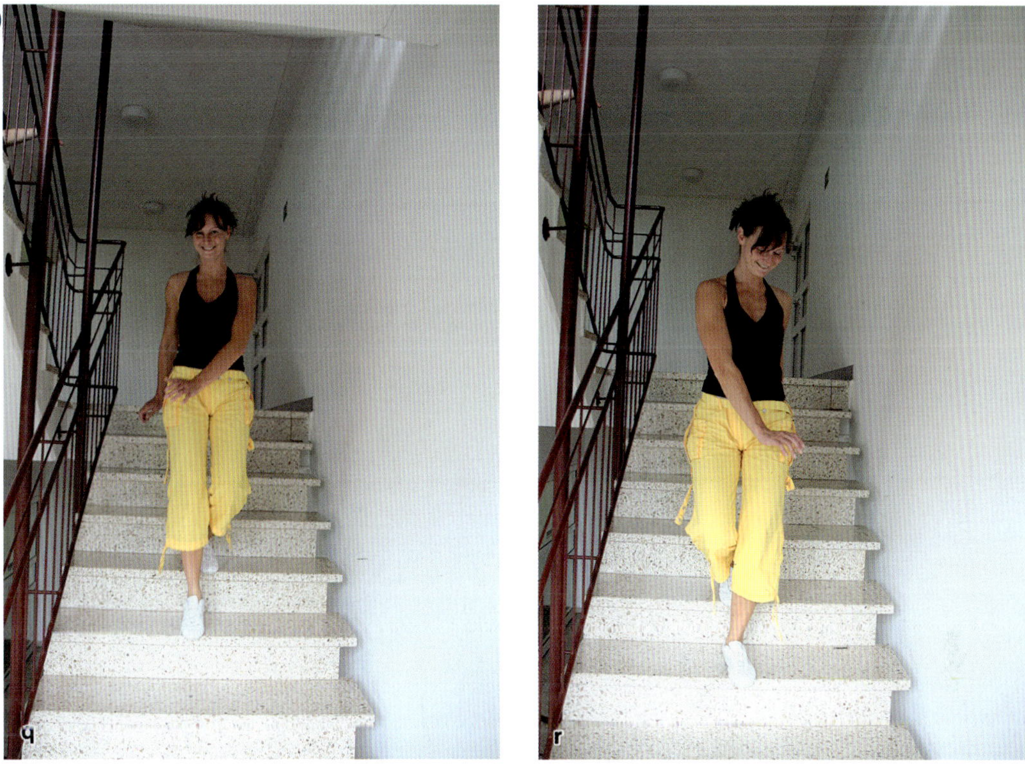

그림 20.1q–r. 가정 프로그램. q,r: 스케이터: 계단 내려가기: 부하반응기–원심성 활동

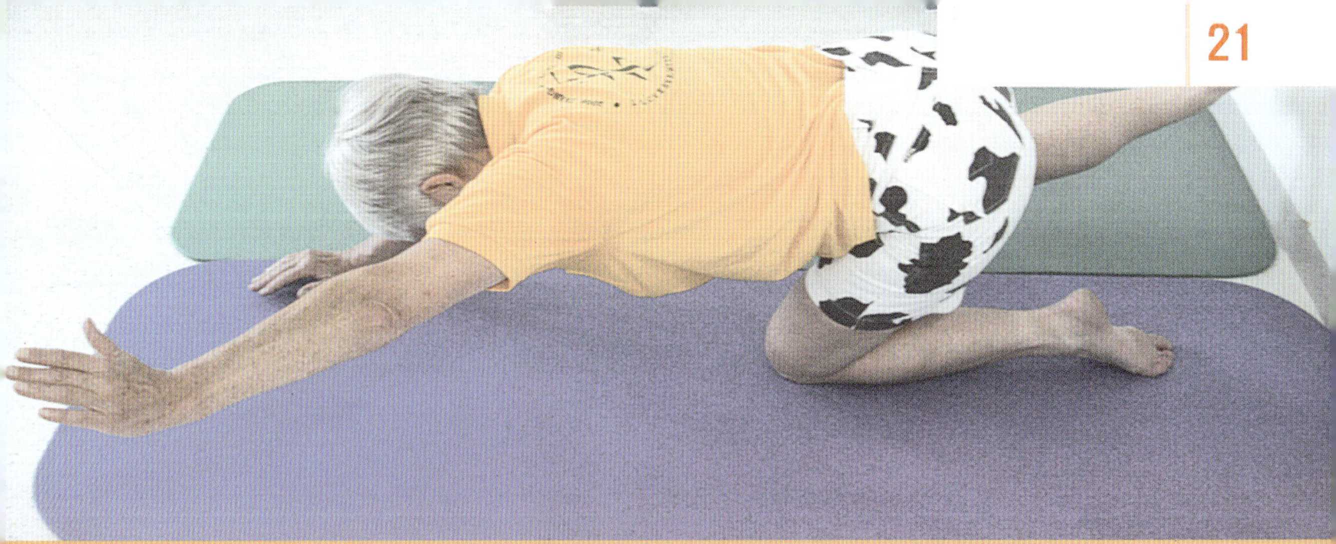

21 Britta의 아침 체조

21.1 달리기 동작-스케이트 동작

아침 체조의 아이디어는 자전거 사고로 인해 심각한 비장 파열의 결과이다. 그 때 나는 중환자실에서 여러 날을 보냈고, 그 이후로 나의 신체적 상태와 근육의 상태가 많이 떨어졌다.

나는 사고 이전의 상태로 빠르게 회복하기 위해, 내가 개발했던 훈련 프로그램을 스프린터/스케이터 패턴에 접목시켰다. 그것은 치료사의 도움없이 할 수 있는 운동 프로그램이었다. 약 6주 후, 다시 PNF 과정을 교육할 수 있을 만큼 회복되었다.

그런 후, 나는 모든 연수 프로그램에서 교육과정 참가자와 함께 이런 아침 체조를 시작했다. 동기부여를 높이기 위해, 음악과 함께 체조를 했고, 이것은 운동학습과 협응능력을 향상시킨다. 또한 교육 참가자들은 이런 하루 프로그램에 익숙하게 되었다. 나의 학생 중 한 명인 Wolfgang Wehrmann은 2가지 노래를 만들었고, 하나는 PNF에 대한 것이고, 다른 하나는 테라밴드에 대한 것이었다. 이들 음악은 흥미를 더욱 유발시켰다.

이런 운동 프로그램은 여러 단계로 수행될 수 있다: 중력의 유무, 테라밴드의 유무. 프로그램은 환자의 문제점을 바탕으로 선택될 수 있다. 각 운동들은 높은 수행력을 위해 모든 근육들을 강화시킨다. 그래서 환자들은 자신의 손상을 쉽게 찾아낼 수 있고, 손상을 회복시키기 위해 운동을 한다.

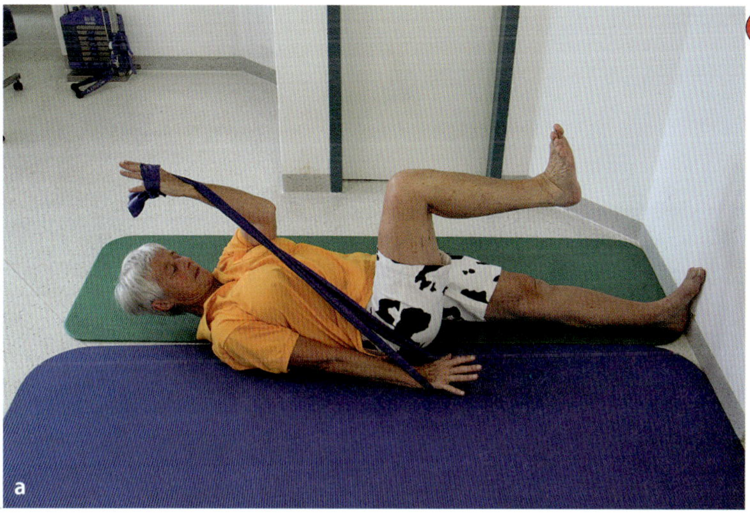

그림 21.1a. 주의-스프린터: 모든 핵심점. 엄지발가락으로 체중부하. 머리: 턱을 당기고 굽힘-옆굽힘-중간입각기로의 돌림을 한다.

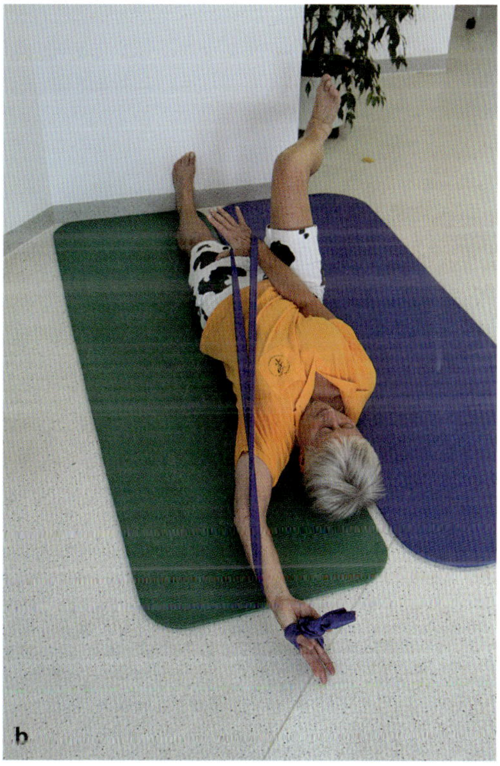

그림 21.1b. 수의-스케이터: 모든 핵심지점. 발의 가쪽면으로 체중부하. 머리: 턱을 당기고, 폄-옆굽힘-초기유각기로의 돌림을 한다.

21

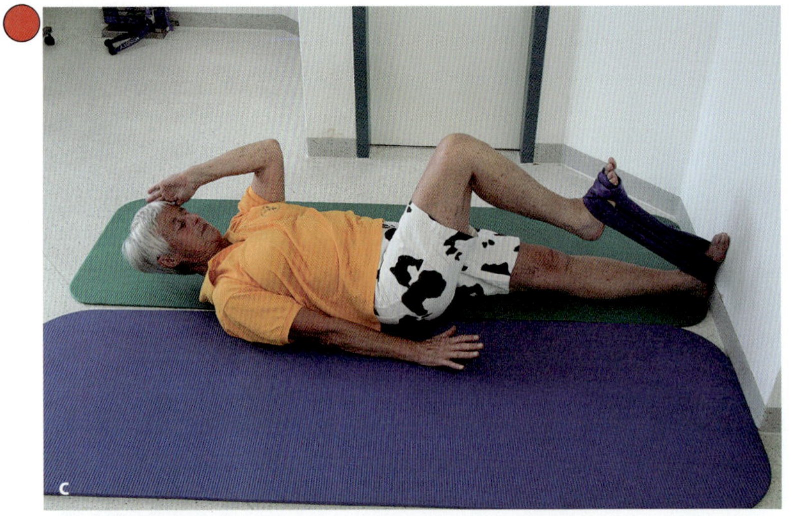

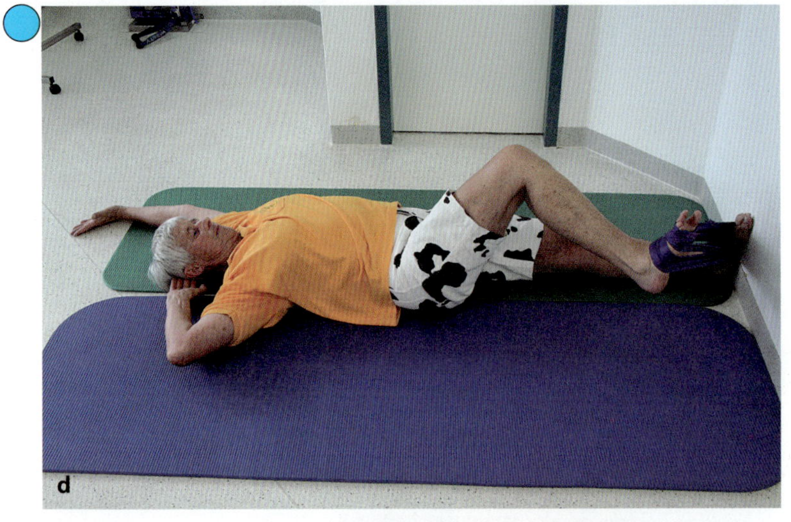

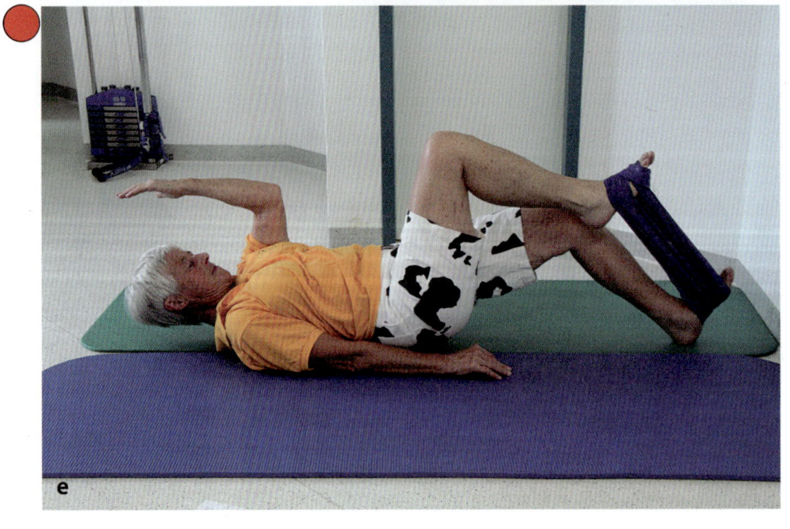

그림 21.1c–e. Britta의 아침 체조. **c**: 주의 –스프린터: 유각기 팔은 굽힘–옆굽힘–중간입각기로의 돌림을 하는 머리에 저항을 제공한다. **d**: 주의–스케이터: 체중부하 팔은 폄–옆굽힘–초기입각기로의 돌림을 하는 머리에 저항을 제공한다. **e**: 주의–스프린터: 교각 자세: 왼쪽 궁둥뼈결절을 왼쪽 가쪽 발목으로 당긴다(중간입각기를 위한 통제된 가동성, 넙다리두갈래근)

그림 21.1f–h. Britta의 아침 체조. **f**: 주의-스케이터: 교각 자세. 왼쪽 궁둥뼈결절을 왼쪽 안쪽 발목으로 당긴다(초기입각기를 위한 통제된 가동성 –반힘줄모양근). **g**: 주의-초핑: 엉덩관절을 약간 굽힘한 후, 몸통 돌림(배빗근)을 구심성으로나 원심성으로 한다. **h**: 주의-스프린터: 옆으로 누운 자세. 팔꿈치로 체중부하. 통제된 가동성을 위해 아래쪽 무릎을 굽힘한다. 이때 어깨는 벌림과 뒤쪽 내림한다.

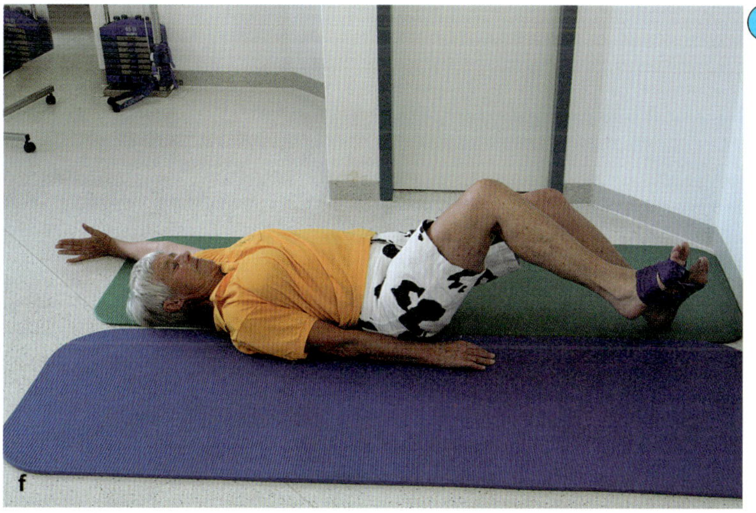
f

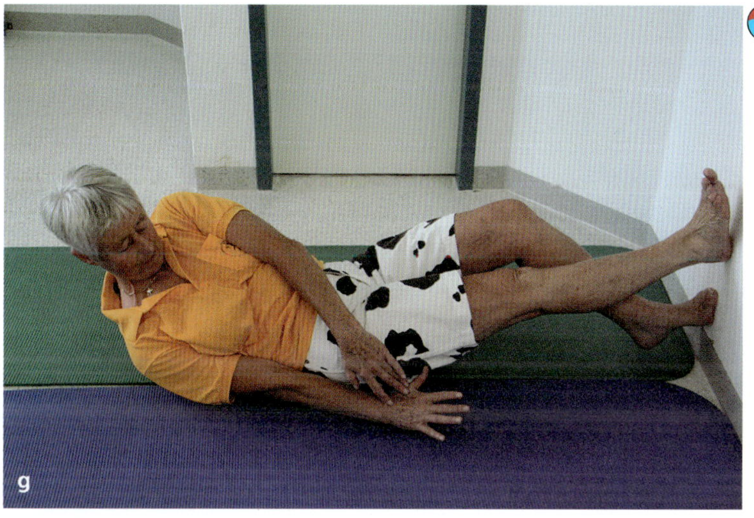
g

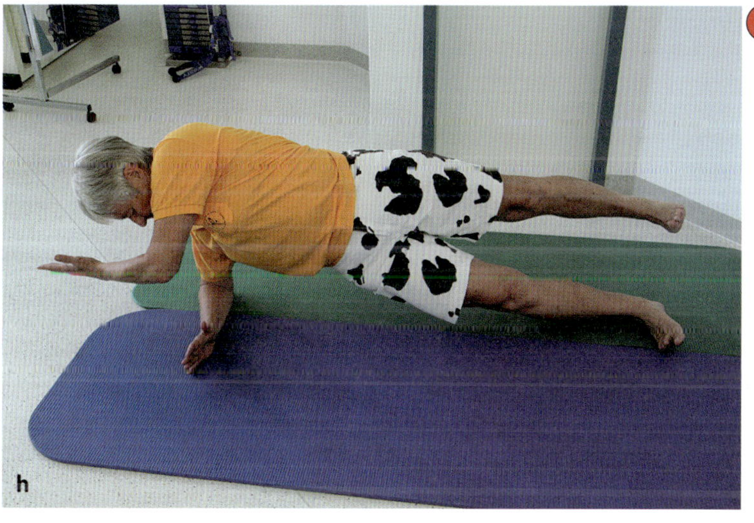
h

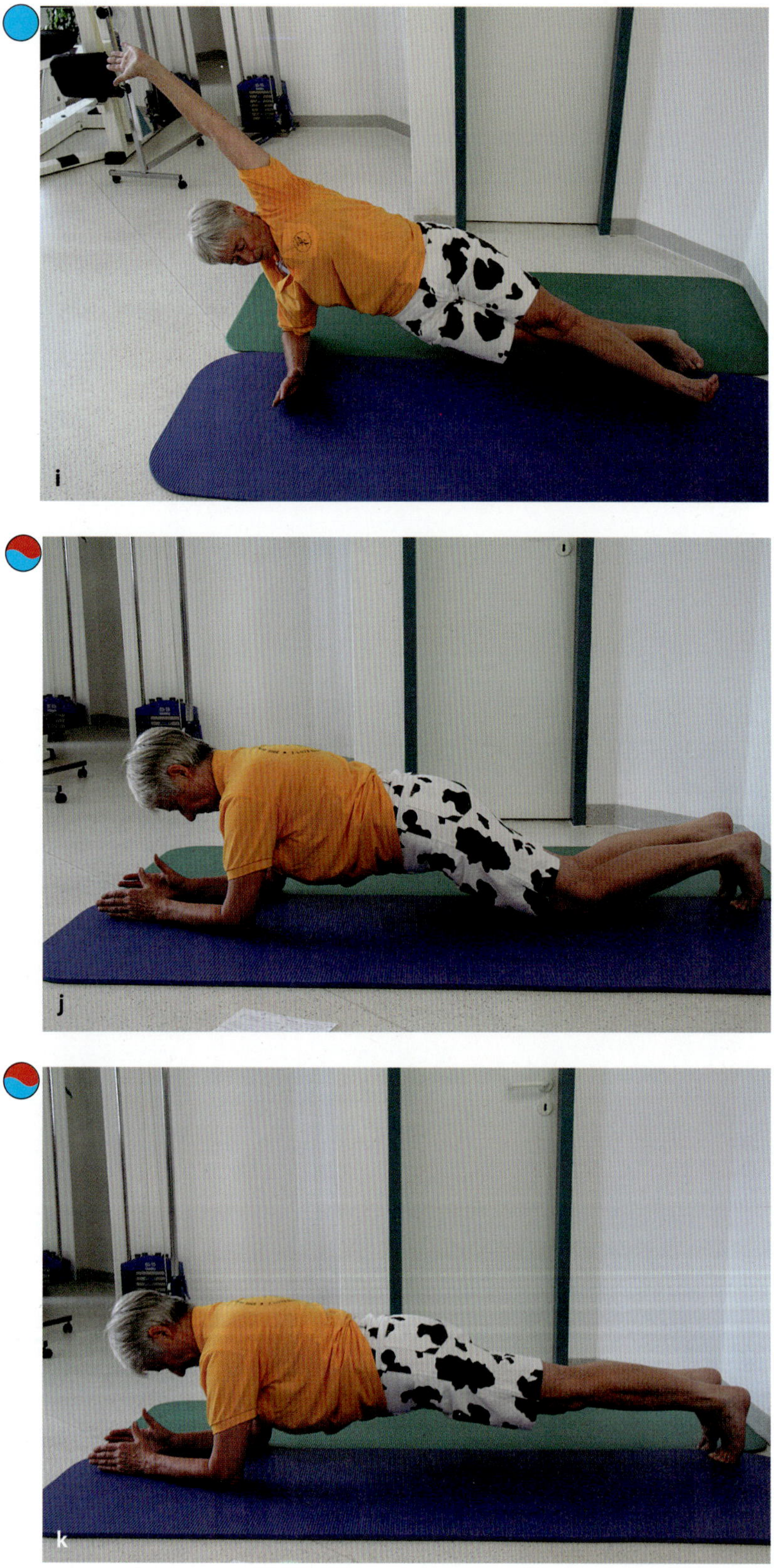

그림 21.1i–k. Britta의 아침 체조. **I**: 주의–스케이터: 옆으로 누운 자세. 팔꿈치로 체중부하. 통제된 가동성을 위해 아래쪽 무릎을 굽힌한다. 이때 어깨는 모음과 앞쪽 내림한다. **j**: 주의–초핑: 왼쪽 팔꿈치와 오른쪽 무릎을 민다. **k**: 주의–초핑: 왼쪽 팔꿈치와 오른쪽 발가락을 민다.

그림 21.1l-n. Britta의 아침 체조. **l:** 주의-스프린터: 팔꿈치로 엎드린 자세. 2점 체중부하. 왼쪽 유각기 팔과 오른쪽 유각기 다리. 오른쪽 팔꿈치를 가쪽으로 민다(벌림). **m:** 주의-스케이터: 팔꿈치로 엎드린 자세. 2점 체중부하. 왼쪽 유각기 팔과 오른쪽 유각기 다리. 오른쪽 팔꿈치를 안쪽으로 민다(모음). **n:** 주의-리프팅: 모음된 오른쪽 달리로 배빗근 활성(중간유각기)-긴 지렛대를 위해 무릎을 편한다.

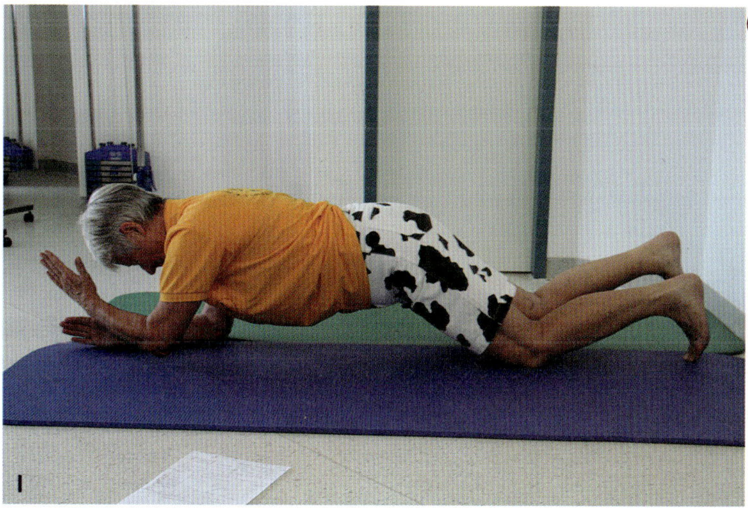
l

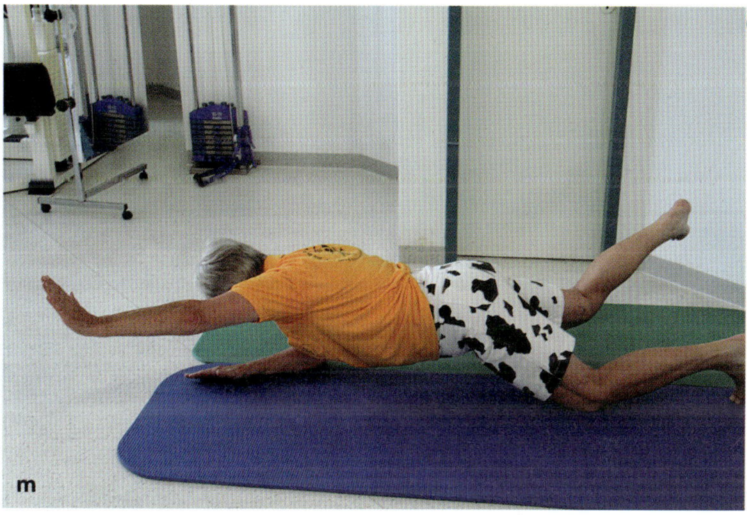
m

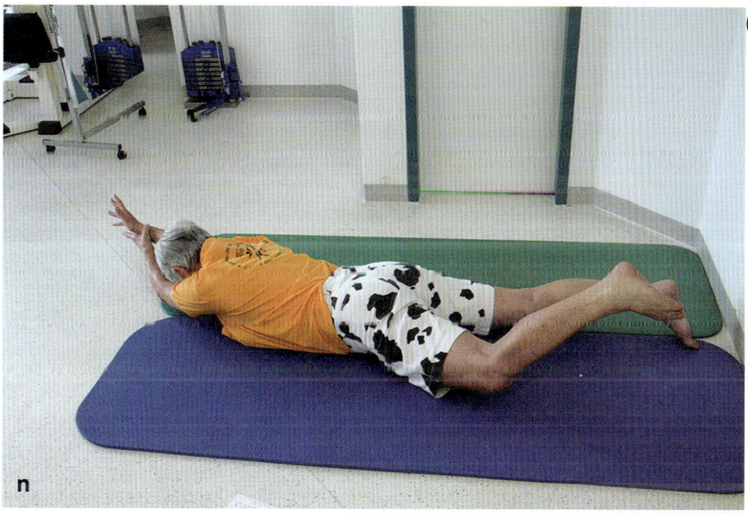
n

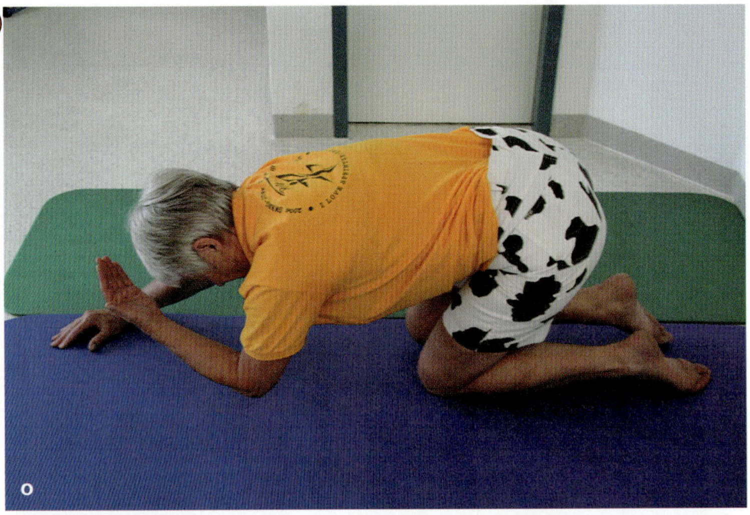

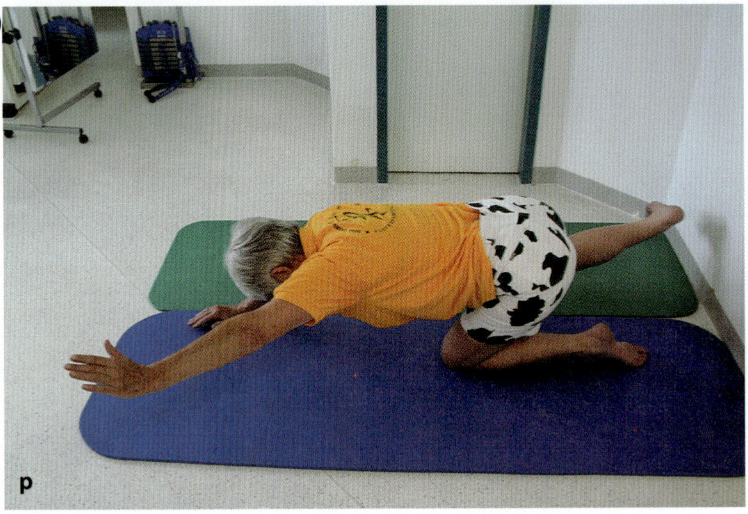

그림 21.1o,p. Britta의 아침 체조. **o**: 주의-스프린터: 왼쪽 다리의 중간입각기를 위한 통제된 가동성. 궁둥뼈결절을 가쪽 발목으로 당긴다. **p**: 주의-스케이터: 왼쪽 다리의 초기입각기를 위한 통제된 가동성. 궁둥뼈결절을 안쪽 발목으로 당긴다.

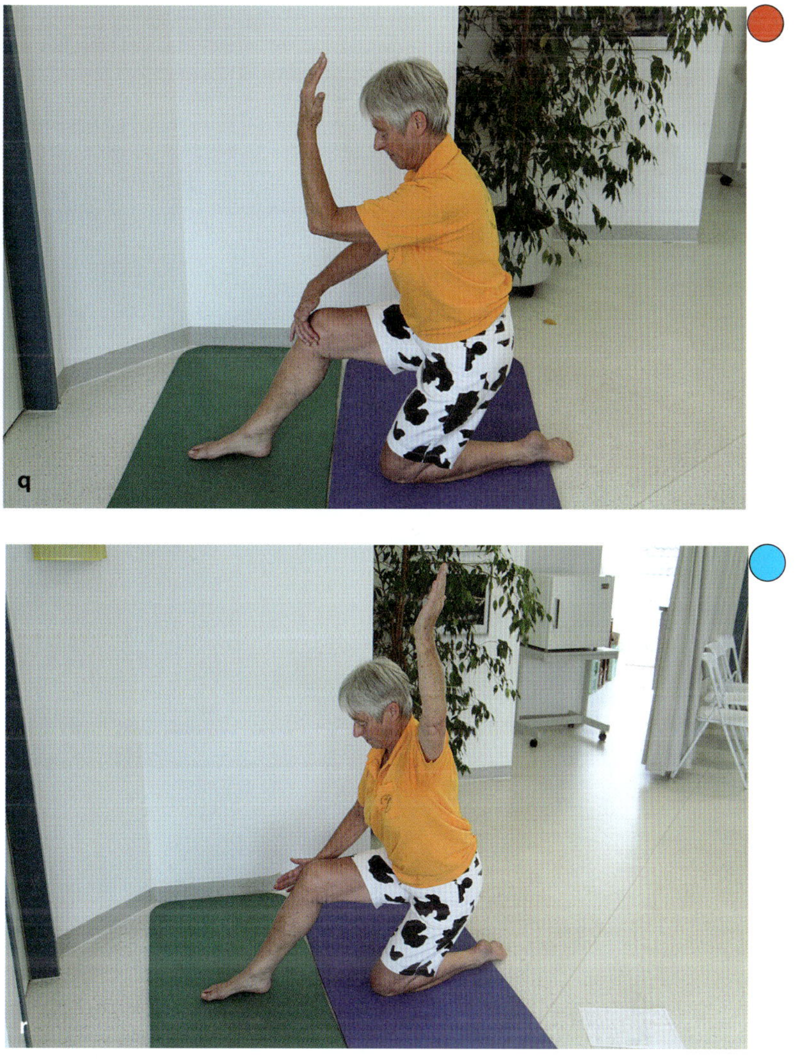

그림 21.1q,r. Britta의 아침 체조. **q:** 주의–스프린터: 궁둥뼈결절을 가쪽 발목으로 당긴다. **r:** 주의–스케이터: 궁둥뼈결절을 안쪽 발목으로 당긴다.

21

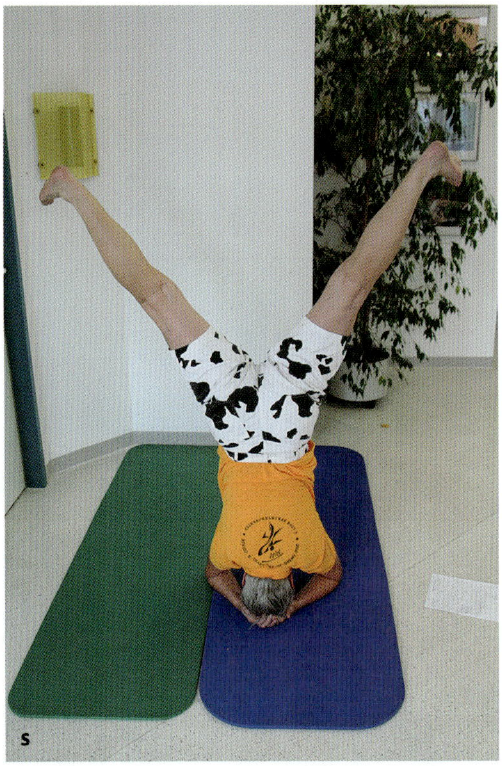

그림 21.1s. Britta의 아침 체조. s: 주의-턱을 당기고 몸통을 긴장시킨다.

항상 건강을 판다고 생각하세요!!!!!
건강은 우리에게 뛰어난 정신을 가져다 줍니다.
만약 당신이 쾌적하게 느낀다면, 당신의 환자도 좋아질 것입니다.
건강한 육체에서 건강한 정신이 옵니다.

Britta

21.2 페찌볼 위에서의 달리기 동작과 스케이트 동작

2006년 행복했던 월드컵 축구 대회 후에 나는 마아크 베르스테겐(세계 정상급 스포츠인들 위한 스포츠 트레이너)의 책 『핵심 성능』(베르스테겐 2006)과 관련을 맺었고 그의 트레이닝 방식을 배웠다. 그의 공 위에서의 연습은 스프린터와 스케이터에서 시도하도록 나를 사로잡았다. 스프린터와 스케이터를 통해 이 연습은 더 수준이 높아졌고 동시에 몸통 콘트롤과 더 정확하게 연관되었다. 스프린터와 스케이터에서 새로 발전된 볼연습은 그 후부터 나와 코스 참석자들을 위해 아침 운동 프로그램에 속하게 되었고 우리를 매우 북돋아 준다. 나는 환자들을 위해서 연습의 난이도를 환자의 컨디션의 상태에 따라 변화시킨다(■ 그림 21.2a-m).

■ **그림 21.2a-b.** 페찌볼 위에서의 달리기 동작과 스케이트 동작.
a: 누운 자세에서 스프린터.
b: 누운 자세에서 스케이터

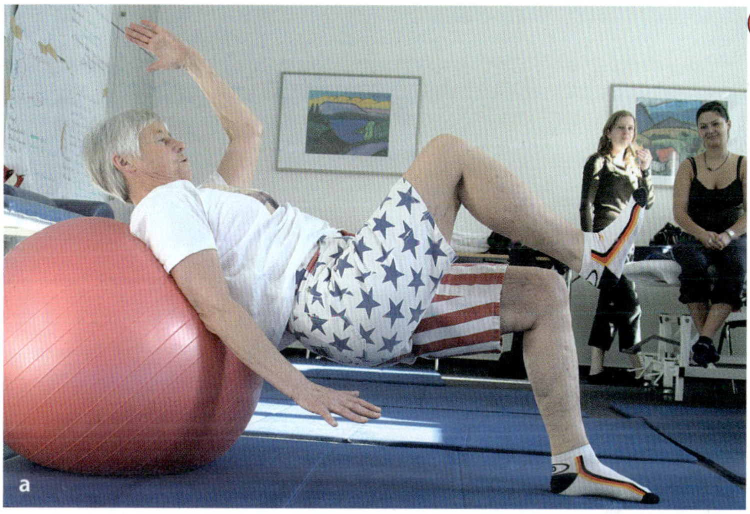

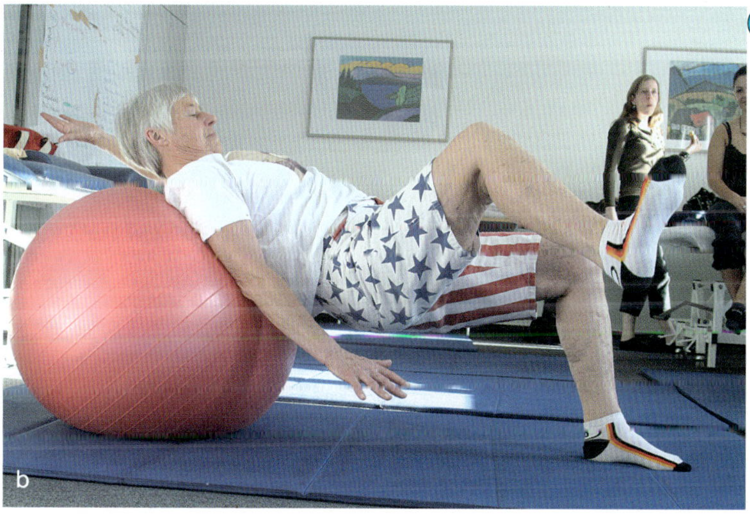

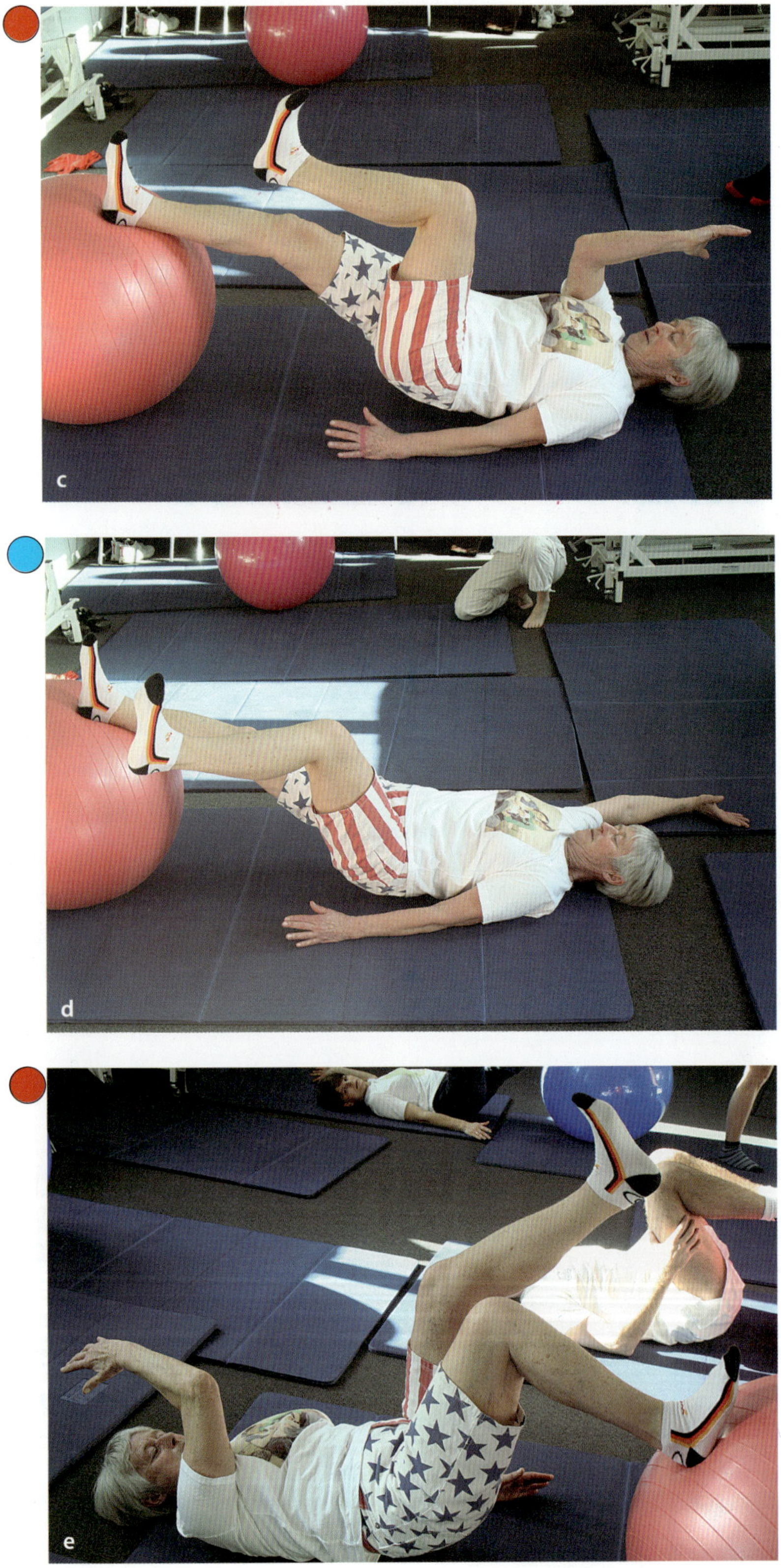

그림 21.2c–e. 페찌볼 위에서의 달리기 동작과 스케이트 동작.
c: 스프린터-교각 자세.
d: 스케이터-교각 자세.
e: 스프린터: 통제된 가동성. 발꿈치를 가쪽 궁둥뼈결절쪽으로 당김한다.

그림 21.2f–h. 페찌볼 위에서의 달리기 동작과 스케이트 동작. **f**: 스케이터: 통제된 가동성. 발끔치를 안쪽 궁둥뼈결절쪽으로 당김한다. **g**: 초핑. **h**: 스프린터: 네발 자세

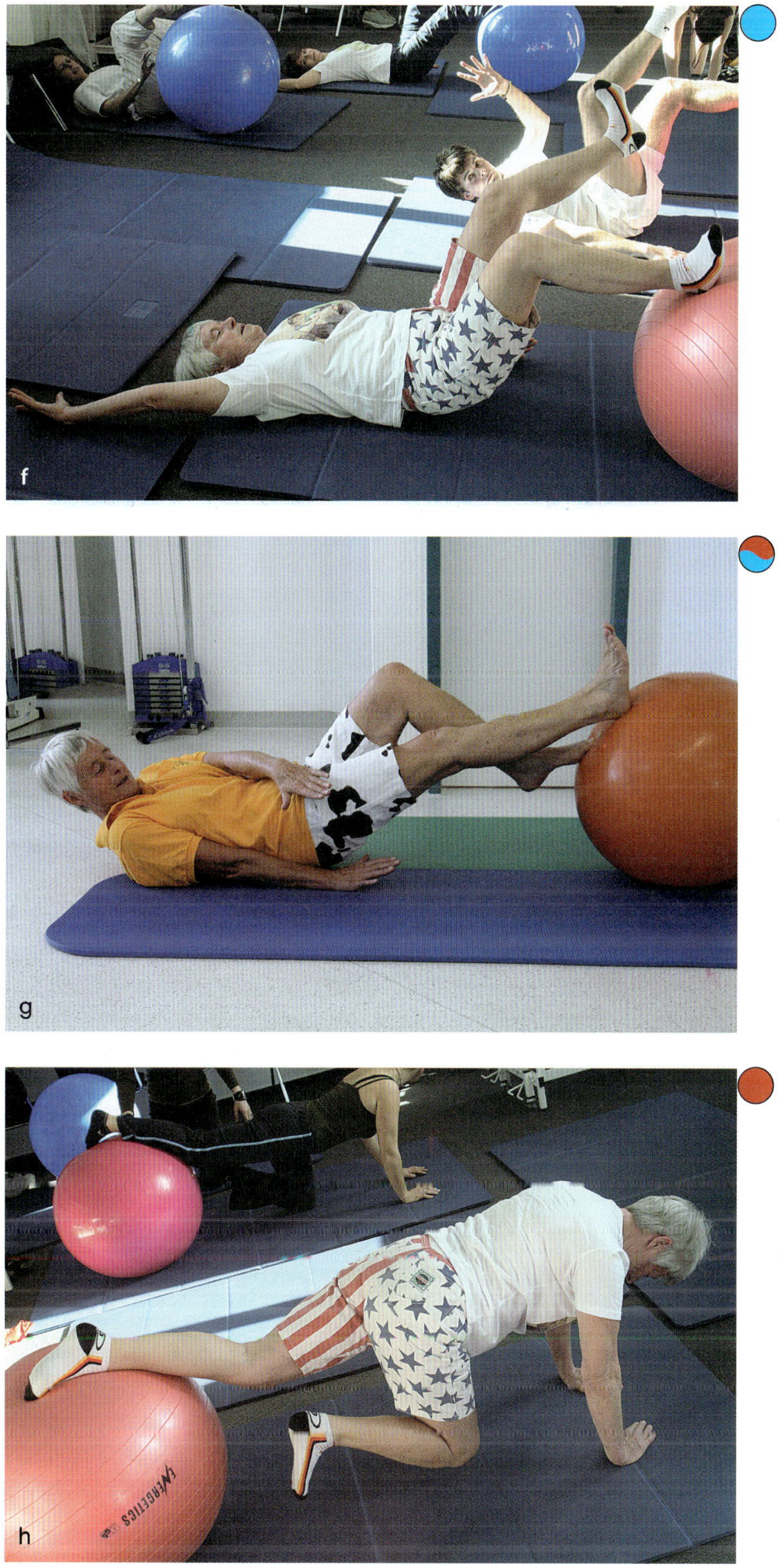

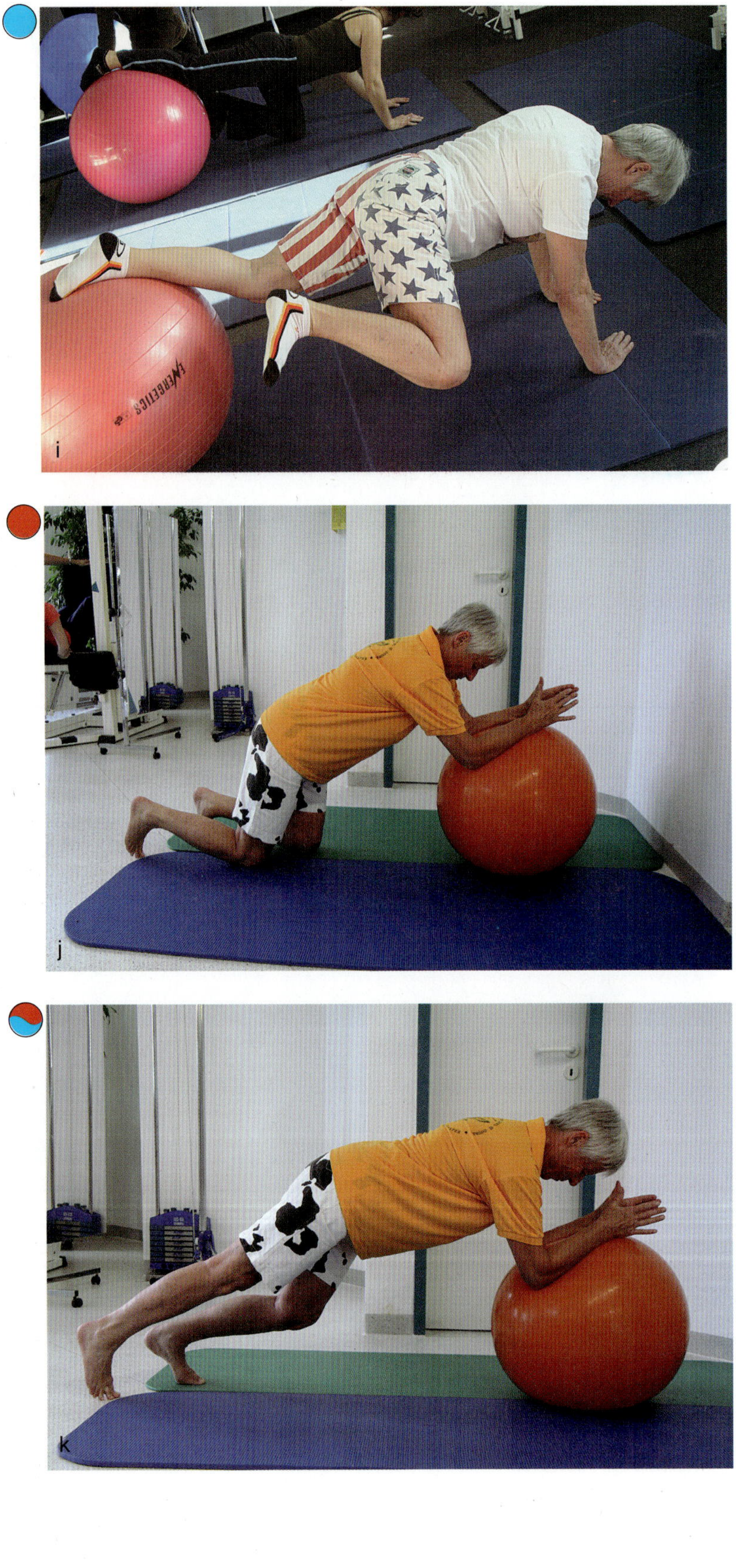

그림 21.2i–k. 페찌볼 위에서의 달리기 동작과 스케이트 동작. I: 네발 자세: 스케이트 동작. j: 팔꿈치로 엎드린 자세. k: 초핑 – 팔굼치로 엎드린 자세

그림 21.2l,m. 페찌볼 위에서의 달리기 동작과 스케이트 동작.
l: 곰 서기 자세: 스프린터.
m: 곰 서기 자세: 스케이터

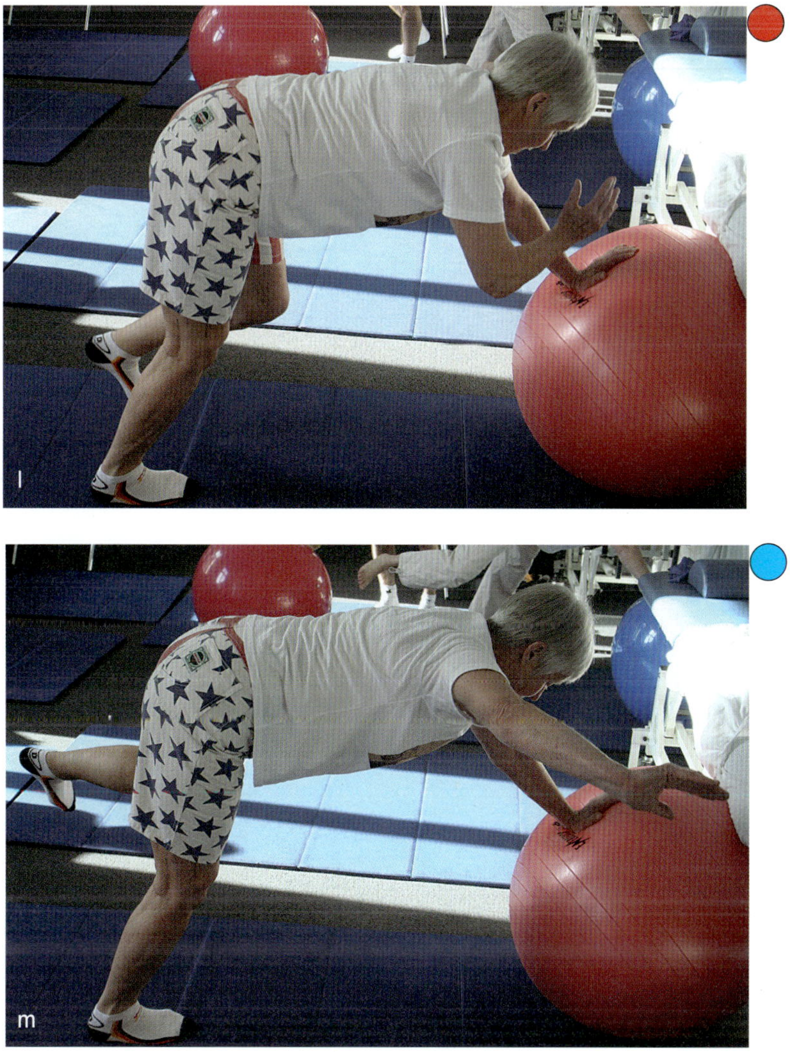

참고문헌

Literatur zu Kapitel 1

Boyd LA & Winstein DJ (2001) Implicit motor sequences learning in humans following unilateral stroke. The impact of practice and explicit knowledge. Neurosci letters, pp. 298

Choi Won Jye (2008) The effects of the combined patterns of Proprioceptive Neuromuscular Facilitation on static balance. Dept. of Public Health. Graduate School of Hanlyo University supervised by professor Kim, Chan Kyu

Lee, Moon-kyu (2008) The effect of Proprioceptive Neuromuscular Facilitation leg patterns on activation of arm muscles in stroke patients. Dept of Physical Therapy. Graduate School of Seonam University, directed by professor Kim, Jong-man

Young-jo Jung, Sung-soo Bae (2007) The effect of the total patterns (Sprinter and Skater) of PNF on balance improvement in patients with low back pain. Journal of the Korean Proprioceptive Neuromuscular Facilitation (PNF) Association. Vol. 5, No 2. 73-88

Verstegen, Williams (2006) Core performance. Fußball. Riva, München

Literatur zu Kapitel 2

Hellebrandt and Waterland (1962) Indirect learning

Shumway-Cook A, Wollacott M (2005) An intensive massed practice approach to retaining balance post stroke. Gait posture

Shepherd and Carr (2005) Science based Rehabilitation.

Thelen and Smith (1994) A dynamical system's approach to the development of cognition and action, MIT Press

Literatur zu PNF

Buck M, Beckers D, Adler S (2005) PNF in der Praxis. Springer, Berlin Heidelberg New York

Hedin-Anden S (1994) PNF Grundverfahren und funktionelles Training. Gustav Fischer, Stuttgart

Horst R (2005) Motorisches Strategietraining und PNF. Thieme, Stuttgart

Knott M, Voss DE (1969) Propioceptive Neuromuscular Facilitation. Harper & Row, New York

Reichel H S (2007) Das PNF-Konzept. Thieme, Stuttgart

Sullivan, Markos, Minor (1985) PNF – Ein Weg zum therapeutischen Üben. Fischer, Lübeck

Götz-Neumann (2006) Gehen verstehen. Thieme Verlag

찾아보기

ㅅ

ㅇ

ㅈ

ㅊ